# La simulation en santé

## Qualité de vie au travail et changement

*Dispositif pédagogique et prévention chez les professionnels de santé*

## Pratiques en formation

dirigée par

Véronique BEDIN, Dominique BROUSSAL,
Daniel BERTAUX et Catherine DELCROIX

La collection Pratiques en formation regroupe des ouvrages qui traitent de l'évolution des différents types de pratiques sociales, des contextes dans lesquels elles s'inscrivent et de leurs méthodes d'observation. Les travaux retenus répondent à trois objectifs majeurs : construire des cadres de référence appropriés à l'analyse de pratiques contextualisées, étudier les interactions entre pratiques individuelles et organisationnelles dans des systèmes d'activités différenciés : formation, travail social, professionnalisation, développement local ; enfin, enrichir les savoirs et pratiques en formation tout au long de la vie selon une approche pluridisciplinaire.

**Dernières parutions**

Dominique BROUSSAL, Véronique BEDIN et Jean-François MARCEL (dir.), *Expositions et œuvres en questions. Une recherche-intervention création dans un centre culturel toulousain,* 2021.

Michèle SAINT-JEAN, Vicki LEBLANC (dir.), *Formation des professionnels de santé, Partenariat patient, Vers une perspective humaniste*, 2020.

Thérèse PEREZ-ROUX, *La réforme des études en santé entre universitarisation et professionnalisation. Le cas des instituts de Formation en Masso-Kinésithérapie*, 2019.

Véronique BEDIN, Serge FRANC, Daniel GUY (dir.), *Les sciences de l'éducation : pour quoi faire ? Entre action et connaissance*, 2019.

Frédérique HILLE, Sabrina LABBÉ (dir.), *Professionnalisations : repères et ouvertures*, 2019.

Richard ÉTIENNE, Serge RAGANO et Laurent TALBOT (dir.), *Peut-on encore parler de méthodes pédagogiques ?,* 2019.

Dominique BROUSSAL, *S'émanciper par les œuvres, Proposition pour la recherche-intervention,* 2018.

Sébastien Couarraze

# La simulation en santé

## Qualité de vie au travail et changement

*Dispositif pédagogique et prévention chez les professionnels de santé*

L'Harmattan

5-7, rue de l'École-Polytechnique, 75005 Paris
http://www.editions-harmattan.fr
ISBN : 978-2-343-25636-8
EAN : 9782343256368

# Remerciements

Je tiens ici à remercier Michèle Saint-Jean, Maître de conférences à l'Université Jean Jaurès de Toulouse et chercheure de l'Unité Mixte de Recherche Éducation, Formation, Travail, Savoirs pour m'avoir donné le goût de l'écriture, pour ses conseils avisés et ses relectures.

Je tiens à remercier également Thomas Geeraerts, Professeur des Universités et Praticien Hospitalier en Anesthésie-Réanimation de l'université Paul Sabatier de Toulouse, département anesthésie-réanimation du CHU de Toulouse pour son aide et sa confiance.

Je veux remercier Dan Benhamou, Professeur des Universités et Praticien Hospitalier en Anesthésie-Réanimation de l'Assistance Publique Hôpitaux de Paris, Président de la Société Francophone de Simulation en Santé d'avoir accepté d'écrire la préface de cet ouvrage.

# Préface

Le monde de la santé est tiraillé chaque jour plus qu'auparavant pour de nombreuses raisons qui surviennent simultanément. L'amélioration de l'état de santé de la population et le prolongement de la vie conduisent paradoxalement à un recours plus fréquent aux actes médicaux chez des patients d'une grande fragilité car présentant des pathologies chroniques et de multiples traitements associés. Les restrictions économiques qui ont fait suite aux « 30 glorieuses » sont vécues difficilement par les soignants auxquels un besoin de performance croissant est demandé de façon récurrente. Alors même que la durée de travail hebdomadaire a diminué, l'intensité de celui-ci a considérablement augmenté.

Des paroxysmes surviennent également en plus d'une densité déjà importante du travail soignant. C'est le cas en particulier de la pandémie liée au COVID-19 qui a renforcé la fatigue physique et psychique des soignants, l'impression d'une situation qui ne se termine jamais, le sentiment de manque de reconnaissance, souvent le manque de moyens matériels, voire de personnel dans les différentes catégories professionnelles. En dehors même de ces paroxysmes, certains métiers sont encore plus à risque et c'est le cas notamment de ceux dans le domaine des soins critiques qui vivent au quotidien des situations de tension difficiles à appréhender. Ces difficultés sont également rencontrées par les étudiants en formation initiale chez lesquels les symptômes d'épuisement sont maintenant très fréquents alors même qu'ils n'ont pas encore commencé leur vie professionnelle. La prise de conscience par les autorités est maintenant acquise et le vocable « qualité de vie au travail » est devenu un leitmotiv pour les directions et les objectifs des projets d'établissement.

Cependant les soignants eux-mêmes et leurs organisations peuvent et doivent s'adapter pour trouver des réponses à ce malaise croissant. Parmi les réponses envisagées, l'auteur de ce livre évoque un sujet original, une méthode innovante qui pourrait faciliter l'amélioration de nombreux aspects de la situation de la santé. L'emploi de la simulation en santé s'est développé rapidement au cours des dix dernières années en France, notamment à l'occasion de la réflexion sur les réformes des études médicales et c'est donc dans le cadre de son déploiement à visée pédagogique que celle-ci s'est développée. Son rôle est maintenant acquis dans ce domaine, illustré par son positionnement clair, y compris dans les textes réglementaires et les lois. Comme souvent, dès lors qu'un concept nouveau s'installe, des utilisations différentes de celle pour laquelle la méthode a été initialement envisagée, voient le jour. Déjà, au cours des dernières années, l'emploi de la simulation comme un moyen d'améliorer la gestion des risques s'est fait jour et a même conduit à la rédaction d'un guide écrit conjointement par la Haute Autorité de Santé (HAS) et la Société Francophone de Simulation en Santé (SoFraSimS).

Aujourd'hui, et notamment grâce à l'impulsion proposée par le livre de Sébastien Couarraze, d'autres champs d'application de la simulation s'ouvrent dans le domaine de la santé et pourraient jouer un rôle important dans l'amélioration de la qualité de vie au travail. On peut ainsi citer les expériences déjà réalisées en France et à l'étranger au cours desquelles l'ouverture simulée d'un nouveau service (ou d'un service rénové) voire d'un hôpital étaient organisées en amont de l'ouverture officielle afin de détecter des dysfonctionnements inattendus que la mise en action réelle dans des conditions réelles auraient identifiés après l'ouverture. Grâce aux observations lors de ces expériences de simulation pleine échelle, des modifications structurelles et/ou organisationnelles ont pu être mises en place et éviter leur découverte tardive après l'ouverture, c'est-à-dire dans une situation où la structure serait déjà en charge, les patients déjà présents, et les changements plus difficiles à mettre en œuvre.

L'emploi de la simulation pour l'évaluation des conditions de travail peut aussi être envisagée dans d'autres contextes, par exemple pour améliorer l'ergonomie et les relations entre l'homme et son environnement notamment technologique. La chirurgie robotique par exemple impose des conditions d'organisation des salles d'opération complexes et nouvelles pour l'ensemble de l'équipe opératoire. Ces problèmes peuvent être soit découverts et améliorés au fil du temps mais peuvent être également anticipés et modifiés grâce à des séances de simulation permettant d'évaluer sereinement les dysfonctionnements qui peuvent exister sur le plan technique et non technique ainsi que leurs solutions.

Les conditions de travail couvrent aussi le champ des relations humaines, notamment au sein des équipes. Les conflits restent fréquents et sont souvent mal gérés par le personnel hospitalier qui n'a pas d'expérience dans ce domaine. Des scénarios de simulation reproduisant des relations difficiles voire des conflits peuvent être mis en œuvre, analysés et débriefés permettant ainsi de mieux en comprendre leurs origines et de proposer des solutions pour les éviter ou en minimiser les conséquences. Moins graves que les conflits ouverts mais tout autant dévastatrices sur le plan psychologique sont les difficultés que peuvent éprouver les personnels en formation dans leurs relations avec leurs aînés. En l'absence de réflexion et de formation sur le sujet, les médecins expérimentés ont parfois des difficultés à comprendre les raisonnements des plus jeunes, à accepter leur questionnement voire la remise en question de leurs diagnostics ou leurs stratégies thérapeutiques. Nos collègues anglo-saxons ont bien identifié ce problème sous le terme générique de *speaking up* c'est-à-dire la difficulté pour les plus jeunes d'un côté mais aussi pour les plus anciens de l'autre, d'apprendre à comprendre ce que pense l'autre et à savoir s'exprimer avec justesse, sans colère ou sans timidité excessive. L'entraînement par la simulation est un outil efficace pour une telle prise de conscience et une amélioration des comportements, de telle sorte que les conditions de travail dans la vie quotidienne peuvent devenir plus sereines.

Les quelques exemples décrits ci-dessus montrent l'étendue des possibilités et le rôle potentiel que pourrait jouer la simulation dans l'amélioration des conditions de travail et de la qualité de vie des soignants. Ce domaine reste à explorer et la diffusion de l'emploi de la simulation dans le domaine des conditions de travail est encore à venir. L'ouvrage qui fait suite permet d'engager cette ouverture et de permettre la prise de conscience du rôle de la simulation dans ce domaine.

Quant à l'auteur lui-même, la maturité dont il fait preuve par le diagnostic précis de la situation d'un côté, la capacité d'innovation ouvrant un nouveau moyen d'amélioration des conditions de travail d'un autre côté, enfin l'intégration encore plus forte ainsi proposée de la simulation dans la vie des soignants, méritent d'être signalés et les efforts encouragés.

*Pr Dan BENHAMOU*
Président de la Société Francophone de Simulation en Santé (SoFraSimS)
Service d'Anesthésie Réanimation Médecine Péri Opératoire
AP-HP. Université Paris-Saclay
Hôpital Bicêtre - 78, rue du Général Leclerc
94275 Le Kremlin Bicêtre Cedex
Tel: 01 45 21 63 10
Email: dan.benhamou@aphp.fr

## Sommaire

# Introduction

Le milieu de la Santé peut paraître opaque pour les personnes qui n'y travaillent pas ou qui n'y sont pas régulièrement présentes comme peuvent l'être différentes associations. Le secret médical ou professionnel prévaut et il est ainsi difficile d'accéder à ce qui se passe derrière les murs des structures de soins. Malheureusement quand le voile se déchire, ça n'est pas toujours pour de bonnes raisons. Des affaires éclatent régulièrement et viennent entacher les représentations que les usagers peuvent avoir de ces professionnels qui ont choisi de passer leur vie à s'occuper de celles des autres. Depuis quelques années, certains professionnels brisent les tabous et osent parler de leurs difficultés, de leurs doutes, de leur mal-être. En 2018, le #balancetonhosto a même vu le jour sur Twitter pour dénoncer les conditions de travail (à l'image de #balancetonporc créé pour dénoncer des problèmes de harcèlement sexuel). Cela signe à la fois un réel besoin de parler de ces problèmes et cela donne à voir une réalité de travail parfois très difficile. Les cas de suicide de professionnels de santé se multiplient et même si nous ne sommes pas dans les proportions décrites par Clot (2010) concernant France Télécom, le nombre de passage à l'acte, y compris sur le lieu même d'exercice professionnel, pose question. La crise sanitaire, engendrée par le COVID-19, que nous traversons a bouleversé le système de santé et les pratiques professionnelles. Durant cette période les professionnels de santé ont été particulièrement sollicités et impactés notamment ceux exerçant en anesthésie-réanimation. Nous avons fait le choix de nous intéresser à ces soignants. Les travailleurs passent tous environ neuf à onze heures de leur vie au travail (Marquis, 2016) autant que cela se passe le mieux possible et si en plus ils pouvaient y prendre du plaisir, ce serait encore mieux. Nous aurions un potentiel de 35 heures de bonheur par semaine ! (Boniwell et Chabanne, 2017).

Cependant, différentes études montrent que ce n'est pas le bonheur qui occupe le terrain mais le stress que vivent au quotidien les soignants. C'était déjà le cas avant la pandémie mais cette dernière n'a fait qu'aggraver les choses. C'est à partir de ce constat et du fait que nous sommes formateurs en simulation que nous nous sommes intéressés à l'effet préventif que pourrait avoir un dispositif pédagogique relatif au stress des soignants. La qualité de vie au travail est au cœur de ce qu'il advient des professionnels de santé qui sont aujourd'hui particulièrement touchés par différentes problématiques liées au stress : épuisement professionnel, qualité et sécurité de la prise en soins, entre autres. En effet, la baisse de leur qualité de vie engendre une diminution de la qualité des soins. Ainsi, s'intéresser au stress des soignants revient à s'intéresser, *in fine*, aux soins et donc à ceux qui les reçoivent. Il y aurait un double bénéfice à vouloir maintenir les soignants en bonne santé, le premier sur les praticiens eux-mêmes et le second pour les patients.

Le stress vécu par les soignants est certainement lié à la nature même de leur activité mais également au fait que le secteur de la santé est au cœur de changements permanents : changement dans les organisations, changement des politiques publiques, changement des données probantes, changement des professions…

C'est ce que Linhart (citée par Weiler, 2018) nomme la dictature du changement. Dans ce changement perpétuel, certains arrivent à s'adapter et d'autres n'y parviennent pas ou plus. Les conséquences sur la santé ne tardent pas à survenir pour ceux qui n'y arrivent plus, parfois jusqu'à l'épuisement professionnel accompagné de l'impossibilité de travailler, usés par les conditions de travail. Ainsi, les institutions peuvent, sans le savoir, agir en harceleur organisationnel sur leurs employés et générer des risques particuliers comme les risques psychosociaux (RPS). Les travailleurs se retrouvent dans une structure qui les dépasse et sur laquelle ils n'ont pas de prise, sans moyen pour modifier les choses. Dans pareilles circonstances, si les conséquences touchent les travailleurs, le plus souvent les causes sont institutionnelles. Le travail est de plus en plus assisté, mécanisé, informatisé mais les pathologies professionnelles augmentent (Payre, 2010) au profit des atteintes psychologiques et sociales (Commission européenne, 2000 ; Oakley, 2004).

En termes de prévention des risques psychosociaux, la simulation en santé peut constituer un moyen d'éprouver et de gérer son stress. Si ce dispositif est devenu incontournable dans la formation des professionnels de santé tant il répond aux attentes en termes d'apprentissage, de sécurisation pour les patients et les participants, de reproduction des situations cliniques, il présente aussi l'intérêt de pouvoir moduler le côté stressant de la situation problème (Pastré, 2010) exploitée lors de la séance de simulation. L'objectif étant de permettre aux participants de comprendre comment ils font face aux situations critiques, de développer une certaine réflexivité et ainsi d'améliorer à la fois leurs compétences et leur résistance au stress. La diversité des thèmes qu'il est possible d'aborder lors des formations permet de cibler au mieux les besoins des participants. Les situations cliniques particulières au cours desquelles les décisions doivent se prendre rapidement, sont particulièrement intéressantes à travailler en simulation car les soignants exercent en équipe et combinent des compétences à la fois techniques, relationnelles, communicationnelles et attitudinales. C'est le cas en anesthésie réanimation, spécialité qui rencontre fréquemment ce type d'évènement. Gaba et *al.* (2001) ont notamment développé des méthodes comme le *crisis resource management* (CRM), issu de l'aéronautique, pour la gestion de situation critique en anesthésie réanimation et ils ont développé la simulation pour s'y exercer.

Afin de traiter ce sujet dans toute sa complexité, nous l'aborderons en quatre parties dans cet ouvrage.

La partie I « **La souffrance des professionnels de santé, un constat alarmant** » (p. 19 à 72) correspond à l'évolution du concept de stress pour en arriver à la notion de qualité de vie au travail (QVT). Nous verrons, à travers différentes recherches, l'évolution du concept de stress allant d'une réponse automatique physiologique individuelle à son lien avec les organisations professionnelles. D'autres concepts proches ont émergé comme le harcèlement ou la souffrance au travail. Nous les convoquerons car ils signent un changement dans les maux des travailleurs et leurs maladies professionnelles. Nous verrons que les organisations peuvent parfois être délétères et faire courir des risques particuliers aux travailleurs. Les travailleurs développent des pathologies spécifiques en fonction des contraintes physiques et/ou psychologiques qu'ils subissent. Les professionnels de santé sont autant impactés par ces problématiques de stress, RPS, QVT que les autres travailleurs. Malgré le fait qu'ils soient spécialistes de la santé, les soignants ne vont pas bien et leur propre santé se dégrade.

La partie II « **La simulation, un outil d'acquisition de *soft skills*** » (p. 73 à 148), vise à décrire cette méthode pédagogique afin d'en comprendre les spécificités et toutes les subtilités. Nous verrons que le stress est abordé lors des séances et parfois exploité, car au même titre que l'environnement de travail peut être reproduit selon la modalité de simulation choisie, le stress y est parfois recherché et reproduit comme lors d'une situation critique en pratique clinique. La façon d'exercer des professionnels de l'anesthésie réanimation est au cœur de la criticité des situations cliniques et leur histoire ancrée dans le changement nous permettra d'objectiver la pertinence de la simulation pour ces soignants. La gestion du stress fait partie d'un groupe de compétences appelées *soft skills* que nous développerons pour mieux les appréhender.

La partie III « **Un changement pour la prévention** » (p. 149 à 212), nous permettra d'aborder le fait qu'il existe un lien entre la santé et le changement. La santé des individus et le secteur de la santé sont soumis au changement. Nous reviendrons sur l'état de santé des praticiens et l'intérêt de mener des actions de prévention pour ces professionnels en tenant compte de leurs particularités. Nous associerons le concept de prévention à celui du changement. En effet, il ne suffit pas de souhaiter le changement pour qu'il s'opère, les individus doivent décider de changer de comportement.

Dans la partie IV « **L'émergence d'une prévention par la formation** » (p. 213 à 236), nous évoquerons notre posture de praticien-chercheur qui a guidé la façon de conduire nos recherches. La vigilance qui a été la nôtre afin de concilier les deux postures sans en occulter une et les moyens que nous avons mis en place pour nous en prémunir. Nous aborderons trois recherches pour objectiver l'impact de la simulation sur la qualité de vie au travail des professionnels exerçant en anesthésie réanimation et des étudiants en soins infirmiers.

Dans les « **Conclusions** » (p. 237 à 259), nous développerons les perspectives praxéologiques de notre démarche réflexive. Puis, nous mènerons des réflexions épistémologiques sur nos travaux de recherche. Enfin, nous évoquerons des réflexions théoriques sur la simulation en santé et la prévention.

# Partie I

# La souffrance des professionnels de santé, un constat alarmant

# Chapitre 1

## Des mots pour décrire des maux : évolution d'une appellation signifiante

### 1.1 Le stress, un concept polysémique

Le terme de stress vient du latin *stringere* qui signifie étreindre (Stora, 1991). Selon le Centre National de Ressources Textuelles et Lexicales, le terme stress exprime à la fois l'agression subie par l'organisme et la réaction de ce dernier. En anglais, *stress* signifie force, contrainte, effort, tension. Au XIVe siècle, le terme anglais *destresse* a donné en ancien français *destrece* (détresse) (Manoukian, 2016) d'où est issu également le mot anglais *distress* signifiant affliction au XVIIe siècle (Boissières-Dubourg, 2012). En moyen anglais, *distresse* signifie cause de peur ou d'angoisse, danger. Les mots français et anglais sont issus du bas latin *districia*, de *districtus*, participe passé du verbe *distringere*, qui signifie arrêter, empêcher (Mattéi, 2013).

Sur un plan sémantique, nous voyons apparaître des ambiguïtés puisque le stress est à la fois une force et une contrainte. Le Comité consultatif de la langue scientifique de l'Académie des Sciences avait proposé de remplacer cet anglicisme par agression (Kurtz, 2014). Cependant, Quintard (2001) explique qu'il s'agit d'un terme polysémique qui peut signifier de nombreuses choses à la croisée de plusieurs disciplines comme la neurophysiologie, la psychologie, la psychiatrie, la psychosociologie…

Platon et Aristote parlaient déjà d'un conflit intérieur des pensées, des désirs et des émotions (Lazarus, 2006). Le mot n'était pas présent mais il s'agissait bien du versant psychologique du stress. En 1877, Darwin parlait de l'intérêt de la peur afin de mobiliser les ressources de l'organisme pour fuir le danger. L'idée de seuil était déjà présente puisque si la peur atteint un niveau de terreur panique, elle entraine une obnubilation de la conscience et devient délétère (Darwin, 1877).

Nous comprenons dès lors, qu'il est important de clarifier ce qu'est le stress afin de pouvoir le comprendre en situation. Nous allons voir que le stress peut désigner aussi bien la cause ou la conséquence de l'agression de l'organisme sans oublier pour autant l'importance de l'environnement.

### 1.1.1 Une réponse physiologique de l'organisme

Au XIXe siècle, Bernard (1865) montre le lien entre la survie des animaux et la stabilité de fonctionnement de leurs organes vitaux malgré les changements du milieu extérieur (Boissières-Dubourg, 2012). Nous allons voir que cette découverte relative à l'adaptation physiologique de l'organisme à l'environnement a un lien avec le stress.

Le premier à avoir décrit les effets physiques du stress est Selye en 1936. Il décrit le phénomène d'un point de vue purement anatomo-physiologique et cellulaire. En effet, il réalise des recherches afin d'identifier une hormone sexuelle mais tous les animaux traités, à partir d'extraits ovariens de bovins, meurent. Il réalise des nécropsies de ces animaux et constate les mêmes anormalités que sur les patients (grands brûlés, ensevelis ou polyfracturés) qu'il a pu observer dans sa pratique médicale : ulcérations gastro-intestinales, hypertrophie du cortex surrénalien, atrophie du thymus et de la rate. Ce syndrome est appelé « syndrome général d'adaptation » survenant entre 6 et 48 heures après une agression. Il décrit trois phases successives : l'alarme, la résistance et l'épuisement.

**La phase d'alarme** :

Elle débute dès qu'un individu est confronté à une « menace », une réaction physiologique va en découler.

**La phase de résistance** :

Dans cette phase, l'individu va tenter de résister en s'adaptant, il va pour cela rechercher un moyen de défense.

**La phase d'épuisement ou d'adaptation** :

Si l'individu arrive à s'adapter, l'auteur parle d'ajustement. Si le stress persiste, ses ressources adaptatives vont diminuer jusqu'à disparaître. Lorsque l'organisme est vidé de ce potentiel adaptatif, des conséquences délétères apparaissent et l'auteur parle alors d'épuisement.

Ce que montre ainsi Selye c'est que la composante physiologique du stress passe par l'activation d'hormones, d'amines avec un retentissement physique. Cette réaction autonome et incontrôlable de l'organisme est notamment la cause principale de l'impact du stress sur les risques cardio-vasculaires en les augmentant. En effet, l'action hormonale engendrée par le stress met le corps sous tension et le prépare aux agressions extérieures à l'organisme. Ce faisant, si cette mise en alerte dure dans le temps ou se répète, le corps va s'user et des pathologies peuvent se développer. Le stress devient alors toxique pour l'individu en usant le système cardio-vasculaire, en diminuant les défenses immunitaires et en perturbant la régulation de certaines hormones indispensables au bon fonctionnement de l'organisme (Fredrickson et Levenson, 1998 ; Fredrickson, Mancuso, Branigan et Tugade, 2000 ; Pressman et Cohen, 2005).

Depuis les années 40, à la suite des travaux de Selye (1936), le sens actuel de la physiologie prend appui sur ces travaux pour désigner ce qui agresse l'individu puis l'état de perturbation et de tension qui en résulte. En 1946, Selye utilise le mot « stress » pour la première fois afin de parler de l'exposition de l'organisme à un stimulus externe. Il considère que « les maladies de l'adaptation », en lien avec le « syndrome général d'adaptation » qu'il a décrit, surviennent en cas de réactions anormales de l'organisme. En 1950, Selye développe l'idée de « stresseurs » qui vont engendrer une réponse indifférenciée de l'organisme. Il désigne cette réponse comme stress. Selon Selye, le stress est commun mais les stresseurs peuvent être de différents types. La définition de Selye (1975) a cette notion de réponse aspécifique physiologique de l'organisme : « le stress est la réponse non spécifique que donne le corps à toute demande qui lui est faite » (p. 29). Ainsi, la réponse physiologique de l'organisme au stresseur est identique quel que soit le stresseur.

Mason (1971, 1975) montre que malgré l'intérêt certain des travaux de Selye, la réponse de l'organisme est spécifique à la situation et à l'environnement. Ainsi, la réponse n'est pas liée aux stimuli nocifs mais à la réaction psychologique générée. Même chez l'animal, le type de réaction physiologique est variable selon la situation. La réponse est donc spécifique à l'individu et à la situation.

Afin d'illustrer ces éléments et apporter un peu de clarté, nous allons prendre l'exemple d'un professionnel de santé qui doit faire un soin technique. Nous avons choisi le cas d'un infirmier qui pose une voie veineuse périphérique[1] sur un patient. Nous pouvons imaginer que quelle que soit l'expérience de l'infirmier, ce dernier sera stressé mais probablement qu'un professionnel expérimenté le sera moins qu'un novice. Le stimulus est le même pour les deux infirmiers, c'est bien l'individu et son expérience qui feront la différence sur le niveau de stress. D'autre part, si nous prenons l'infirmier expérimenté et que nous le mettons dans un environnement inconnu, par exemple si nous le faisons exercer dans un service qui n'est pas le sien habituellement, son niveau de stress peut potentiellement être plus élevé. L'environnement peut donc jouer un rôle dans le stress de l'individu. Concernant la réponse aspécifique de l'organisme face à un stresseur, nous pouvons supposer qu'un infirmier peut être stressé par différentes choses, une situation critique, un geste technique à mettre en œuvre, un conflit avec un collègue *etc.*, sa réponse physiologique sera la même mais à des degrés divers.

Il est évident qu'il ne faut pas se cantonner à la seule réponse de l'organisme pour parler du stress au risque de passer à côté de la question. Leruse et *al.* (2006) précisent même que cet emploi du mot stress par Selye et sa médiatisation ont engendré des confusions et une dérive sémantique. Cette confusion perdure de nos jours et il est essentiel de préciser de quoi nous parlons.

L'Homme est un être bio-psycho-social (Engel, 1977, 1980). Le stress peut l'atteindre dans ses trois dimensions et dans

---

[1] La pose d'une voie veineuse périphérique consiste en l'introduction d'un cathéter dans une veine périphérique. Il s'agit d'un acte de soins courant réalisé par de nombreux soignants médicaux ou paramédicaux. Il nécessite de la dextérité et peut se révéler parfois complexe à réaliser.

chacune de manière positive ou négative. La réponse physiologique autonome peut en effet avoir un effet toxique et inhiber l'organisme ou un effet dynamique et doper l'organisme pour le préparer à lutter. Ainsi, le stress peut avoir un impact sur les performances. Lors d'un examen par exemple, l'individu peut améliorer ses performances, les maintenir ou les perdre. Nous ne sommes pas là pour prendre une position sur la notion d'évaluation sommative finale mais cet effet du stress permet d'en relativiser la pertinence. Si l'objectif est d'évaluer un individu, il vaut peut-être mieux l'évaluer de manière continue pour diminuer l'effet « pervers » possible du stress sur l'examen final. Nous avons tous pu expérimenter cet effet où des individus moyens dans une matière vont performer le jour de l'examen ou à l'inverse des individus bons dans la matière vont rater leur évaluation.

Yerkes et Dodson (1908) sont les premiers à décrire le lien entre le niveau d'un stimulus et l'apprentissage. Ils ont pu mettre en évidence qu'il existait un point de rupture au-delà duquel l'augmentation du stimulus n'engendrait plus une augmentation de la performance mais au contraire une diminution de la performance. Ils ont nommé cette corrélation la loi Yerkes-Dodson. Le terme de stress à la place de stimulus apparait des années plus tard (Teigen, 1994). La loi Yerkes-Dodson peut être représentée sous la forme d'une courbe présentant le stress en abscisse et la performance en ordonnée. Ainsi, s'il n'y a pas du tout de stress, la performance est nulle. Elle augmente progressivement avec le niveau de stress pour décroitre à nouveau s'il devient trop élevé. Il y a un seuil de stress à partir duquel les hormones du stress sont activées et vont améliorer la performance de l'individu mais si le stress est trop élevé, la performance diminue.

Gmelch (1983) fait le même constat en faisant le lien entre le stress et le milieu professionnel. Ainsi, il faudrait un minimum de stress au travail afin d'être dans un niveau de performance optimal. Nous pouvons ainsi déceler ici un paradoxe majeur relatif au stress, l'opposition sur-stimulation *versus* absence de stimulation. En effet, s'il est totalement absent, les individus ne seront pas suffisamment stimulés, développeront de la frustration et un stress d'insatisfaction pouvant aller jusqu'au *bored-out*. À l'opposé, les travailleurs soumis à une sur-stimulation peuvent s'épuiser jusqu'à en devenir malades, c'est le *burn-out*.

Cette ambivalence sur l'effet « bénéfique » et en même temps potentiellement « toxique » contribue à la confusion. Le titre du rapport de la commission européenne sur le stress (2000), résume très bien cela : stress au travail « piment de la vie… ou coup fatal ? ». Ce faisant, il est impossible de se soustraire à l'effet du stress physiologique puisqu'il s'agit d'une réponse du système nerveux autonome. Quintard (2001) précise que cette conception « agression/réponse/maladie » du stress a laissé sa place à une approche multifactorielle prenant en compte l'interaction entre personne, situation et environnement. Il s'agit là du modèle transactionnel du stress que nous développerons ci-dessous.

### 1.1.2 Le modèle transactionnel

Dans les années 80, les recherches sur le stress explosent (Untas, Koleck, Rascle et Bruchon-Schweitzer, 2012) et de nombreux secteurs s'y intéressent et pas seulement la psychologie (de la santé, sociale, du travail…) mais également les sciences sociales, la médecine, la santé publique…

Le stress n'est plus vu comme une simple réponse de l'individu à un événement stressant mais comme un processus dynamique où personne et contexte se transforment mutuellement (Untas et *al.*, *Ibid.*). L'émergence du modèle transactionnel du stress est dûe notamment aux travaux de Lazarus et Lazarus et Folkman (1984). Ils sont les premiers à avoir développé ce modèle et définissent le stress comme une « transaction particulière entre la personne et l'environnement dans laquelle la situation est évaluée par l'individu comme taxant ou excédant ses ressources et menaçant son bien-être » (p. 19). Le modèle transactionnel introduit la notion de ressource pour affronter le stress et de stratégie d'ajustement pour faire face. Ces stratégies prennent le nom de *coping* et sont définies par Lazarus et Folkman (*Ibid.*)

comme l'« ensemble des efforts cognitifs et comportementaux, constamment changeants, déployés par l'individu pour gérer des exigences spécifiques, internes et/ou externes, évaluées comme consommant ou excédant ses ressources » (p. 141).

Le modèle transactionnel du stress comprend 3 phases :

- Une évaluation primaire de la situation
- Une évaluation secondaire des ressources de l'individu pour faire face à la situation
- L'élaboration de stratégies d'ajustement ou *coping*

Les trois phases n'ont pas d'ordre précis et peuvent s'opérer indifféremment. Les stratégies s'opèrent aux niveaux cognitif, émotionnel et comportemental.

Untas et *al.* (2012) précisent que ces processus ont pour effet de moduler l'impact des évènements stressants sur la santé de l'individu. Les ressources de l'individu sont également prises en compte dans ce modèle et dans l'interaction avec la situation.

Nous soulignons une critique majeure concernant le modèle transactionnel, c'est le fait que le sujet se situe au premier plan, responsable (coupable !) de sa capacité à faire face, à mobiliser ses ressources. Le secteur de la santé est particulièrement dynamique et évolue très vite. Les procédures, les traitements changent. Dès lors, même si les professionnels de santé développent des ressources, ces dernières peuvent parfois devenir obsolètes rapidement. L'individu doit-il être tenu pour seul responsable de ce changement perpétuel qui met à mal les ressources qu'il a développées ? Ces dernières années, le système de soins connaît non pas des évolutions mais de véritables mutations qui nécessitent ou qui nécessiteront de développer des ressources nouvelles.

Prenons l'exemple d'un anesthésiste réanimateur qui doit accomplir un geste technique pour la première fois ou dont il n'a pas l'habitude dans un environnement inconnu et regardons-le avec le modèle transactionnel. Ce professionnel de santé va évaluer la situation à laquelle il doit faire face, c'est à dire le fait de réaliser une tâche dans un environnement inconnu qui nécessite des compétences spécifiques et qu'il ne possède pas forcément. Ceci étant, Il va évaluer ses ressources pour remplir au mieux cette prescription. Malgré son « inexpérience » en la matière, nous pouvons imaginer que si on a fait appel à lui c'est qu'il maîtrise les gestes qu'on lui demande de réaliser. Cette maîtrise des compétences techniques représente une ressource de *coping* sur laquelle le praticien va pouvoir s'appuyer. Il va peut-être demander des conseils dans son environnement professionnel et/ou personnel. Il peut faire appel à la science pour voir ce qui est dit sur le sujet et se faire une aide cognitive à laquelle il pourra se référer pendant la tâche. Le médecin va se préparer en s'exerçant mentalement ou en faisant des simulations *etc.* Ce n'est qu'un exemple pour illustrer l'interaction entre l'individu et l'environnement ainsi que les multiples stratégies auxquelles il peut recourir pour diminuer son niveau de stress et maîtriser la situation. Malheureusement, ces méthodes d'adaptation sont parfois bouleversées quand nous travaillons dans l'urgence, qu'une situation critique survient inopinément… Le niveau de stress au sein de l'activité professionnelle peut devenir alors très élevé en raison de la temporalité de la réponse à apporter.

Cette interaction individu/environnement va ouvrir la voie de travaux sur le stress au travail.

### 1.1.3 Le stress au travail

Karasek (1979) développe le concept de stress au travail. Il décrit les éléments particuliers qui vont engendrer ou préserver du stress dans le cadre professionnel. Il reprend la notion de ressource du modèle transactionnel du stress en les confrontant à la sollicitation professionnelle de l'individu. Deux éléments sont fondamentaux dans ce modèle, la latitude décisionnelle de l'individu et la charge psychologique générée par la tâche à réaliser. La latitude décisionnelle se compose de l'autonomie décisionnelle et l'utilisation des compétences. Initialement, ce modèle décrit le risque sur la santé cardiovasculaire en cas de forte demande psychologique combinée à une faible latitude décisionnelle.

En 1992, Karasek et Theorell ajoutent à leur modèle un déterminant fondamental, le soutien social. En effet, le soutien socio-émotionnel de la hiérarchie et/ou des collègues de travail est un facteur majeur influençant le stress au travail. Cet élément se retrouve dans le secteur de la santé où la notion d'équipe, de soutien et de lien entre les collègues est très prégnante. Dès lors qu'un soignant exerce dans une structure de soins, il le fait obligatoirement en équipe. La proximité des collègues peut constituer en soi une forme de soutien social cependant il apparaît nécessaire que des « relations aidantes » se construisent dans l'équipe. Le lien social peut aider à surmonter certains éléments de stress (Légeron, 2015). Cet effet bénéfique du travail en équipe et du soutien social est objectivé par un niveau de stress plus élevé chez les professionnels libéraux exerçant seuls. Si nous prenons le cas des médecins généralistes, ils ont des niveaux de stress élevé générant de forts taux d'épuisement professionnel (Galam, 2007a, 2007b, 2008).

De Keyser et Hansez (1996) parlent eux du stress psychologique dans la sphère professionnelle comme d'« une réponse du travailleur devant des exigences de la situation pour lesquelles il doute de disposer des ressources nécessaires, et auxquelles il estime devoir faire face. » (p. 2). Cette définition est très intéressante car elle est axée sur l'évaluation subjective de la situation que fait le travailleur. Effectivement, les éléments stressants sont interindividuels et même s'il peut y avoir des éléments communs, chaque travailleur a les siens. De plus, cette définition prend en compte l'idée que le travailleur est en capacité d'estimer ses propres moyens pour faire face, ce qui renvoie à la notion de compétences personnelles.

Nous voyons apparaître des éléments fondamentaux sur lesquels il serait possible d'agir, nous y reviendrons plus tard. En effet, selon le modèle de Karasek (1979) il y a une combinaison de la latitude décisionnelle avec la charge psychologique pour réaliser la tâche. La latitude décisionnelle est composée de l'autonomie décisionnelle et des compétences du travailleur. Si l'autonomie décisionnelle peut être positive, enrichissante, épanouissante pour le travailleur, elle peut être négative. Par exemple, si nous prenons une équipe de soins travaillant en nuit dans un Établissement Hospitalier pour Personnes Âgées Dépendantes (EHPAD), elle peut se composer uniquement d'aides-soignants et/ou de gardien de nuit. Ces professionnels vont alors être soumis à une autonomie décisionnelle parfois négative qui peut provoquer un stress intense en termes de responsabilités quant à certaines décisions.

Dans le champ de la santé, les professions sont légiférées et relèvent de décrets, il est donc difficile de modifier l'autonomie décisionnelle. En revanche, il semble possible de modifier les compétences des travailleurs à la fois pour qu'ils soient plus performants et pour qu'ils appréhendent les situations différemment afin de diminuer la charge psychologique. Nous pouvons également faire le lien avec la notion de ressources nécessaires de De Keyser et Hansez (1996) qui ne sont autres que les compétences personnelles et/ou collectives.

Nous ne faisons pas ici l'apologie de la performance en disant cela. Nous parlons de performance dans le sens de ce qui est accompli et pas de ce qui est maximum. Le modèle du stress au travail n'est autre que le modèle transactionnel appliqué au secteur professionnel. Dès lors, l'individu ne peut être vu comme seul et unique responsable de son sort. En effet, malgré toutes les ressources qu'il va pouvoir développer, toutes les compétences qu'il peut acquérir, l'environnement, les organisations vont jouer un rôle prépondérant dans le stress au travail. Le travailleur n'a ainsi pas d'influence sur de nombreux facteurs qui vont pourtant l'impacter directement.

Reprenons l'exemple du médecin anesthésiste qui doit s'adapter à une nouvelle situation, à un nouvel environnement. Cette adaptation peut et va le stimuler mais si elle devient récurrente car l'organisation lui demande de changer de service constamment, il pourrait avoir des difficultés à trouver des ressources personnelles pour faire face à tous ces changements.

Nous le voyons également avec les injonctions paradoxales du milieu de la santé où le nombre de patients et de pathologies sont exponentiels (Béguin, 2017), la place du patient et ses attentes ont changé (Grenier, 2018), les procédures et les pratiques se modifient régulièrement (Sepúlveda, 2014) et les moyens financiers et humains peinent à suivre ces évolutions (Molinié, 2005 ; Kron, 2014 ; Errard et Gastla, 2018). Ce type de contradiction creuse le lit de l'épuisement professionnel de ces praticiens parfois tiraillés entre l'envie de bien faire et les moyens qui leur sont alloués. Si l'individu peut avoir une influence sur le niveau micro, les niveaux méso et macro semblent eux beaucoup plus difficiles à modifier par le travailleur. Par exemple, un professionnel de santé ne pourra pas se défendre contre une politique de santé telle que la T2A[2] qui octroie des moyens aux services qui ont de l'activité et limite les moyens de ceux qui n'en ont pas. Une telle politique n'a que pour effet de faire fermer les structures « non rentables » en générant une spirale inéluctable. L'individu ne peut que subir sans avoir la moindre emprise sur ce qui lui arrive et ce malgré toutes les ressources qu'il peut avoir. C'est entre autres pour ces effets négatifs que le gouvernement a annoncé en 2018 la réflexion sur une politique permettant de sortir de cette logique de tarification à l'activité.

### 1.1.4 Lien entre stress et émotion

Lazarus (2006) l'affirme, il est absurde d'étudier le stress sans s'intéresser aux émotions. En effet, les deux concepts sont liés. Le stress génère des émotions même si l'inverse n'est pas forcément vrai. On retrouve dans les émotions, les deux facettes positives et négatives du stress puisqu'il existe des émotions avec cette même caractéristique. Certains auteurs, en particulier anglophones, placent le stress dans les émotions négatives.

Cannon (1914) constate que lors d'états émotionnels forts, la sécrétion d'adrénaline par la médullo-surrénale augmente et cela a un effet sur l'organisme. Dès lors, des changements corporels

---

[2] La T2A ou tarification à l'activité repose sur la mesure et l'évaluation de l'activité effective des établissements de soins afin de déterminer les ressources allouées pour leur fonctionnement à la place d'une autorisation de dépenses. Cette règle instaurée en 2004 devrait disparaitre dans le cadre du plan « ma santé 2022 ».

se manifestent de manière caractéristique : accélération du rythme cardiaque, de la tension artérielle, afflux du sang vers les muscles et le cerveau. Le point de départ de ces manifestations est bien au niveau central (du cerveau) et non périphérique (des organes). Cannon (1920, 1932) fait le lien entre la sécrétion d'adrénaline et le fait d'avoir des expériences primitives comme la douleur, la peur ou la colère. Pour cela, il étudie les réactions de chats exposés brutalement à des chiens. Il appelle l'ensemble de ces manifestations « syndrome d'urgence ». Cannon développe ainsi une théorie centrale de l'émotion. Les émotions partent du thalamus, engendrent des réactions au niveau des viscères et le sentiment subjectif de l'émotion.

Folkman et Moskowitz (2000) ont pu montrer que lors de situations stressantes, les individus n'éprouvent pas exclusivement des émotions négatives mais également des émotions positives. Ces dernières ont un effet bénéfique puisqu'elles permettent d'élargir la portée de l'attention, de la cognition, de l'action et aident à construire des ressources physiques, intellectuelles et sociales (Fredrickson, 1998 ; Fredrickson et Levenson, 1998).

Le même stress ne va pas engendrer la même émotion en fonction des individus. Nous allons prendre l'exemple d'un parachutiste et d'une personne ayant le vertige. Le parachutiste peut ressentir du stress lors de ses sauts mais peut en tirer une émotion positive et du plaisir. La personne ayant le vertige peut ressentir du stress si elle est exposée au vide et peut avoir une émotion négative comme la peur. En situation de travail, certaines personnes affectionnent d'être soumises au stress de leur activité. Par exemple, il est très étonnant de voir l'état d'excitation, les émotions positives et le plaisir que ressentent les sapeurs-pompiers lors d'un départ en intervention pour un incendie. Ils partent pourtant au-devant de risques réels pour leur santé.

Nous y reviendrons plus tard mais cette relation stress/émotion permet d'appréhender les mécanismes auto-entretenus engendrant l'épuisement professionnel. Même si ce dernier n'a pas de signe pathognomonique[3], il devient impossible à un travailleur atteint de reprendre son travail. En effet, ces professionnels ne vont plus ressentir que des émotions négatives (dégout, peur…) à l'égard de leur travail. Cet état aura été généré par un trop plein de stress et ces émotions négatives vont continuer à solliciter leur mécanisme de défense automatique jusqu'à user complètement l'individu au point de le rendre malade et incapable de travailler (Grandey, 2000 ; Hochschild, 2015).

### 1.2 Du concept de stress au travail à la qualité de vie au travail

Avant de poursuivre, nous allons clarifier en quelques lignes ce qu'est le travail afin de mieux cerner les conséquences qu'il peut avoir sur les individus. Le lien entre stress et travail n'est pas une évidence comme une fatalité obligatoire.

L'étymologie du mot travail est issue du bas latin *tripalium* qui était un instrument de torture. *Tripaliare* devenu travailler était l'action de torturer avec cet outil à trois pieux. Ce qui oriente ce terme vers la notion de souffrance. La définition donnée par le centre national de ressources textuelles et lexicales (2018) renforce cette idée en précisant que le travail est une « activité humaine exigeant un effort soutenu, qui vise à la modification des éléments naturels, à la création et/ou à la production de nouvelles choses, de nouvelles idées. ». Par définition, le travail nécessite un engagement de la part de celui qui le réalise puisque l'individu doit fournir un effort soutenu. Cette exigence laisse supposer que le travail, selon les cas, peut altérer la santé du travailleur sur le plan physique et potentiellement avoir des répercussions psychologiques.

Jusqu'en 1980, les aspects physiques des travailleurs sont privilégiés et les luttes syndicales tournent autour de la

---

[3] Un signe pathognomonique est un élément qui caractérise spécifiquement une pathologie et qui permet ainsi de poser le diagnostic de la maladie de manière certaine.

prévention et de la réparation des dommages somatiques. Les risques mécaniques, biologiques et chimiques sont les seuls combats avec une vision hygiéniste de la santé des travailleurs. Oddone, Briante, Re et Clot (2015), pensent que les médecins du travail devraient s'intéresser davantage aux maladies « psycho-physiques » plutôt qu'au risque « corporel ». Le rapport du Bureau International du Travail (BIT) (1993) montre que dans les sociétés industrialisées, les évènements alarmants engendrant du stress ont plus souvent un caractère psychologique que physique.

Nous l'avons vu dans le chapitre précédent, la confusion sur la terminologie de stress a pu contribuer au retard accumulé dans la prise en compte globale de l'individu dans le cadre de sa santé au travail. Nous allons voir dans cette partie l'évolution des concepts en lien avec la santé des travailleurs. En effet, en bientôt quarante ans, la qualité de vie au travail a supplanté le concept de stress, en passant respectivement par la souffrance au travail et les risques psychosociaux (RPS). Meissonnier (2015) dans son documentaire parle de bonheur au travail. On voit là poindre l'influence de la psychologie positive. Il semble pertinent de vouloir traiter ce qui fait du bien plutôt que de ne s'intéresser qu'à ce qui ne va pas. (Martin-Krumm, Shaar et Tarquinio, 2013). La psychologie positive appliquée au travail (Boniwell et Chabanne, 2017) est encore émergente en France.

Concernant les RPS, nous retrouvons la même ambiguïté que pour le mot stress, concernant la cause ou la conséquence des choses. Le terme « risque » renvoie à une potentialité qui ne s'opérerait pas forcément. Il s'agit d'un danger éventuel à anticiper. Dès lors, ce qui impacte les travailleurs n'est plus le risque mais l'élément lésionnel, le trouble. Un soignant peut être exposé à des RPS mais s'il en est impacté c'est au travers de ce qu'il va développer comme conséquences physiques, psychiques et sociales que nous le constaterons. Le stress en est un des indicateurs objectif et objectivable.

Nous devons expliciter notre point de vue sur cette thématique vaste afin de clarifier les divers points de vue qui ont évolué au fil des années. L'évolution de la médecine du travail suit celle de la santé des travailleurs et de sa prise en charge.

### 1.2.1 Qu'est-ce que le stress au travail ?

Nous avons vu que Karasek (1979) avait décrit le modèle du stress au travail, nous allons voir comment certaines institutions s'en sont emparées. La définition donnée par la convention collective du travail (inspirée de la définition de l'OMS) définit le stress au travail comme :

> *Un état perçu comme négatif par un groupe de travailleurs, qui s'accompagne de plaintes ou de dysfonctionnements au niveau physique et/ou social et qui est la conséquence du fait que les travailleurs ne sont pas en mesure de répondre aux exigences et attentes qui leur sont posées par leur situation de travail.* (Article 1er de la convention collective de travail n°72 du 30 mai 1999).

Cette dernière met l'accent sur la souffrance de l'organisme et l'incidence sociale, elle met également encore une fois au premier plan la responsabilité des travailleurs. En revanche, la santé mentale des travailleurs n'est pas évoquée.

Pour la commission européenne (2000) :

> *Le stress lié au travail [est] comme une réaction émotionnelle, cognitive, comportementale et physiologique aux aspects néfastes et nocifs du travail, des environnements de travail et des entreprises. Il s'agit d'un état caractérisé par des degrés élevés d'éveil et de souffrance et, souvent, par le sentiment de ne pas s'en sortir.* (p. 3).

Nous constatons que cette définition s'inspire du syndrome général d'adaptation de Selye (1936) et évoque le modèle transactionnel tout en allant plus loin. L'accent est mis sur la notion de souffrance et les aspects négatifs du travail. **Elle prend en compte les organisations de travail et ne porte plus sur la seule responsabilité du professionnel ce qui constitue une avancée considérable par rapport au modèle transactionnel.** C'est déjà dans ce sens que Pages et Aubert (1989) allaient introduire le constat d'une organisation responsable du stress professionnel. En effet, pour eux, les contradictions organisationnelles que l'individu ne peut pas résoudre engendrent du stress professionnel.

Ces deux définitions sont basées sur le côté négatif du stress au travail et ses conséquences néfastes sur l'individu. La commission européenne (2000) précise que malgré des préjugés négatifs, le stress au travail n'est pas exclusivement dangereux pour l'individu. Si le travailleur a suffisamment de latitude professionnelle, de soutien social, a un sentiment de maîtrise, le stress devient le « piment de la vie ». L'absence de ce « booster » peut générer une pathologie professionnelle, le *bored out*, engendré par l'ennui au travail et l'absence de stimulation. Le travail est un facteur « salutogène » sur la santé des individus et travailler aide à se maintenir en santé. Nous l'avons vu, certains professionnels apprécient le « stress » lié à leur travail et se sentent dopés par leur activité. Le rapport du BIT (1993) introduit également un élément à prendre en compte, les différences interindividuelles. En effet, une augmentation des pressions extérieures peut engendrer, selon les individus, un stress indésirable ou un stimulant bénéfique. Ceci remet au premier plan la responsabilité du sujet et sa capacité à faire face aux situations (*coping*).

Nous avons conscience des effets stimulants du stress mais pour éviter toute confusion, nous entendrons dans notre recherche le stress au travail comme élément négatif sur la santé des travailleurs.

Servant, Pradeau et Sobaszek (2004) nous rappellent que le terme de stress professionnel ou stress au travail est apparu en France dans les années 1980. A cette époque, on pensait que seuls les cadres étaient concernés par le stress et certaines entreprises ont commencé à envoyer leurs cadres en séminaire anti-stress et à proposer des programmes de *stress management*. L'évolution des programmes de lutte contre le stress aux États-Unis objective cette évolution puisqu'en 1974 seuls 500 programmes étaient proposés contre 8 000 en 1984 (Bureau International du Travail, 1993).

Les années 90 vont connaître une période de croissance du chômage et les mouvements sociaux se multiplient. La crise économique va obliger les entreprises et les travailleurs à s'interroger sur leurs conditions de travail et leurs organisations. « L'épidémie » se répand et dès cette période 15% de la population présente des symptômes d'anxiété et 80% des cadres des troubles du sommeil. Le stress devient le « mal du siècle » et 3 français sur 5 en souffriraient.

Le BIT (1993) publie un rapport dans lequel un chapitre entier est consacré au stress. Ce dernier couterait 200 milliards de dollars par an aux États-Unis et serait évalué à 10% du Produit National Brut au Royaume-Uni. Les programmes proposés sont jugés onéreux, mais ils sont très rentables, l'*Equitable Life Insurance Society* et la société Kennecot estiment que chaque dollar investi en ferait économiser environ six (BIT, *Ibid.*). Les programmes tournent autour de quatre thématiques : la relaxation, l'exercice physique, le régime alimentaire et le changement de comportement. Ce dernier thème nous intéresse plus particulièrement puisqu'il renvoie au savoir être, aux compétences attitudinales et nous y reviendrons plus longuement. Mais il est intéressant de remarquer que dès 1993 le changement de comportement des travailleurs face à une situation stressante ou la façon d'y faire face faisait partie des formations de lutte contre le stress. Le professionnel n'est plus seul face à son stress, une attention est portée par l'établissement à ce qui peut permettre de le réduire que ce soit par le biais de la formation ou par l'organisation du travail. La conclusion du rapport ne laisse aucune ambiguïté sur l'importance de prendre en compte ces deux aspects :

> *Les entreprises qui auront le plus de chances de réussir à l'avenir seront celles qui aideront les travailleurs à faire face au stress et qui réaménageront soigneusement le milieu de travail afin qu'il soit mieux adapté aux aptitudes et aux aspirations humaines.* (p. 17).

Un autre élément que nous remarquons dans ce rapport sur le travail dans le monde, c'est la présence d'une profession de santé parmi les huit professions stressantes[4]. En effet, les infirmières sont signalées comme profession à risque. C'est une donnée importante pour notre recherche et nous aborderons spécifiquement le stress chez les professionnels de santé.

La signifiance du mot stress reste technique, médicale et ne fait pas particulièrement peur. En revanche, nous allons voir que l'évolution va se faire vers des termes beaucoup plus durs et négatifs. Ces derniers ne laissent aucune ambiguïté contrairement au mot stress.

### 1.2.2 Du stress au travail, au harcèlement moral

Au début des années 2000, la réglementation fait apparaître la notion de harcèlement et de discrimination induite par le harcèlement. La loi de modernisation sociale de janvier 2002 développe les éléments à prendre en compte concernant la santé des travailleurs et ils comprennent les aspects physiques et mentaux. D'autre part, la prévention doit intégrer les risques liés au harcèlement moral. Ce dernier doit être pris en compte comme le harcèlement sexuel. En France, la loi pénale condamne le harcèlement sexuel au travail depuis 1992 et cette avancée a permis de faire émerger le harcèlement moral au travail. Malheureusement, le harcèlement sexuel fait un retour fracassant dans les médias en 2017 et 2018. De nombreuses femmes osent dénoncer les agissements qu'elles ont subis.

C'est Leymann en 1993 dans son ouvrage paru en français en 1996 qui décrit le premier les mécanismes du harcèlement psychologique qu'il nomme *mobbing*. Les premiers travaux de Leymann datent de 1990. Il développe les quarante-cinq agissements du harcèlement répartis en 5 objectifs (Leymann, 1992, 1993, 1996) :

- Empêcher la victime de s'exprimer

---

[4] Dans le chapitre 5 du rapport consacré au stress dans le monde du travail, le rapport s'attarde sur des professions particulièrement stressantes dont les travailleurs manuels, les policiers, les infirmiers, les employés des postes, les enseignants, les serveurs, les chauffeurs d'autobus et les travailleurs sur écran.

- Isoler la victime
- Déconsidérer la victime auprès de ses collègues
- Discréditer la victime dans son travail
- Compromettre la santé de la victime

Concernant le harcèlement moral, comme le définit Debout (2001), ce qui le rend au travail spécifique au travail c'est qu'il survient du fait et à l'occasion du travail. Malgré la gravité que représente le harcèlement moral, il semble aisé de se retrouver en position de victime et/ou d'harceleur. La limite paraît ténue entre le légal et ce qui est condamnable. La relation entre les travailleurs ou entre les travailleurs et leur manager est au cœur du harcèlement moral. Hirigoyen (1998) parle pour la première fois du harcèlement moral en France. Elle le définit comme :

> *Toute conduite abusive se manifestant notamment par des comportements, des paroles, des actes, des gestes, des écrits, pouvant porter atteinte à la personnalité, à la dignité ou à l'intégrité physique ou psychique d'une personne, mettre en péril l'emploi de celle-ci ou dégrader le climat de travail.* (p. 55).

Psychiatre et psychanalyste, Hirigoyen s'est spécialisée dans la victimologie en 1995. Son mémoire de fin d'étude en victimologie a pour titre « la destruction morale, étude sur les victimes de pervers narcissiques ». Ses travaux sur la victimologie et le harcèlement moral connaissent un immense succès (Salah-Eddine, 2010). Même si ses travaux ne traitent pas spécifiquement du harcèlement moral au travail, ils aident à une prise de conscience générale sur la problématique du harcèlement. Les nombreuses situations évoquées tant dans la sphère privée que publique, permettent à beaucoup de victimes de se reconnaître. À ce titre, elle est consultée par la ministre de l'emploi et de la solidarité Élisabeth Guigou en 2001 sur cette thématique afin de la prendre en compte dans la future loi de modernisation sociale. Elle décrit la typologie du harcèlement moral sous forme de deux catégories dont la première est sous-divisée en deux. Ainsi, il existe le modèle vertical de type 1 lorsque les subordonnés harcèlent leur supérieur. Il y a le modèle vertical de type 2 lorsque le supérieur harcèle un subordonné. Le dernier type est le harcèlement horizontal. Il est en œuvre entre collègues de même « grade » et est aussi fréquent que le modèle vertical.

En juin 2000, la commission nationale consultative des droits de l'homme précise les quatre formes de harcèlement :

- le modèle vertical descendant (venant de la hiérarchie)
- le modèle vertical ascendant (cadre harcelé par ses subordonnés)
- le modèle horizontal (entre collègues)
- le modèle mixte

Nous pouvons faire le lien avec l'idée que le stress ne touchait que les cadres dans les années 80. Même si cette idée est fausse, en revanche concernant le harcèlement, les cadres se trouvent à la travée du harcèlement moral vertical et horizontal. Ils peuvent être harcelés par leurs agents sur un type ascendant, par leur supérieur hiérarchique sur un type descendant mais également par leurs propres collègues sur un type horizontal. Les cadres de proximité sont susceptibles de se trouver ainsi au cœur de tensions majeures sur un modèle mixte. Nous y reviendrons plus tard quand nous parlerons des professionnels de santé.

Pour Hirigoyen, les difficultés au travail peuvent être traduites par le concept de harcèlement. Ce dernier a toujours existé mais les formes de management font que cela se diffuse et il est utilisé parfois de façon systématique. L'effet pervers est que « tout le monde » est harcelé à cette époque ! Comme l'explique Debout (2001), de nombreux travailleurs se sentant mal à l'aise dans leurs relations de travail se sont emparés du concept pour nommer ce qu'ils ressentent même si la situation n'est pas directement liée à un harcèlement. Lorsque nous regardons les quarante-cinq agissements du harcèlement moral de Leymann (1996), il est aisé de s'y retrouver. Il est d'ailleurs possible de se retrouver tout autant dans les victimes que dans les auteurs. La description et les comportements du harcèlement sont tellement larges que tout le monde semble être concerné.

Arnould, Coendoz et Janssen (2005) mettent en évidence les spécificités du milieu hospitalier sources du *mobbing* à l'hôpital :

- La hiérarchisation à outrance (pas toujours selon les compétences)
- Importance du nombre d'intervenants.
- Importance de la technologie.
- Relations personnel hospitalier - patients.
- Notions d'urgence et responsabilité.
- Concurrence externe et interne.
- Prédominance de la communication par rapport à l'activité.
- Période de crise (restructuration et planification).
- Mobilité et instabilité du personnel.
- Importance de la proportion de personnel étranger.
- Importance de la proportion de personnel peu qualifié.

Les mécanismes du harcèlement moral au travail ne peuvent pas se réduire à une approche individuelle entre deux personnes (Dejours, 2001). Même si certains auteurs évoquent les organisations dans les causes de harcèlement (Clot, 2003 ; Dejours, 1993), Bouville et Campoy (2012) parlent clairement de harcèlement organisationnel. Le lien entre le stress et le harcèlement au sein de l'entreprise est cité dans l'accord national interprofessionnel sur le harcèlement et la violence au travail du 26 mars 2010 :

> *Les phénomènes de stress lorsqu'ils découlent de facteurs tenant à l'organisation du travail, l'environnement de travail ou une mauvaise communication dans l'entreprise peuvent conduire à des situations de harcèlement et de violence au travail plus difficiles à identifier.* (p. 4).

Les situations de travail stressantes renforcent la probabilité pour un salarié d'être harcelé (Bouville et Campoy, *ibid.*). Par exemple, un cadre de santé face à l'absentéisme, n'a parfois pour seule solution laissée par l'institution que de solliciter son équipe pour venir travailler en heures supplémentaires, il peut devenir « harceleur » en sur-sollicitant son équipe. Mais il n'a pas d'autre choix que de le faire afin de maintenir un effectif réglementaire de professionnels de santé. Du coup, c'est bien l'organisation qui engendre le harcèlement en le permettant et en le rendant possible voire obligatoire pour permettre la sécurité et la qualité des soins. C'est là toute la perversité du système.

Le concept d'harcèlement découle de celui du stress étant donné qu'il va engendrer systématiquement du stress chez la victime. Nous l'avons vu, le stress étant un réflexe de l'organisme face à une agression, la victime va chercher à s'adapter et faire face avant d'être dépassée par les évènements au bout de quelques temps.

Le harcèlement renvoie à la fois à la notion de victime et d'agresseur. Lorsqu'on est victime il y a forcément de la souffrance. Si le harcèlement est à considérer dans la souffrance au travail, il en est distingué car il relève d'une nuisance interdite par la loi et conduisant à un traitement pénal.

### 1.2.3 Le harcèlement organisationnel

Dans la mouvance amorcée par Pages et Aubert (1989) concernant le stress, Bouville et Campoy (2012) ont mis l'accent sur l'organisation quant à la source du harcèlement. Pour ces auteurs, c'est l'organisation qui fait le lit du harcèlement. Ainsi, nous retrouvons entre autres comme facteurs influençant le harcèlement organisationnel : le style de management, les conflits ou l'ambiguïté des rôles. Hauge, Skogstad et Einarsen (2007) ont mis en évidence que les situations stressantes pouvaient engendrer du harcèlement. Comme nous nous intéressons aux situations critiques génératrices de stress, nous devons prendre en compte la potentialité d'un harcèlement organisationnel. Le fait de transférer la responsabilité sur l'organisation plutôt que sur l'individu constitue un changement de paradigme. Le travailleur est ainsi perçu comme pris dans un système qui le dépasse ou en tout cas dans lequel malgré ses efforts il ne pourra pas tout contrôler. Le harcèlement constitue de la souffrance au travail, notion que nous développerons dans le chapitre suivant.

L'exemple des cadres de santé hospitaliers « poussés » à se transformer en harceleurs potentiels par certains établissements est tout à fait symptomatique du mécanisme de harcèlement organisationnel. Dans ce genre de situation, c'est bien l'organisation qui engendre cette situation de harcèlement. Les cadres n'ont pas d'autre choix afin de garantir les objectifs en termes de sécurité et de qualité des soins. Ils n'ont pas d'autre choix que de devenir l'instrument du harcèlement généré par l'organisation.

Il existe de nombreuses raisons pour que les travailleurs souffrent dans le cadre de leur activité professionnelle. Nous allons aborder la notion de souffrance au travail dans le chapitre suivant.

### 1.2.4 Le travail n'est-il que souffrance ?

Le terme de harcèlement oriente vers l'idée de victime, de souffrance et de maltraitance. Dejours (1993) développe concomitamment à l'émergence du harcèlement moral au travail, le concept de souffrance au travail issu de la psychodynamique du travail. Il fait partie des personnes ayant été consultées par Debout (2001) pour son rapport sur le harcèlement moral au travail.

Cette notion de souffrance est également portée par une partie du syndicalisme (Bouffartigue, 2014). Dejours théorise la notion de plaisir et de souffrance dans le travail. Pour lui, le travail est d'abord une souffrance avant de pouvoir en tirer du plaisir. Selon cet auteur, l'homme est forcément confronté au réel de l'activité qui est toujours plus complexe que la tâche prescrite et engendre de la souffrance au travail. Si l'individu arrive à trouver des solutions qui permettent de surmonter cette problématique, il en retire alors du plaisir (Dejours, 1998).

Pour Dejours (1998) les français souffrent et ne le disent pas. Au contraire, ils acceptent sans protester des contraintes de travail toujours plus dures tout en étant conscients de la mise en danger de leur intégrité mentale et physique. La peur puis la honte, pour faire fonctionner la machine néolibérale, font commettre des actes que les travailleurs réprouvent (Dejours, 1998). Mais elles permettent d'endurer la souffrance (subie et infligée) sans perdre la raison et ainsi de protéger les travailleurs.

Que les travailleurs soient en position de victime ou de « bourreau », ils souffrent. Les uns d'être des victimes et les autres de devoir infliger ces souffrances afin de répondre à une logique induite par la nécessité de performance dans un système économique mondial. Il y a ici un lien avec le harcèlement que nous avons vu précédemment. Le néolibéralisme serait à l'origine d'injustice et de souffrance, Dejours (*Ibid.*) parle carrément de guerre économique. Pour survivre à ce conflit du marché mondial, les entreprises seraient prêtes à sacrifier les travailleurs. Dejours (*Ibid*) concède cependant que la souffrance dépend du lieu où l'on travaille.

Sans remettre en question cette théorie, nous ne la partageons pas. Il s'agit là d'une vision particulièrement négative du travail. La signifiance du mot souffrance fait qu'il y a un parti pris incontestable. Même s'il est vrai qu'il peut y avoir des divergences entre les prescriptions et le réel du travail, heureusement, les travailleurs arrivent à faire face sans souffrir *a priori*. D'autre part, le fait de surmonter, de s'adapter aux imprévus, aux contraintes à l'inattendu peut constituer une satisfaction et un plaisir. De plus, cette vision ne concerne pas la totalité des travailleurs. En effet, les ouvriers sont plus soumis à des règles, des prescriptions, des procédures que les professions intermédiaires ou les cadres. Certains secteurs, comme celui de la santé se doivent d'avoir des procédures pour sécuriser et garantir la sécurité et la qualité des soins. En aéronautique, les check-lists ont largement fait leurs preuves. Il s'agit là de prescriptions obligatoires et d'aides cognitives pour sécuriser les actions voire solutionner des incidents en cas de crise. La prescription et la procédure ne sont plus une souffrance mais la solution à l'imprévu, à la crise, à l'incident et constituent un soutien important pour le professionnel.

Si nous faisons le lien avec le concept de stress, lorsque les travailleurs ont suffisamment de latitude décisionnelle (Karasek, 1979) et peuvent « choisir » leur réel, il n'y a pas de raison qu'ils en souffrent. Le fait même de pouvoir choisir est un mécanisme de défense salutaire, alors que selon la psychodynamique du travail l'action d'adaptation au réel est source de souffrance.

Nous pensons que cette adaptation n'est pas nécessairement subie et au contraire qu'elle peut être salutaire voire fondatrice d'un épanouissement professionnel. Le *mission command* ou hiérarchie impliquée limitée décrite par Morel (2014), place la personne au plus près de la tâche décisionnaire des procédures et ainsi conseillère de la hiérarchie. Dans ce modèle de travail appliqué par exemple dans l'aéronavale américaine, le travailleur n'est plus pris pour un simple exécutant mais comme un expert de la tâche. Le « subalterne » devient alors le prescripteur de son propre réel et un collaborateur de son encadrement afin d'atteindre l'objectif partagé. Dès lors, le travailleur devenu prescripteur serait moins soumis aux tensions décrites en psychodynamique du travail. Il créerait lui-même son continuum tâche/réel ou réel/tâche. Ce faisant, nous n'excluons pas que certains travailleurs puissent souffrir comme le décrit Dejours (1998), devenir prescripteur du réel n'est pas toujours possible en termes d'autonomie et de capacité à le faire. Nous ne nous permettrions pas de contester cette théorie. Certaines situations sont terribles et des individus vivent de véritables drames. Ce que nous ne partageons pas c'est l'universalité de cette théorie. Elle existe, mais de là à étendre le processus de souffrance à l'ensemble des travailleurs comme un passage obligé avant toute source de plaisir dans son travail, nous semble excessif. Il est ainsi compréhensible qu'une partie des syndicats se soit saisie de cette théorie pour se confronter aux directions comme moyen de lutte. Malheureusement, nous le voyons aujourd'hui, ça n'a eu aucun effet sur la détresse de certains travailleurs. La problématique ne venant pas de l'individu mais des organisations. Dès lors, il faut partir d'un niveau macro pour repenser les choses, tout en prenant la ou les situations de travail de manière holistique. Mais le simple fait d'avancer que les individus sont en souffrance ne va pas modifier les choses malgré les luttes syndicales. Ainsi un nouveau terme va émerger, celui des risques psychosociaux ou RPS. Même s'il semble de prime abord axé sur l'individu, il concerne en réalité les organisations.

### 1.2.5 Des organisations en souffrance génératrices de RPS pour les travailleurs

Cox (1993), un londonien qui étudiait les environnements de travail a parlé le premier de facteurs psychosociaux, « les risques psychosociaux peuvent affecter la santé psychologique et physique directement ou indirectement à travers l'expérience du stress. » (p.34). L'auteur souligne ainsi le lien entre le stress et les risques psychosociaux.

Les travaux de Kagan et Levi (1974) suspectaient déjà l'effet des stimuli psychosociaux sur l'augmentation de certaines maladies. Dans le même ordre d'idée, Aakster (1974) a mené une enquête auprès de la population néerlandaise et a émis l'hypothèse que les maladies sont le résultat plus ou moins automatique d'un défaut d'adaptation au stress. Déjà à l'époque ce chercheur attire l'attention sur la fréquence élevée du stress psychosocial et des problèmes de santé liés aux structures et processus macrosociaux.

Les travaux de Cox ont été repris dans un rapport de la commission européenne en 2000 notamment dans les caractéristiques stressantes du travail. Nous observons que les RPS sont d'origines multiples : individuelle, collective et institutionnelle. En effet, les RPS ne sont pas uniquement un risque psychologique ou social mais une combinaison à l'origine ou source du stress au travail. Là encore, nous constatons une appellation signifiante mais malheureusement qui reste trop vague. L'orientation psychologique induite par le suffixe « psycho » engendre une limitation dans la compréhension du phénomène. Ce risque est beaucoup plus étendu et peut avoir des répercussions physiques comme tout élément en lien avec le stress. Ne voir dans les RPS qu'une vision psychologique est particulièrement limitatif, alors que le phénomène est large et vise à regrouper tous les risques inhérents au travailleur, au collectif, à l'organisation (De Gaulejac, 2010).

En revanche, le fait de présenter la thématique comme un risque, les démarches de lutte et de prise en compte peuvent être calquées sur les risques connus comme le risque physique, chimique ou bactériologique (Nasse et Légeron, 2008). Ce risque peut intégrer le livre blanc des entreprises regroupant tous les plans de prévention des risques professionnels. Dans le même temps, la notion de risque est très individuelle et ce qui peut être perçu comme un risque pour une personne peut ne pas l'être pour une autre. Le risque est une construction sociale (Lupton, 2006). La notion de harcèlement organisationnel et celle de risque psychosocial sont proches. Nous pouvons les lier de la manière suivante, le risque psychosocial est par définition un potentiel néfaste issu de l'organisation pour un travailleur mais tant qu'il est un risque, ce dernier est inopérant. En revanche, le harcèlement organisationnel est la phase « active » du risque devenu réalité et opérante pour le travailleur. En étant un risque, il reste possible de mettre en place une prévention, par contre si le risque s'actualise en harcèlement, il est objectivable et condamnable. Les RPS sont dans la continuité de la mouvance qui place le travailleur au sein d'une organisation qui le dépasse et qui va le faire souffrir. Comme le décrit De Gaulejac (2010), l'approche RPS est large et globale :

> *La question des risques psychosociaux doit être abordée comme un phénomène social total qui met en perspective le registre du mal-être individuel, le registre du travail, de ses modalités d'organisation et de management, le registre de l'imaginaire organisationnel et de l'idéologie gestionnaire qui domine le monde de l'entreprise, et le registre du système socio-économique, en particulier le développement du capitalisme financier.* (p. 52).

Malheureusement, cette globalité contribue au flou entourant les RPS et il devient complexe de savoir ce dont nous parlons avec précision. Dans cette thèse, nous retiendrons comme RPS tout ce qui va engendrer du mal-être pour le travailleur avec un retentissement physique, psychologique et/ou social au sein d'une organisation de travail. Le contre-pied de cette vision autour du mal-être de l'individu est maintenant pris en parlant plutôt des choses positives qui peuvent améliorer le bien-être des travailleurs.

### 1.2.6 Des RPS à la qualité de vie au travail au sein des établissements de soins

La problématique du bien-être au travail a généré la création d'un nouveau métier dans certaines entreprises aux États-Unis dans les années 2000 en particulier dans les entreprises informatiques comme Google et les *start-up* de la *Silicon Valley*, c'est le *feel good manager* ou *chief happiness officer*. Ce métier est arrivé en Europe, d'abord en Allemagne où il est très en vogue. Le *feel good manager* a la charge d'améliorer la qualité de vie au travail des employés (Berlioz, 2014 ; Thomine, 2017).

En France, c'est dans le cadre de la production d'un rapport, diligenté par le premier ministre Fillon (2009) que nous voyons poindre l'idée de Qualité de Vie au Travail (QVT). Il s'agit de proposer des recommandations pour améliorer la santé psychologique au travail (Lachmann, Larose et Penicaud, 2010). Ce rapport met en évidence dix propositions faisant apparaître la notion de bien-être au travail

.

Dans la même dynamique, la Haute Autorité de Santé (HAS) s'est emparée du sujet notamment pour la certification V2010 et en lien avec l'Agence Nationale pour l'Amélioration des Conditions de Travail (ANACT). L'HAS a souligné le lien entre la QVT et la qualité des soins (HAS, 2016). Il est ainsi fondamental de s'intéresser à ce sujet pour maintenir la QVT des travailleurs et particulièrement dans le secteur de la santé pour garantir la qualité des soins. Nous pouvons appréhender aisément qu'un travailleur qui va bien au travail, travaillera mieux qu'un individu qui est mal. Mais, ses problématiques personnelles peuvent perturber ses capacités à agir et à se concentrer sur son travail. Si à cette situation personnelle s'ajoutent des conditions de travail délétères, la qualité et la sécurité des soins peuvent en être impactées directement.

Afin de mieux comprendre de quoi nous parlons ici, nous pouvons reprendre la définition donnée par l'HAS (2016) issue de l'accord national interprofessionnel sur la QVT (2013) :

*Les conditions dans lesquelles les salariés exercent*

*leur travail et leur capacité à s'exprimer et à agir sur le contenu de celui-ci déterminent la perception de la qualité de vie au travail qui en résulte. (...) La Qualité de Vie au Travail désigne et regroupe sous un même intitulé les actions qui permettent de concilier à la fois l'amélioration des conditions de travail pour les salariés et la performance globale des entreprises, d'autant plus quand leurs organisations se transforment.* (p. 5).

La QVT dépasse le simple individu en l'incluant dans un ensemble complexe combinant l'institution et ses acteurs dans une synergie visant à optimiser toutes les parties de cet ensemble avec bienveillance et bientraitance. Il s'agit là de mettre en discussion le travail collectivement. Il y a deux facettes, les travailleurs eux-mêmes et les performances de l'entreprise. En effet, une entreprise dont les travailleurs ne vont pas bien, ne peut pas être performante. L'intérêt des entreprises est bien double, améliorer le bien-être de ses employés et améliorer ses performances sans pour autant dégrader les conditions de travail. Comme le précise Ghadi (2013, 2017), la HAS a souhaité ne pas être normative concernant la QVT afin de permettre les interventions les plus variées possibles. Dès lors, ces méthodes diversifiées peuvent être appliquées à des établissements et des acteurs différents. Il est possible de faire intervenir les acteurs souhaités, d'utiliser les indicateurs définis tout en respectant la méthodologie QVT. Ainsi, l'innovation et la créativité ne sont pas bridées, bien au contraire.

Avec la QVT, nous voyons s'opérer un changement de paradigme concernant le travail. Jusqu'à présent, le travail était perçu comme un risque, un danger, un coût physique ou psychique pour les travailleurs. La vision QVT n'enlève en rien ces éléments mais plutôt que de se concentrer sur les éléments négatifs, elle pose le travail comme une ressource, comme objet de débat, créateur de valeur et de performance. Clot (2010) reprend l'acronyme RPS mais parle de ressources psychosociales. L'objectif est de redonner du sens au travail, de créer des espaces de discussion, d'échange, de soutien, d'analyser en commun les contraintes et de chercher collectivement des solutions. De manière un peu simpliste, il vaut mieux voir le verre à moitié plein qu'à moitié vide ! Même si cet adage paraît désuet, le fait d'être dans une démarche positive de construction, plutôt que négative en pointant les éléments défaillants, est fondamental. Les acteurs de la QVT sont les travailleurs bien évidemment mais également les représentants du personnel et des membres de la direction de l'établissement. La mise en place d'une démarche QVT par les acteurs de terrain, contrairement aux actions « classiques » de débat en entreprise, n'attend pas qu'il y ait un conflit ou un problème pour agir. Mais ce type de démarche est bien en amont de tout cela pour anticiper, prévenir, améliorer. Malheureusement mais obligatoirement le dialogue social en entreprise passe par des instances qui font se réunir les mêmes acteurs autour d'incidents comme le Comité d'Hygiène Sécurité et des Conditions de Travail. Ce dernier est là pour faire remonter les problèmes du terrain à la direction afin de trouver des solutions. Nous ne remettons pas en cause cette instance mais elle agit parfois à la suite d'incidents pour protéger les travailleurs. La réflexion est forcément basée sur un élément péjoratif, défaillant, dangereux. Les éléments négatifs sont décortiqués pour y remédier ou y faire face. Des prescriptions, des procédures, des protocoles sont alors mis en place afin de protéger les travailleurs.

La démarche QVT tente d'améliorer le bien-être des travailleurs en dehors de tout contexte émotionnel à la suite d'un accident par exemple. La QVT est à l'opposé du concept de souffrance au travail. En effet, en psychodynamique du travail (Dejours, 1993), le travail est avant tout une souffrance, la vision de la QVT est que le travail peut être une source d'épanouissement, de ressource. Ghadi (2017) précise qu'il y a un lien très fort entre qualité de vie au travail et qualité du travail. Ainsi lorsque l'on parle de qualité du travail, bien faire est lié à bien être ! La qualité des soins serait alors liée à la qualité de vie au travail.

Selon l'HAS (2017), la QVT présente six grands axes également appelés « Boussole qualité de vie au travail »:

- Égalité des chances
- Contenu du travail

- Santé au travail
- Employabilité, développement professionnel
- Performance et management
- Relations de travail, climat social

Le 2 juillet 2018, le ministère de la santé crée et présente l'observatoire national de la qualité de vie au travail des professionnels de santé. Comme le dit la ministre de la santé Agnès Buzyn, lors de la conférence de presse de présentation de cette nouvelle instance, « il est temps de prendre soin de ceux qui soignent ».

### 1.2.7 Qualité de vie au travail et formation des travailleurs

La démarche QVT étant nouvelle, nous pouvons nous interroger sur la façon de s'y préparer et de l'appliquer au mieux. Nous pouvons voir qu'il y a des dimensions de la QVT qui peuvent être liées ou développées grâce à la simulation en santé (nous développons la notion de simulation dans la partie II, chapitre 3, p. 77) :

- **L'organisation du travail** peut être pratiquée et développée par la simulation. D'ailleurs en 2017, le CHU d'Angers a organisé les premières sessions de simulation pour les futurs directeurs des hôpitaux.

- **Le développement professionnel** des professionnels de santé peut s'opérer à l'aide de la simulation en santé. Le processus de professionnalisation institutionnalisé au travers du Développement Professionnel Continu (DPC [5]) permet un maintien de la professionnalité des travailleurs. La durée de vie de la connaissance médicale étant de cinq ans, le DPC est une nécessité. D'autre part, le secteur de la santé est particulièrement dynamique et il y a de nombreuses évolutions en permanence.

---

[5] Les professionnels de santé ont une obligation de formation continue qui depuis la loi HPST de 2009 a pris le nom de Développement Professionnel Continu (DPC). Il est effectif depuis 2013 et évolue comme depuis son adaptation par la loi de Modernisation du système de Santé en 2016.

Dès lors, il est fondamental de maintenir son savoir et ses compétences à travers le dispositif de formation continue. La simulation en santé peut permettre ce développement et c'est pour cela que la HAS a édité un guide sur la simulation en santé dans le cadre du DPC (HAS, 2012).

- **Les relations de travail** peuvent faire l'objet de simulations. Par exemple, la communication est une compétence non technique (Frank, Snell, Sherbino et Boucher, 2015 ; Bastiani, 2017) qu'il est possible d'analyser et d'améliorer par la simulation. Apprendre ensemble pour travailler ensemble, ça paraît si simple mais ça s'apprend. Il existe de nombreuses catégories professionnelles dans un établissement de soins et l'interprofessionnalité est de rigueur. Mais cette dernière ne peut pas juste être décrétée. La simulation interprofessionnelle peut permettre d'apprendre à travailler en équipe avant de le vivre en pratique clinique. Policard (2015), montre que travailler sur l'interprofessionnalité en simulation permet le développement des compétences collaboratives en comprenant mieux les contraintes des différents partenaires professionnels et ainsi de travailler la dynamique d'équipe. Cette notion de travail en équipe est renforcée par le rapport sur l'universitarisation des formations paramédicales et de maïeutique (Le Bouler, 2018) qui préconise un développement des modules interprofessionnels dès la formation initiale.

- **La santé tout au long de la vie**, certaines spécialités médicales comme l'anesthésie réanimation présentent de réels risques pour la santé des professionnels. Les contraintes dans ces services sont spécifiques et génèrent des troubles impactant la santé des travailleurs. Le stress en fait partie. La simulation pleine échelle [6] permet de s'exercer à toutes les situations possibles de manière sécurisée. Cela comprend des situations rares qu'il est ainsi possible de répliquer à l'infini pour augmenter son cursus expérientiel. Le maintien en santé semble

---

[6] Pastré (2005) définit la simulation pleine échelle comme une modalité de simulation où l'apprenant est immergé dans un environnement de travail reproduit à l'identique.

pouvoir être assuré en participant à des séances de simulation.

Il semblerait que certaines dimensions de la QVT puissent se travailler grâce à la simulation en santé. Nous y reviendrons lorsque nous décrirons les différentes modalités et les compétences que le dispositif pédagogique de simulation permet de développer ou acquérir.

# Chapitre 2

# Le stress professionnel des soignants, un changement à opérer

## 2.1 L'Homme et le travail, une alliance impossible ?

L'évolution du travail a engendré une modification des rapports sociaux dans l'entreprise et sur le rapport au travail. Alter (2009) a montré que le changement perpétuel en entreprise génère une érosion du capital social. Ce changement appelé mouvement par Alter (*Ibid.*) engendre alors des comportements individualistes et égoïstes. Ce faisant le travail permet d'éprouver le sentiment d'exister (Alter, *ibid.*) qui prend forme à partir « des émotions répétées à l'occasion des échanges sociaux et collectivement éprouvées dans le rapport aux tiers. » (p. 120).

Tous les rapports sociaux dans l'entreprise sont utiles mais plus encore ceux qui ne servent pas directement l'entreprise car ce sont ces derniers qui créent du lien social (Alter, *ibid.*). Nous allons voir comment l'évolution du travail a influencé les rapports entre les travailleurs, leur lien au travail et leur santé.

### 2.1.1 L'évolution du travail fait changer l'état de santé des travailleurs

Depuis toujours, le travail a signifié aussi bien l'action de réalisation que le produit réalisé. Malgré l'évolution, il n'a jamais été possible de distinguer l'*animal laborans* et l'*homo faber* (Arendt et Raynaud, 2012).

Le modèle de travail qui prévaut jusqu'au XIXe siècle est le modèle artisanal. Dans ce modèle, les ouvriers qualifiés accomplissent toutes les étapes de la conception et de la fabrication d'un bien en totale autonomie. Ils détiennent le savoir-faire et s'auto-prescrivent les règles de production. Afin de rester compétitifs, les artisans vont se regrouper dans des « entreprises » appelées manufactures où comme son nom le laisse supposer, on fabrique à la main. Même si des machines peuvent aider l'ouvrier, ces machines sont mues par la force de l'homme (CNRTL, s.d.). À la fin du XVIIIe siècle, l'arrivée des machines à vapeur comme force motrice va transformer les manufactures en fabriques.

Avec l'arrivée des manufactures, le travail se structure et un échelon intermédiaire se crée, celui des contremaîtres. Ces derniers détiennent l'autorité complète (Pouget, 1998). La transmission du savoir se fait sur un modèle du compagnonnage afin de transmettre le savoir faire. Il n'y a pas de structuration particulière ni d'organisation du travail. La prescription est faite directement par l'opérateur lui-même. La connaissance de la tâche lui permet de s'autoréguler et s'autogérer.

Dans la seconde moitié du XIXe siècle, les entreprises vont se transformer lors de la seconde révolution industrielle et voir apparaître un nouvel acteur, les ingénieurs (Pouget, 1998). Les ingénieurs vont engendrer un mouvement de rationalisation du travail et d'optimisation des ressources. Les ouvriers ne sont plus les détenteurs exclusifs des savoir-faire et ils s'en trouvent dépossédés. Les ingénieurs vont mettre en place une comptabilité analytique de la productivité pour quantifier, observer, évaluer la production. Malgré ces innovations, les ingénieurs estiment que les limites de la productivité viennent des ouvriers eux-mêmes. Le taylorisme va faire son apparition dans ce contexte où les ingénieurs cherchaient à améliorer la productivité des ouvriers. Les ouvriers ne sont alors perçus que comme de simples outils, une force de travail.

Malheureusement, le taylorisme a des conséquences sur les ouvriers et l'organisation scientifique du travail qui ne vise que l'augmentation de la productivité va impacter la santé des travailleurs. Les ouvriers n'ont aucune latitude décisionnaire et ne sont là que pour appliquer et reproduire des tâches répétitives. Le secteur de la santé a connu cette évolution vers un modèle de gestion « optimisé » avec le *lean* management. Le modèle de la production *lean* est basé sur la réingénierie des processus par la standardisation et une logique technologique afin de réduire les coûts de main d'œuvre. La production *lean* a engendré une intensification du travail dans un contexte avec de lourdes menaces sur l'emploi. Ce modèle est très répandu dans les hôpitaux et les services publics car il a connu l'engouement des gestionnaires et des décideurs politiques. Ce faisant, ce développement est en contradiction avec l'objectif d'amélioration de la qualité des soins (Lapointe, 2011). L'accroissement des charges de travail dans un secteur où l'intensité du travail est déjà très élevée a des effets pervers voire délétères sur la santé et/ou les conditions de travail des soignants.

### 2.1.2 L'évolution des troubles chez les travailleurs

Jusque dans les années 80, les services de santé au travail axent principalement leurs actions sur les aspects physiques des travailleurs. Même si les problématiques physiques du travail n'ont pas disparu, les éléments psychologiques et sociaux vont prendre le dessus. En France, un quart des salariés déclarent vivre quotidiennement une situation de stress intense (Lallement et *al.*, 2011). Le stress prend peu à peu le pas sur d'autres formes d'atteintes psychologiques ou sociales jusque dans les années 90 (Lallement et *al. Ibid.*) :

> *Fatigue nerveuse ou neurasthénie au XIX^e^ siècle, Fatigue industrielle dans les années 1920-1960, Psychodynamique du travail, charge mentale, exploitation et aliénation dans les années 1950-1970, Psychodynamique du travail et souffrance dans les années 1980, etc* (p. 9).

En 1973, l'Agence Nationale pour l'Amélioration des Conditions de Travail est créée. Cette instance est fondée pour institutionnaliser l'amélioration des conditions de travail même si l'organisation reste à la charge de l'employeur (Levet, 2013). L'objectif principal de cette structure est de contribuer à la préservation de la santé des travailleurs avec une approche par risque et des éléments de prévention pour lutter contre ces derniers. Nous faisons le lien ici avec ce que nous avons dit concernant les RPS et leur approche en tant que risque professionnel. Dans la fonction publique, l'ensemble des risques est compilé dans le document unique d'évaluation des risques professionnels. La présence de ce document, et la démarche de prévention qu'il sous-tend, est une obligation dans la fonction publique depuis la circulaire du 18 mai 2010.

Malgré une mécanisation, une informatisation, une aide pour la production, une sollicitation globalement moins physique, les travailleurs sont de moins en moins bien. L'évolution du travail a changé les atteintes de l'organisme des travailleurs. Le travail moderne s'oriente davantage sur le tertiaire sans nier les autres formes de travail. Les risques pour les travailleurs ne sont plus les mêmes. Alors que le travail devient moins physique, les maladies professionnelles ont été multipliées par 7 de 1993 à 2008 avec presque 8 millions de journées d'absence par an (Payre, 2010).

### 2.1.3 Les conséquences du stress et des RPS

En Europe, un tiers des travailleurs estime que sa santé est affectée par le stress professionnel (Commission Européenne, 2000). En France, en 2007 la première cause de consultation pour pathologie professionnelle est pour un trouble psychosocial. Oakley (2004) souligne que 50% des décès sont dus au stress généré par les risques psychosociaux aux États-Unis. Selon l'agence européenne pour la santé et la sécurité au travail, 50 à 60% des journées de travail perdues sont en lien avec le stress. En 2002, la commission européenne a rapporté que le coût du stress au travail s'élevait à 20 milliards d'euros. Il représenterait au moins 2 à 3 milliards d'euros par an uniquement en France. Les conséquences financières sont importantes et elles ne sont qu'un aspect du problème. Nous ne voulons pas résumer le stress à une question financière mais l'impact est tel que nous souhaitions présenter ces quelques chiffres qui sont suffisamment représentatifs et éloquents.

### 2.1.4 La législation évolue pour protéger les travailleurs

Depuis la directive cadre européenne du 29 juin 1989, l'employeur a une obligation de sécurité vis à vis des salariés et se doit de mettre en place une démarche de prévention des risques professionnels. Cette démarche doit prendre en compte tous les risques potentiels afin de garantir la santé physique, mentale et sociale des travailleurs. Comme nous l'avons vu précédemment, le concept du stress a évolué pour arriver à la notion de qualité de vie au travail. Les lois prennent en compte ces changements en faisant évoluer la législation au même rythme que l'évolution des conditions de travail et du point de vue de la société sur ces conditions de travail. Ainsi dans les années 2000, de nombreux textes [7] statuent sur le harcèlement moral ou sexuel, le harcèlement au travail.

Avec le changement des atteintes des travailleurs et l'ampleur du phénomène concernant le stress et les troubles psychosociaux, la législation va continuer d'évoluer dans ce sens. Avec la loi de modernisation sociale de 2002[8], les RPS font leur apparition, l'employeur doit les prendre en compte et mener des actions de prévention. En 2004, les partenaires sociaux européens, devant la nécessité d'agir, signent un accord cadre européen sur le stress au travail[9]. Même s'il n'y a pas d'obligation réglementaire nouvelle, il y a une incitation à prendre en compte la problématique liée au stress. En France, Nasse et Légeron (2008) rendent leur « rapport sur la détermination, la mesure et le suivi des risques psychosociaux au travail » au ministre de la santé Xavier Bertrand. Dans ce rapport, ils font des préconisations pour mener des actions de prévention du stress et des RPS. En 2008, un accord cadre national interprofessionnel sur le stress est signé

---

[7] - Avis de la commission consultative des droits de l'homme du 29 juin 2000 portant sur le « harcèlement moral » dans les relations de travail
- Directive du 27 novembre 2000 : 2000/78/CE sur l'égalité de traitement en matière d'emploi et de travail
- Proposition de loi relative au harcèlement moral au travail du 21 décembre 2000 : Annexe au procès-verbal de la séance du 21 décembre 2000
- 2 mai 2001 : Intervention d'Élisabeth Guigou, Ministre de l'emploi et de la solidarité sur le harcèlement moral devant le Sénat.

[8] Loi de modernisation sociale n°2002-73 du 17 janvier 2002

[9] Directive n°89/391 CEE du 8 octobre 2004 : Accord cadre européen sur le stress au travail.

entre le patronat et les partenaires sociaux. Cet accord est la déclinaison française de l'accord cadre européen de 2004 sur cette même thématique. En 2009, un arrêté [10] va étendre l'obligation d'un accord sur le stress au travail à toutes les entreprises. Fin 2009, devant l'ampleur du phénomène de mal être et de souffrance au travail, le sénat lance une mission d'information sur le sujet. La commission de réflexion sur la souffrance au travail va ainsi faire des propositions pour améliorer la situation. En 2010, le changement de paradigme sur le concept du stress fait son chemin et le rapport de Lachmann, Larose et Penicaud (2010) porte le nom de « bien être et efficacité au travail ». Les notions fondamentales dans une démarche qualité de vie au travail sont posées même si le nom n'est pas encore prononcé. Ainsi l'implication de la direction, des partenaires sociaux des managers fait partie des dix propositions présentées. En 2013, l'accord cadre interprofessionnel est intitulé « vers une politique d'amélioration de la qualité de vie au travail et de l'égalité professionnelle ». La QVT prend alors ses marques en s'inscrivant progressivement dans la loi. En 2014, un arrêté portant extension de l'accord national interprofessionnel oriente ce dernier vers une vraie politique en faveur de la QVT. Il présente trois axes supplémentaires et connexes : l'égalité professionnelle entre les femmes et les hommes, favoriser une meilleure conciliation entre vie personnelle et vie professionnelle et encourager le dialogue social. Le code du travail intègre la QVT en 2015 dans son article R4642-1 et la création de l'agence nationale pour l'amélioration des conditions de travail. Le plan Santé Travail 2016-2020 intègre l'amélioration de la QVT comme levier de santé ainsi que la priorité donnée à la prévention primaire.

Le ministère de la santé va lui aussi s'emparer de la QVT en créant la stratégie nationale d'amélioration de la QVT des professionnels de santé en 2016. En 2018, l'observatoire national de la QVT des professionnels de santé est créé. La loi n'a cessé de s'adapter, d'évoluer afin de protéger les travailleurs et de

---

[10] Arrêté du 23 avril 2009 de l'Accord National Interprofessionnel obligeant toutes les entreprises à conclure un accord sur le stress au travail.

prendre en compte les problématiques de santé au travail qui ont émergé. Les professionnels de santé ne font pas exception, ils souffrent comme les autres travailleurs avec en supplément un contexte difficile du point de vue des situations traitées et d'une pénurie de moyens.

### 2.2 L'état de santé des soignants

#### 2.2.1 Le secteur de la santé, un milieu en perpétuelle mutation

Le milieu de la santé est en pleine mutation (Saint-Jean, Péoc'h et Bastiani, 2015). La loi Hôpital, Patients, Santé, Territoires (HPST) de 2009 avait généré des changements notamment sur l'organisation interne de l'hôpital, les relations avec l'Agence Régionale de Santé et les relations entre les établissements de santé. La loi HPST a également influé sur la formation des professionnels en instituant l'évaluation des pratiques professionnelles, le perfectionnement des connaissances (Saint-Jean et Seddaoui, 2013). La nouvelle loi de santé publique va elle aussi présenter des changements majeurs comme l'émergence de nouveaux métiers ou le développement des pratiques avancées pour les personnels non médicaux. L'évolution du milieu de la santé est perpétuelle, les changements qui s'opèrent relèvent principalement d'un changement-discontinuité (Saint-Jean et Seddaoui, 2013). La loi HPST, la création de nouvelles professions de santé comme les infirmiers en pratique avancée ou la médecine intensive et de réanimation, l'universitarisation des professions paramédicales, l'approche par compétences dans la formation initiale des professionnels, la place de la personne soignée dans la structure de soins *etc.* viennent en rupture du passé. Les Groupements Hospitaliers de Territoire (GHT) vont engendrer de nouvelles façons de travailler, de s'organiser entre professionnels et structures de soins. La télémédecine fait partie des innovations en cours pour continuer à proposer des soins de qualité au plus grand nombre en tous points du territoire. La relation soignant/soigné change avec l'apparition des patients-partenaires (Lartiguet et Saint-Jean, 2019), les relations pluriprofessionnelles mutent dans ce contexte de changement global du système de santé. L'informatisation dans le soin demande de s'adapter à ces technologies et prend parfois le pas sur le temps à passer auprès des patients.

Dans le même temps, la formation des paramédicaux est en plein changement. La réingénierie des programmes est effective pour les infirmiers depuis 2009 et certaines spécialités comme les infirmiers anesthésistes depuis 2012. Ce changement a un impact sur le cursus de formation qui a vu diminuer les temps et le format des stages cliniques. Ces derniers sont plus courts et moins nombreux. L'universitarisation des études paramédicales a nécessité d'intégrer certains modules pour pouvoir s'inscrire dans les grades Licence Master Doctorat souhaités par les accords de Bologne.

D'autre part, ces « nouveaux » soignants sont perçus différemment par les professionnels en poste qui ont été formés autrement (Péoc'h et Ceaux, 2015). Nous constatons qu'une part non négligeable n'a pas toutes les compétences nécessaires attendues par le cadre de proximité afin de tenir son poste (Péoc'h et Ceaux, *ibid.*). Le changement est partie intégrante du secteur de la santé. La recherche y est particulièrement prolifique et les données médicales ne sont valables que cinq ans. Les innovations en matière de prise en charge, de dispositifs médicaux, de traitements font constamment évoluer les pratiques soignantes.

### 2.2.2 La santé des soignants

Le stress est présent chez de nombreux travailleurs et les risques psychosociaux engendrés seront la première cause des arrêts de travail en 2020 (Organisation Mondiale de la Santé, 2013). Il existe des situations de souffrance au travail terribles et nous avons tous en mémoire les vagues de suicides dans les années 90 chez France Télécom (Clot, 2010). Les professionnels de santé ne sont pas épargnés par ce risque. Même s'il existe un document unique dans chaque entreprise avec un plan de prévention des risques psychosociaux, ils restent malgré tout très présents.

Les professionnels de santé semblaient jusqu'à présent « épargnés » par les problèmes de qualité de vie au travail. Nous allons voir qu'il n'en est rien et qu'il devient capital de prendre soin des soignants. Un exemple de souffrance au travail extrême a donné lieu à une mission de l'Inspection Générale des Affaires Sanitaires (IGAS) en 2016. En effet, le chef de service de cardiologie de l'hôpital européen Georges Pompidou a choisi de se donner la mort en se défenestrant sur son lieu de travail. Après un rapport préliminaire, il s'avère que des conflits au sein du service seraient, en tout cas pour partie, la cause de cet acte ultime. D'où la demande de Marisol Touraine, ministre de la santé, d'une mission IGAS sur la thématique des Risques Psycho-Sociaux (rapport de l'IGAS n°2016-083R). Malheureusement ce suicide n'est pas un cas isolé et depuis 2015 les cas se multiplient chez les soignants.

Même si le travail ne peut en être la cause exclusive, on ne peut pas l'exclure complètement. La symbolique de ce geste sur son lieu de travail a suffisamment de sens pour supposer que le travail a joué un rôle dans cet acte. Nous n'en sommes pas dans les proportions décrites par Clot (*Ibid.*) chez France Télécom mais la situation devient préoccupante. Cette inquiétude est nationale et le conseil national de l'ordre des infirmiers a interpelé les responsables hospitaliers le 30 juin 2016, pour que les risques psychosociaux soient pris en compte et que des démarches d'anticipation soient élaborées. Les étudiants en santé sont également concernés par le problème du stress et de l'épuisement professionnel. Loriot, Sijelmassi et Granry (2018) décrivent le cumul du stress lié aux études avec celui vécu en pratique clinique lors des stages. La Fédération Nationale des Étudiants en Soins Infirmiers présente son rapport sur le mal-être des étudiants en soins infirmiers fin 2017. Leur état de santé pose problème et lève de nombreuses questions. Auslender (2017) dénonce dans son ouvrage, les maltraitances faites aux étudiants en santé, les brimades, le harcèlement moral, les humiliations vécus lors de la formation. Au regard, du concept de stress que nous avons développé précédemment, sans chercher à excuser l'inexcusable ou des agissements condamnables par la loi, les situations stressantes vécues par les professionnels de santé expliquent en partie ces situations de bourreau/victime. Mais le stress vécu par les uns ne justifie en rien les agissements inacceptables sur les autres, il est pour nous un signe majeur de mal-être. Truchot (2018) a mis en évidence cinq catégories de stresseurs perçus par les soignants :

1. *Le travail empêché.*
2. *Les comportements d'incivilités des patients.*
3. *La charge de travail.*
4. *Le débordement de la vie professionnelle sur la vie privée.*
5. *La confrontation à la souffrance du patient.* (p. 36).

### Mais alors, les cordonniers sont-ils les plus mal chaussés ?

Sous cette boutade se cache une vraie problématique chez les professionnels de santé car lorsque nous interrogeons un méta-acteur médecin du travail, il nous explique que les médecins ne viennent quasiment jamais le voir. Effectivement, seulement 23,5% des soignants prennent rendez-vous avec le médecin du travail (Truchot, 2018). Ils le font quand c'est trop tard ou lors d'une reprise du travail après une maladie ou une grossesse dans le cadre d'une visite obligatoire. Un rapport de la commission nationale de l'ordre national des médecins sur l'état de santé des médecins (2008) confirme cet état de fait. Ce rapport porte très bien son nom car il s'appelle le « médecin malade ». Un chiffre intéressant est que 90% des médecins n'ont pas de médecin traitant. Ce point s'améliore selon le rapport de Truchot (*Ibid.*) mais un médecin sur deux n'a toujours pas de médecin référent. Le plus souvent, le médecin malade minimise ses symptômes et son ressenti. Le déni est souvent de mise et du coup le médecin malade est souvent un malade grave car sa pathologie a déjà évolué lorsqu'elle est prise en charge. Les relations sont parfois difficiles avec les confrères qui le traitent car le médecin ne peut s'empêcher d'analyser sa maladie et perturber les procédures de prise en charge. D'autre part, l'automédication est un réel problème et est largement répandue, elle perturbe l'expression des pathologies.

En avril 2017, le ministère de la santé lance une campagne de sensibilisation sur ce problème en direction des médecins. La campagne de « Dis doc, t'as ton doc » est lancée. Cette action de prévention nationale est à l'initiative du Collège Français des Anesthésistes-Réanimateurs (CFAR). Il n'est pas anodin que ce soit des médecins de cette spécialité qui aient été les premiers à se lancer dans une action de prévention car ils font partie des spécialistes les plus atteints par les problématiques du stress et d'épuisement professionnel. Nous allons développer cet élément dans le point suivant.

### 2.2.3 Les professionnels de l'anesthésie réanimation, des soignants pas comme les autres

Certaines spécialités médicales sont particulièrement exposées au stress. C'est le cas en anesthésie réanimation dont le caractère stressant et le niveau élevé de *burnout* dans cette profession ont pu être étudiés. Ainsi, Lederer, Kinzl, Trefalt, Traweger et Benzer (2006) ont montré que dans un Centre Hospitalier Universitaire (CHU) scandinave, 25, 8% des anesthésistes étaient à risque d'être en *burnout* alors que 3,4% étaient déjà en *burnout*. Il montre que la communication et le contact entre collègues sont des éléments de régulation du stress et permettraient de prévenir l'excès de stress.

En France, Chiron, Michinov, Olivier-Chiron, Laffon et Rusch (2010) ont pu étudier la prévalence de l'épuisement professionnel sur 193 anesthésistes dans 8 hôpitaux publics. Ils montrent que les femmes et les médecins juniors sont plus touchés par l'épuisement émotionnel et l'insatisfaction au travail que les hommes et les médecins séniors. En 2011, Doppia, Estryn-Béhar, Fry, Guetarni et Lieutaud étudient le *burnout* auprès de 3196 médecins et comparent l'épuisement professionnel entre les anesthésistes et les autres spécialités. Ils utilisent le *Copenhague Burnout Inventory* (CBI) et mettent en évidence que 38,4% des anesthésistes ont un score CBI élevé, ils confirment les résultats de Chiron (*Ibid.*). En 2009, Mion, Libert et Journois (2013) ont mené une recherche auprès de 1603 professionnels de santé dont la plus grosse cohorte d'anesthésistes français (1091) à l'aide du *Maslach Burnout Inventory* (MBI), du *Fast Alcohol Consumption Evaluation* (FACE) et du *Harvard National Depression Screening Day Scale* (HANDS). Ils ont pu mettre en évidence que 62,3% des professionnels de santé étaient en *burnout*.

Nyssen, Hansez, Baele, Lamy et De Keyser (2003) ont mené une étude montrant que le niveau moyen de stress était de 50,6 chez les anesthésistes, ce qui n'est pas un niveau plus élevé que chez d'autres travailleurs. Cependant, ils ont également conclu que 40,4% du groupe souffraient d'épuisement professionnel avec une prédominance chez les médecins juniors de moins de 30 ans. L'incidence des risques psychosociaux dans cette spécialité est très forte. Les facteurs sont multiples mais les études précédentes abordent des pistes de prévention. Le lien social et le fait de pouvoir échanger avec les collègues semblent être des facteurs de prévention (Lederer et *al.*, 2006).

### 2.2.4 La lutte des places des soignants exerçant en anesthésie réanimation

De Gaulejac (2014) montre comment les individus ont perdu leur place dans la société et que ce sentiment existe aussi au sein du travail. Nous pouvons observer un mécanisme similaire en anesthésie réanimation, mais qui est particulièrement exacerbé. Ce phénomène chez les soignants est accentué par la mouvance globale dans le secteur de la santé ces dernières années. Concernant les paramédicaux, les études menant à leurs diplômes se modifient afin d'être conformes aux accords de Bologne qui les incluent au système européen Licence/Master/Doctorat. Cette réforme a modifié le contenu de la formation en 2009 pour les infirmiers diplômés d'état, en 2012 pour les infirmiers anesthésistes et elle devrait s'opérer pour les autres spécialités.

Il y a là déjà les premiers éléments en faveur d'une lutte des places de ces « nouveaux » soignants formés différemment. Le ministère formule son interrogation sur la place des soignants formés avant la réforme de la manière suivante : quelle est la place des professionnels du stock ? Ce terme surprenant, qui en dit long sur la considération portée à l'individu-objet stocké, est celui employé par le ministère concernant les soignants formés avant la réforme. Il est suffisamment particulier et nous avons souhaité le reprendre pour ne pas modifier sa signifiance. Comment ce stock de soignants va-t-il percevoir ces nouveaux professionnels formés différemment ? Cette nouvelle formation intègre de nombreuses unités d'enseignement qui ne sont pas directement liées aux soins mais obligatoires pour être conforme au grade de Licence/Master/Doctorat. Nous pouvons citer l'apprentissage d'une langue étrangère par exemple. Cette modification n'est pas sans conséquence comme le décrivent Péoc'h et Ceaux (2015). En effet, d'après les cadres de santé de proximité qui ont eu à évaluer ces personnels, un certain nombre de ces « nouveaux » diplômés ont une posture professionnelle encore à consolider. Il y a bien un écart entre les jeunes diplômés et le stock, ce qui peut engendrer une lutte de place entre ces professionnels de santé et générer des tensions. Ces nouveaux professionnels ont des compétences plus étendues notamment concernant la recherche mais ils peuvent en manquer sur d'autres aspects. Les interactions entre professionnels issus de formations initiales différentes peuvent être complexes car pour un même diplôme, ils n'ont pas les mêmes compétences.

Au-delà des réformes des études, d'autres éléments sont en faveur d'une complexification de la place des paramédicaux dans le secteur de la santé. Nous pouvons citer le cas des infirmiers en pratique avancée apparus en 2018. Malgré un potentiel intéressant à la fois pour la profession infirmière en termes de développement de compétences et pour les médecins en termes de récupération de temps médical, nul ne peut dire quelle sera la place de ces nouveaux soignants et comment ils seront accueillis sur le terrain. Les infirmiers anesthésistes ont revendiqué en 2021 un exercice en pratique avancée au vu des actes qu'ils réalisent dont certains se superposent à certaines mentions des infirmiers en pratique avancée.

Les paramédicaux cherchent à développer leur champ de compétences au profit d'actes médicaux comme le permettent les pratiques avancées ou déléguées. De nombreux protocoles de coopération nationaux entre médecins et professions paramédicales promulgués en 2021 vont dans ce sens. Dans le même temps, les aides-soignants veulent récupérer des gestes infirmiers dans le cadre de compétences comme la réalisation de glycémie capillaire ou d'aspiration trachéale[11]. Dans certains blocs opératoires, les aides-soignants sont remplacés par des agents des services hospitaliers pour faire le nettoyage des salles. Cet intérêt pour de nouveaux gestes techniques peut témoigner d'un attrait plus marqué pour le *cure*. Sachant qu'en anglais, le terme « soigner » peut se traduire de deux manières « *care* » pour prendre soin et « *cure* » pour soigner dans le sens curatif. Nous voyons s'opérer une perte de sens du *care* au profit du *cure*. Les paramédicaux ont parfois tendance à s'intéresser davantage au *cure*. Dans cette mouvance, la place de chacun au travail bouge, change et il n'est pas toujours simple de s'y retrouver. D'ailleurs les syndicats qui veillent à tous ces changements, parlent de dépassement de compétence lorsqu'un individu est amené à réaliser des actes au-delà de ses compétences métiers. Ce serait une erreur de limiter une profession aux gestes techniques qu'elle peut réaliser. D'autre part, l'apparente facilité du geste technique lui-même ne doit pas faire oublier la connaissance nécessaire à sa réalisation et à l'analyse du résultat.

Le clivage *cure/care* individuel est pourtant bénéfique pour les soignants comme le montre Molinier (2009). Ce dernier est protecteur pour la santé mentale des soignants. L'exemple qu'il

---

[11] La glycémie capillaire consiste en la ponction du bout d'un doigt afin de recueillir une goutte de sang pour réaliser un dosage du taux de sucre. L'aspiration trachéale consiste en l'introduction d'une sonde dans la trachée afin de récolter les sécrétions accumulées et ainsi permettre une meilleure respiration du patient. Ces gestes simples techniquement relèvent du rôle propre infirmier.

donne des infirmières qui exercent en pédiatrie et qui s'occupent du *cure* et laisse le *care* aux parents des enfants est très révélateur du « bon » positionnement à adopter pour ces soignants. Nous citons ici un exemple de *verbatim* présenté par Molinier (*Ibid.*) « Pour techniquer[12], il ne faut pas que ce soit quelqu'un ». Dans le même temps, le fait de déshumaniser la prise en charge de la sorte est source d'erreurs médicales (Cros, 2018). Cette forme de protection mise en place par les soignants n'est pas une solution fiable.

En 2017, les médecins anesthésistes réanimateurs sont eux aussi dans la tourmente puisque le législateur réfléchit à séparer les deux spécialités, l'anesthésie et la réanimation. Ainsi, des réanimateurs exclusivement médicaux pourraient exercer dans des réanimations. Cela signifie qu'un médecin déjà spécialisé pourrait exercer en réanimation en passant un diplôme supplémentaire. Par exemple, un gastro-entérologue pourrait passer le diplôme de réanimateur médical pour assurer des gardes et/ou travailler dans une réanimation médicale. Nous ne souhaitons pas alimenter la moindre polémique. Ce faisant, la place de ces médecins n'est pas stabilisée puisqu'elle est remise en question. Là encore, ils doivent lutter pour leur place, comme c'est le cas depuis la création de cette spécialité (Bastiani, 2013).

### 2.2.5 Un changement à provoquer pour maintenir la qualité des soins

S'intéresser à la santé des soignants a un double enjeu, celui de la santé du soignant lui-même et celui que constitue l'impact que la santé du soignant peut avoir sur la personne soignée. En effet, les professionnels qui ne vont pas bien ne prodiguent pas des soins de qualité comme l'ont montré plusieurs auteurs. Panagioti et *al.* (2018) ont pu objectiver l'impact de l'épuisement professionnel sur le risque de survenue d'incidents pour le patient. D'autre part, le professionnalisme des praticiens diminue lorsque leur niveau de *burnout* augmente. L'insécurité du patient

[12] Le terme « techniquer » est utilisé par les soignants lorsque des gestes techniques invasifs doivent être pratiqués sur un patient.

augmente avec la baisse du bien-être au travail des soignants (Hall, Johnson, Watt, Tsipa et O'Connor, 2016). Le stress des soignants est générateur d'erreurs médicales et de presqu'accidents [13] (Tanaka et *al.*, 2012). Par exemple, en pédiatrie, les internes déprimés commettent 6,2 fois plus d'erreurs mensuelles de médication que ceux qui vont bien (Fahrenkopf et *al.*, 2008). Les conséquences pour la personne soignée peuvent être dramatiques. Ce lien entre état de santé des personnels et erreur commise a été confirmé par Garrouste-Orgeas et *al.* (2015) dans les soins intensifs français. Dans le même temps, ils ont pu montrer qu'une culture du risque pouvait améliorer les choses. La simulation en santé peut permettre une prise de conscience du risque et développer une culture du risque. En permettant de se confronter de manière sécuritaire, volontaire et reproductible à des situations rares et/ou critiques, la simulation peut être un levier de développement d'une culture du risque au profit de la qualité et de la sécurité des soins (Gaba, 2004). Le changement que constitue la confrontation à des situations à risque pourrait amorcer une prise de conscience des différents acteurs concernant l'impact sur la qualité des soins. Sans être alarmiste, l'état de santé des soignants est une réalité et ce dernier devrait être pris en compte pour garantir et maintenir la qualité des soins.

### 2.2.6 Qualité de vie au travail et simulation

Un des éléments de développement de la simulation en santé, porté par le Pr Granry et le Dr Moll est « jamais la première fois sur le patient » (2012). Cette injonction éthique est tout à fait louable et se doit d'être respectée, les personnes soignées ne sont pas des cobayes d'apprentissage. En revanche, la dimension de l'opérateur semble être oubliée. Dans des métiers tels que ceux de la santé, où parfois les choses vont très vite, où la vie de personnes est en jeu, où chaque action compte, où la prise de décision doit être rapide, la simulation peut permettre de faire en sorte que ce ne soit « **jamais la première fois pour le soignant** »

[13] Un presqu'accident dans le secteur de la santé est une situation où un accident a été évité de justesse (Vincent et *al.*, 1993).

d'être confronté à telle ou telle situation critique.

Nous avons vu que les dimensions de la QVT pouvaient être travaillées en formation. La simulation, en tant que méthode pédagogique peut remplir cette fonction grâce notamment à la diversité de ses modalités que nous exposerons dans la partie 2. Si nous reprenons les dimensions de la QVT, il parait pertinent et opportun de simuler pour appréhender les organisations de travail et/ou les tester. Il est possible de reproduire les organisations afin de former les acteurs. Mais également, il est pertinent voire nécessaire de confronter ces organisations au réel de l'activité qui peut différer fortement de la prescription. Ainsi dans le secteur de la santé, il est préférable d'expérimenter une organisation en cas de crise avant que cette dernière ne survienne. Dans cette réplique d'organisation, il est possible de tout tester, de chercher les failles, d'appréhender les limites, de gripper volontairement le système sans aucun risque pour les professionnels ou les usagers. La simulation étant avant tout un dispositif pédagogique, elle génère du développement professionnel chez le formé. De plus, quand une corporation peut échanger sur son travail, développer des stratégies d'activité, maintenir ou développer des compétences, il s'agit bien là de professionnalisation.

Le milieu de la santé est avant tout un secteur tertiaire, c'est-à-dire un milieu en relation avec des usagers. La relation à l'autre est alors fondamentale et il est capital de s'y former. Même s'il s'agit de tertiaire, la santé n'est pas un « service » comme les autres. Les soignants doivent incontestablement développer des compétences relationnelles pour accomplir au mieux leurs missions. Même en libéral, les soignants n'exercent jamais totalement seuls. Dans les structures de soins, c'est évident mais en libéral, ils travaillent de plus en plus en réseau ou en cabinet pluridisciplinaire. La simulation peut reproduire des situations de relations entre professionnels ou entre usager/soignant. Mais si les soignants n'exercent pas seuls, il est fondamental d'apprendre à travailler ensemble. Cette composante professionnelle n'est pas innée.

Enfin, la QVT c'est aussi la santé tout au long de la vie professionnelle. Il existe de nombreux risques professionnels qui peuvent impacter la vie des travailleurs. La simulation en reproduisant l'environnement de travail peut exposer les travailleurs à des « risques » de manière maîtrisée et sécurisée. Ainsi le risque n'existe pas réellement mais peut être appréhendé, discuté collectivement afin de développer des stratégies pour y faire face ou l'éviter. La visée d'exposition à ce « risque » est alors éducative dans un objectif de prévention. Nous pouvons citer l'exemple du stress qui peut être provoqué lors des séances de simulation afin de permettre aux participants de développer des stratégies.

Dans la partie 2, nous allons développer les aspects de la simulation afin de mieux appréhender le fonctionnement de ce dispositif pédagogique et son potentiel.

# Partie II

# La simulation, un outil d'acquisition de *soft skills*

# Chapitre 3

## Historique et présentation de la simulation en santé

Parmi les changements majeurs qui s'opèrent dans le secteur de la santé, celui de la formation des professionnels est un changement rupture (Saint-Jean et *al.*, 2013). Les médecins voient également leur troisième cycle réformé en profondeur avec la fin des Épreuves Classantes Nationales[14] (ECN). Les ECN vont être remplacées par un contrôle continu et une épreuve pratique organisée en simulation. La simulation est déjà utilisée pour l'évaluation des Examens Cliniques Objectifs et Structurés (ECOS) en médecine (Beyne-Rauzy et Bastiani, 2019). La simulation est devenue incontournable dans la formation des professionnels de santé. Cette méthode pédagogique est inscrite notamment dans le rapport de Le Bouler (2018) sur l'universitarisation des professions paramédicales. Depuis 2017, les universités de médecine doivent proposer au moins un programme basé sur la simulation dans le cursus de formation des étudiants.

En simulation, il est courant de séparer les compétences acquises en compétences techniques et compétences non techniques. Dans les compétences non techniques, nous trouvons toutes les compétences relationnelles, en communication, en savoir-être *etc.* Les professionnels peuvent ainsi s'entrainer à des situations nouvelles, rares, critiques, stressantes pour développer leurs compétences professionnelles dans un environnement sécurisé sans risque pour les participants. Les professionnels et/ou les étudiants peuvent ainsi s'exercer avant de passer à la pratique clinique. Nous pouvons imaginer que s'ils ont déjà vu, vécu une situation en simulation, ils ne l'appréhenderont pas de la même manière en pratique clinique. Le niveau de stress généré devrait ainsi être plus bas que s'ils n'avaient pas pu s'entrainer.

---

[14] Les ECN interviennent en fin de 6e année afin de déterminer la spécialité que les étudiants vont choisir. Leur rang national les oblige à combiner à la fois leur souhait de spécialité et la ville dans laquelle ils pourront se former. Mieux ils seront classés, plus ils auront de choix.

Comme tout est contrôlable lors de la séance de simulation, le niveau de stress peut être modulé en fonction des objectifs pédagogiques retenus. Dans ce chapitre, nous allons faire un état de l'art de la simulation afin de bien cerner cet outil pédagogique au service de la professionnalisation.

Depuis une quarantaine d'années, la simulation en santé se développe et connaît un essor grandissant (Gaba, Howard, Fish, Smith et Sowb, 2001 ; Decker, Sportsman, Puetz et Billings, 2008 ; Rosen, 2008 ; Nehring et Lashley, 2009 ; Cannon-Diehl, 2009 ; Boet, Jaffrelot, Naik, Brien et Granry, 2014 ; Geeraerts et Bastiani, 2019). En France, depuis une vingtaine d'années ce dispositif pédagogique prend de plus en plus de place dans la formation initiale et continue des professionnels de santé. Issu du milieu aéronautique, il est actuellement présent dans de nombreux secteurs comme le nucléaire, l'industrie, l'armée, les sapeurs-pompiers… Il présente de nombreux aspects pédagogiques intéressants pour ces champs professionnels confrontés au risque et à la gestion de crises. L'annonce de la ministre de la santé Marisol Touraine le 27 octobre 2015 souhaitant que chaque Centre Hospitalier Universitaire possède un centre de simulation dès 2017, devrait continuer à accélérer ce processus d'extension. Afin de mieux comprendre ce phénomène, nous ferons un historique de la simulation en santé, nous exposerons les différentes modalités de simulation possibles pour mieux cerner ce dont nous parlons enfin nous clarifierons les standards d'une séance. La simulation en santé est un domaine vaste et il est important de clarifier certains éléments. En fonction de la modalité retenue, la séance ne se déroule pas de la même manière, les compétences sollicitées changent et l'impact sur le participant est différent.

### 3.1 La simulation, des prémisses à nos jours

La reproduction du réel est une activité naturelle chez l'homme comme chez les animaux. Les plus jeunes reproduisent les actions des adultes pour en acquérir les capacités. Les jeunes animaux jouent entre eux mais il s'agit souvent de refaire des gestes de chasse, d'attaque… Les hommes aussi ont toujours simulé à travers les âges. Les guerriers se sont toujours entrainés afin de se préparer au combat à mener. Ainsi les gladiateurs romains s'entrainaient dans le *ludus* où des éléments de simulation de combat étaient installés. Par exemple le *palus* n'était rien d'autre qu'un combattant simulé. Ce poteau pouvait être affublé d'un casque afin de mieux représenter l'image d'un adversaire. D'ailleurs l'activité principale du gladiateur était de simuler afin de s'entrainer aux futurs combats. Au moyen âge, les chevaliers s'entrainaient au combat à l'aide d'une quintaine qui servait à simuler un combattant.

La première évocation de la simulation en santé daterait de 1027 en Chine où des médecins de la dynastie Song utilisaient des statues de bronze reproduisant le corps humain pour l'apprentissage de l'acupuncture (Dong, 2018). Au XVIII$^{e}$ siècle, en Italie, des cires anatomiques sont élaborées pour faciliter l'apprentissage du corps humain. En particulier, l'abbé et médecin Fontana Felice porta cette technique à son apogée, elle peut être comparée aux techniques d'impression 3D actuelles et utilisées en simulation en santé. À l'époque cette technique permettait d'apprendre l'anatomie et de nos jours cela permet de modéliser des organes pour en comprendre les lésions et/ou les opérer. Ces modélisations de l'organisme favorisent une meilleure compréhension de l'anatomie et en particulier des états pathologiques. Cette finalité est toujours recherchée de nos jours même si la technologie a évolué (Malik et *al.*, 2015).

C'est à la fin du XVIIIe siècle, avec Madame Du Coudray, qu'apparaît la simulation en santé. Cette maîtresse sage-femme créa le « premier » mannequin grandeur nature représentant le bassin d'une femme en couches. À l'aide des matières premières de l'époque (bois, coton, carton et tissus), elle inventa ainsi « la machine ». Elle entreprit de faire le tour de France avec son simulateur afin de former les sages femmes et les chirurgiens. Son objectif était d'améliorer la survie des femmes en couches. Ses formations basées sur l'utilisation de mannequin « haute-fidélité » pour l'époque permettaient de travailler les compétences nécessaires à un accouchement. Ainsi Du Coudray écrivait « Je crus qu'avec une démonstration aussi sensible, si je ne pouvais pas rendre ces femmes fort habiles, je leur ferais du moins sentir la nécessité de demander du secours assez tôt pour sauver la mère et l'enfant. » (Rancon, 2016, p. 14-15). Ainsi, Du Coudray avait des objectifs à la fois sur des compétences techniques et non techniques. Le fait de demander du secours ou « appel à l'aide » est un élément majeur dans les enseignements actuels lors d'une situation critique et est classé dans la catégorie des compétences non techniques.

Les méthodes de simulation ont pris un nouvel essor avec l'aéronautique. En mai 1910, Levavasseur invente le premier simulateur de vol, le tonneau Antoinette. En effet, il créa ce simulateur afin de former les potentiels acquéreurs et clients de son monoplan Antoinette créé en 1909. Les commandes de l'avion n'étaient pas ergonomiques et leur manipulation était complexe. Levavasseur et son équipe décidèrent de créer le premier appareil d'entrainement pour l'instruction au sol. C'est ainsi que le premier simulateur de vol au monde vit le jour en France. Il était pertinent de coupler la vente de l'avion avec la formation des pilotes. Les acheteurs devaient être beaucoup moins stressés d'utiliser cet avion après y avoir été formés plutôt qu'avant. De nos jours, il semble impensable d'utiliser un appareil sans avoir acquis les compétences nécessaires à son pilotage. L'essor de l'aéronautique, notamment lors des deux dernières guerres mondiales, a vu se développer en parallèle les simulateurs de vol. L'évolution technologique a permis un développement des appareils et des simulateurs.

Dans les années 1970, les simulateurs de vol prennent le format des simulateurs actuels. Ces premiers simulateurs servaient à acquérir des procédures mais également à se préparer au réel de l'activité car la formation combinait des objectifs pédagogiques sur des compétences techniques et relationnelles. Dès la création de ces premiers simulateurs, les formateurs ont cherché à développer des compétences diverses.

### 3.1.1 La simulation en santé, évolution et technologie

Peter Safar, professeur en anesthésie réanimation débute des travaux sur la réanimation cardio-pulmonaire au cours des années 1960. Il reçoit une aide importante dans ses travaux de la part de Asmund Laerdal[15] qui l'aide à créer des mannequins permettant de s'entrainer au bouche à bouche et en particulier avec le mannequin « Resusci Anne ». Ce mannequin a évolué mais est toujours utilisé de nos jours. Safar et Laerdal développent ensemble des outils d'entrainement plus complexes, orientés vers la médecine d'urgence préhospitalière, permettant une prise en charge globale d'une personne en arrêt cardiaque. Le premier objectif de ces simulateurs était l'apprentissage de gestes techniques dans une spécialité émergente qu'était la médecine d'urgence.

Howard Barrows, neurologue et professeur émérite en éducation médicale a mené des recherches sur le raisonnement clinique médical et l'apprentissage par résolution de problème dans les années 60-70 (Barrows et Tamblyn, 1980 ; Barrows, 1985). Il crée et développe le concept de patient simulé[16] (Barrows, 1993) pour développer et évaluer les compétences cliniques médicales. Cette approche par résolution de problème était novatrice à l'époque et l'utilisation d'un patient simulé pour s'entrainer et évaluer les étudiants a toujours cours de nos jours. La simulation en santé n'est plus uniquement perçue comme un outil d'apprentissage aux procédures techniques mais elle permet de travailler d'autres compétences. D'autre part, Barrows développe la notion d'évaluation et de standardisation des

---

[15] Asmund S. Laerdal avait une petite maison d'édition dont il diversifia les activités. Durant la guerre, comme il n'avait pas accès à certaines matières premières, il utilisa du bois et du plastique. Pionnier dans le plastique mou, dans les années 50, il créa des objets en plastique réaliste dont des mannequins d'entrainement au bouche-à-bouche.

[16] Le patient simulé est une modalité de simulation où le patient lors de la séance est joué par un acteur. Il interagit avec les participants comme s'il était un patient réel de manière calibrée et reproductible.

patients simulés pour être équitable et permettre une reproductibilité des évaluations.

Michael Gordon, médecin américain, crée « Harvey » en 1968. Il s'agit du premier mannequin reproduisant des fonctions vitales. Au-delà des gestes de réanimation cardio-pulmonaire, ce mannequin permet de s'entrainer à d'autres procédures comme l'auscultation cardiaque, la prise de tension artérielle manuelle. Ce mannequin est toujours en vigueur de nos jours même s'il a bénéficié de perfectionnements. Lors de sa création, « Harvey » venait concurrencer le « Resusci Anne » de Laerdal. En effet, « Harvey » permettait de réaliser plus de gestes techniques médicaux. À cette époque, la simulation n'évolue pas dans sa pédagogie car les outils utilisés ne sont là que pour développer des compétences techniques.

En 1966, les médecins Stephen Abrahamson et Judson Denson ont développé Sim One à l'Université de Californie du Sud pour former les internes d'anesthésie à l'intubation endotrachéale[17]. « *Sim one* » est le premier simulateur piloté par ordinateur. Ils vont montrer que les internes en anesthésie-réanimation apprennent plus vite l'intubation endotrachéale lorsqu'ils ont été formés sur simulateur (Abrahamson, Denson et Wolf, 1969). D'autre part, lorsqu'ils réalisent ce geste en pratique clinique, il leur faut moins d'essais pour être compétents ce qui constitue une amélioration pour la sécurité du patient. La simulation n'est plus perçue comme un simple outil d'apprentissage technique mais elle permet grâce à l'acquisition plus rapide de ces procédures une amélioration de la sécurité pour le patient. Si nous faisons le lien avec le « jamais la première fois sur le patient » évoqué par Granry et Moll (2012), il y aura toujours une première fois sur le patient mais les

17 L'intubation endotrachéale est un geste technique qui consiste à mettre une sonde dans la trachée d'un patient afin de le faire respirer. C'est un geste de routine en anesthésie-réanimation qui peut être réalisé dans un contexte d'urgence. Même s'il s'agit d'une procédure courante, elle reste à risque et son enseignement est fondamental pour les soignants exerçant en anesthésie-réanimation.

compétences acquises en simulation vont permettre une première fois plus performante.

C'est dans les années 80 que l'anesthésie fait exploser la simulation et notamment l'équipe de David Gaba de l'université de Stanford et son « *Comprehensive Anesthesia Simulation Environment* ». David Gaba, anesthésiste-réanimateur et pilote d'avion, va développer et transposer des techniques de l'aéronautique comme le *Crisis Resource Management* au milieu de l'anesthésie l'*Anesthesia Crisis Resource Management*. Au-delà des compétences techniques, il a développé des compétences non techniques afin de gérer des incidents pouvant survenir au bloc opératoire. L'intérêt majeur de la simulation pleine échelle[18] réside dans cette interaction au sein des équipes pluriprofessionnelles qui exercent côte à côte au bloc opératoire et qui doivent apprendre à travailler ensemble.

À ce jour, la simulation semble incontournable. L'évolution technologique se poursuit et va se poursuivre pour apporter des outils de plus en plus perfectionnés et réalistes. La réalité virtuelle[19] et augmentée[20] vont également faire encore évoluer le dispositif de simulation (Mantovani, Castelnuovo, Gaggioli et Riva, 2003 ; Bastiani, Charpentier et Houzé-Cerfon, 2019). L'injonction éthique portée par le Pr Granry (2012) « jamais la première fois sur un patient » suffit à elle seule à justifier le développement et l'utilisation de la simulation pour former les professionnels de santé. La stupeur puis le tollé engendrés par la découverte fin 2015 par la population sur la façon dont étaient enseignés les touchers pelviens augmentent encore l'intérêt

---

[18] La simulation pleine échelle consiste en l'immersion des participants dans un environnement de travail reproduit à l'identique (Pastré, 2005).

[19] La réalité virtuelle permet de créer un environnement virtuel et d'y interagir à l'aide d'un avatar. Cela peut être sur écran ou par immersion avec un casque de réalité virtuelle.

[20] La réalité augmentée consiste à l'implémentation d'image, d'objet... créés informatiquement et ajoutés dans le champ visuel de l'utilisateur à l'aide d'un casque ou de lunette de réalité augmentée.

d'utiliser des outils de simulation[21]. Le ministère de la santé va d'ailleurs dénoncer ces pratiques inacceptables (Touraine, 2015). Ce d'autant qu'il existe des simulateurs procéduraux permettant de se former et de nos jours il est possible de trouver quasiment un simulateur pour toutes les procédures en santé. Le rapport de Vinel (2015) remis à Marisol Touraine, ministre de la santé, demandé pour évaluer la formation clinique des étudiants en médecine, va inciter à développer la simulation en santé en particulier pour travailler le comportement auprès du patient. C'est à la suite des résultats de ce rapport qu'il sera décidé d'équiper tous les Centres Hospitaliers Universitaires d'un centre de simulation d'ici 2017.

Alors oui, les détracteurs de cette méthode disent qu'il y aura toujours une première fois sur un patient ! Bien évidemment puisque c'est pour cela que se forment les professionnels de santé, pour soigner des êtres humains et pas des mannequins. En revanche, l'acquisition des compétences techniques et non techniques fait que lorsqu'il y a transposition entre la simulation et la pratique clinique le niveau de performance est supérieur à un enseignement classique comme l'ont déjà montré Abrahamson et *al.* (1969) pour l'anesthésie-réanimation.

Les professionnels de santé ont tous une formation en alternance. C'est à dire qu'ils ont lors de leur formation initiale une alternance entre des phases d'apports théoriques et des temps de stage. La pratique s'acquiert donc au moment des stages qui servent de phase applicative à la théorie vue en cours. Sauf que cette étape est aléatoire et le cursus expérientiel n'est pas exhaustif. Dès lors des étudiants peuvent sortir d'un institut de formation sans maîtriser une technique ou sans savoir agir lors de certaines situations. L'approche par compétence depuis la réingénierie des études paramédicales infirmières en 2009 ne permet pas de garantir un enseignement sur l'étendue totale du

---

21 La population découvre que les médecins se forment aux touchers pelviens, sur des femmes lors d'intervention, sans forcément recueillir le consentement de la personne. Ils pratiquent par exemple au bloc opératoire lors d'une anesthésie générale. (Béguin, 2015).

métier. Comme le précise Do (2015), ce changement dans l'ingénierie de la formation initiale des infirmiers peut engendrer « une diminution de la diversité du socle d'expériences vécues par les étudiants, ce qui peut conduire à un manque de professionnalité par rapport aux compétences métiers. » (p. 35).

### 3.1.2 Les différentes modalités de simulation actuelles

Nous distinguons la simulation organique qui utilise des animaux ou des êtres humains pour se former et la simulation synthétique. Nous prenons le parti de ne pas traiter dans cette thèse de la simulation animale et sur cadavre humain. Cette méthode permet de réaliser des gestes techniques avec l'intensité et le réalisme d'un corps. Aucun morceau de plastique ou interface virtuel ne pourra reproduire avec autant de fidélité les réactions et la texture physique d'un corps ou d'un organe. Même si nous ne doutons pas de l'intérêt pédagogique apporté par la méthode, elle pose de nombreux problèmes. Au-delà des aspects purement pratiques qui limitent ce type de simulation à un public de médecins et très souvent de chirurgiens, elle génère des tensions éthiques.

En fonction des objectifs pédagogiques recherchés, il est nécessaire de choisir la bonne modalité de simulation en santé. Sans cela, il sera impossible de les atteindre. À l'inverse, des modalités moins coûteuses et/ou moins consommatrices de ressources humaines ou matérielles peuvent être préférées en fonction des objectifs définis. Par exemple, il n'est pas nécessaire d'utiliser un mannequin haute-fidélité pour s'entrainer à la pose de perfusions. Cela serait trop coûteux et inutile alors qu'un simulateur procédural ferait tout aussi bien. Nous pouvons nous poser la question de l'utilité d'un mannequin haute-fidélité pour entrainer des étudiants en soins infirmiers alors qu'ils n'utiliseront pas la majeure partie des possibilités techniques de ce matériel (les auscultations cardiaques, pulmonaires ou abdominales, la gestion des voies aériennes *etc.*). La simulation est un outil et en tant que tel il faut choisir le bon pour obtenir les résultats escomptés.

### 3.1.3 Les mannequins haute-fidélité

Les mannequins haute-fidélité reproduisent un patient dans son ensemble, c'est à dire corps entier et informatisé pour reproduire l'activité corporelle. Il est possible de réaliser de nombreuses procédures, comme la pose d'une voie veineuse périphérique, une intubation, un drainage thoracique... mais également des gestes en lien avec la clinique comme la prise de constantes (la prise du pouls radial, fémoral, carotidien...) ou les auscultations (pulmonaire, cardiaque ou abdominale). Selon la marque et le modèle du mannequin, des leds vont faire varier la teinte de la peau du visage vers le bleu (en cas de désaturation[22]) ou vers le rouge (pour simuler un érythème[23]). Il est possible de générer des fluides comme les larmes ou la transpiration. Ces artifices peuvent avoir leur importance pour recréer au mieux les conditions d'une approche clinique.

Les mannequins sont dotés d'un compresseur interne ou externe, afin de simuler la ventilation et soulever le thorax. Le compresseur sert également à générer les pulsations, gérer la modification des voies aériennes (œdème de la langue, laryngospasme, flexion de la nuque[24]...). Le mannequin est relié avec ou sans fil à un écran, afin de simuler le moniteur de surveillance. L'équipe pédagogique peut faire varier à loisir

[22] Diminution du taux d'oxygène dans le sang se manifestant cliniquement par une cyanose qui donne une teinte bleutée de la peau et des muqueuses.

[23] Coloration rouge de la peau en cas de réaction allergique par exemple. Nous prenons cet exemple car il s'agit là d'un des thèmes de situation critique couramment exploré en simulation.

[24] L'œdème de la langue est un gonflement de celle-ci. Le laryngospasme est la fermeture du larynx entrainant un arrêt respiratoire. La flexion de la nuque est son fléchissement vers le thorax. Il s'agit là de situations qui vont compliquer les conditions d'intubation endotrachéale.

toutes les constantes de monitorage[25] et créer un scope[26] du plus simple au plus complet comme on peut le voir en réanimation. Cet écran est tactile pour permettre aux apprenants une interaction, afin qu'ils puissent régler les alarmes, activer certaines courbes, prendre une constante en manuel comme la tension… Il existe de très nombreux modèles de mannequins : adulte, grand enfant, petit enfant, bébé, nouveau-né, prématuré, femme enceinte.

### 3.1.4 Les patients standardisés

Il existe des formations pour lesquelles du matériel n'est pas nécessaire et où seule l'interaction entre les individus est recherchée. Nous pouvons évoquer par exemple les consultations d'annonce, où les professionnels de santé vont s'exercer à annoncer un diagnostic grave ou un décès. Des acteurs vont jouer le rôle du patient et/ou de sa famille (Bastiani, Faget et Caire, 2019). Il est préférable pour des raisons d'immersion que ce ne soit pas un membre de l'équipe pédagogique qui soit dans la posture du patient ou d'un membre de la famille, c'est pourquoi des acteurs peuvent être requis pour jouer ces rôles. D'autre part, les professionnels de santé travaillent quasiment systématiquement de façon pluri-professionnelle, c'est à dire avec des professionnels de santé de spécialités différentes médicales et paramédicales. Il leur est nécessaire d'apprendre à travailler ensemble, à communiquer, à échanger, à interagir…

Cette simulation n'est pas une simulation au rabais parce qu'elle utilise moins de matériel « spectaculaire », bien au contraire elle regroupe des éléments majeurs d'apprentissage autour des compétences relationnelles et communicationnelles. Il est préférable que ce soit une vraie personne qui joue le patient

---

[25] Les constantes de monitorage sont les éléments que le moniteur de surveillance va recueillir sur le patient. Il en existe de très nombreuses en fonction du matériel utilisé mais nous pouvons citer la fréquence cardiaque, la saturation en oxygène, la tension artérielle *etc.*

[26] Le scope est le terme générique du dispositif médical permettant une surveillance de constantes et notamment l'activité électrique du cœur.

plutôt qu'un morceau de plastique aussi perfectionné soit-il si les objectifs pédagogiques sont axés sur la communication soignant/soigné.

Certaines équipes utilisent de vrais patients qui jouent alors leur propre rôle, cette méthode s'appelle le patient instructeur ou expert et est apparentée au patient standardisé. LeBlanc (2020) parle de patients volontaires ce qui représente bien l'engagement de ces personnes qui présentent une pathologie qu'ils souhaitent mettre au service de la formation des professionnels de santé.

Il est possible d'utiliser des prothèses pour réaliser des gestes techniques sur le patient standardisé comme la pose d'une voie veineuse périphérique. En obstétrique, la simulation hybride a montré sa supériorité à l'utilisation d'un mannequin (Siassakos et *al.*, 2010). En effet, les compétences travaillées peuvent être plus nombreuses et en particulier la relation soignant/soigné.

### 3.1.5 En finir avec la notion de fidélité en simulation

La notion de fidélité est associée à celui de la simulation. Ainsi, on entend parler de simulation basse, moyenne ou haute-fidélité. Si nous nous référons à la définition repérée sur le site du Centre National de Ressources Textuelles Lexicales :

> *La fidélité est la qualité de ce qui est conforme à la réalité, à un modèle, à un original, etc. La haute-fidélité se définit comme une technique, particulièrement perfectionnée, de reproduction exacte des sons.*

Pour Maran et Glavin (2003) la fidélité en simulation est la « correspondance entre l'apparence et le comportement du simulateur et l'apparence et le comportement du système simulé. » (p. 23). Grau, Doireau et Poisson (1998) définissent deux fidélités, une technologique liée au simulateur et une psychologique liée aux caractéristiques psychologiques des opérations réelles en termes de complexité, habiletés perceptives, prise de décision ou stress. Il existe alors des indices de situation qui permettent aux praticiens de prendre leur décision. Nous retrouvons cette notion autour du terme de situation problème (Pastré, 2011 ; Pastré et Rabardel, 2005). Même si nous sommes en présence d'un simulateur pleine échelle, la situation problème doit être fidèle à la réalité. Ainsi Khan, Pattison et Sherwood (2011) parlent de fidélité de perception, c'est à dire du degré avec lequel la simulation est ressentie comme réelle par les participants.

Dans le domaine qui nous intéresse, en partant des définitions précédentes, nous pouvons définir la simulation en santé haute-fidélité comme un dispositif pédagogique perfectionné pour les professionnels de santé, permettant de reproduire un type de patient, une pathologie ou une situation clinique dans un environnement fidèle à la réalité (salle, matériel, praticiens, *etc*), avec une temporalité conforme à la situation réelle, générant les mêmes réactions émotionnelles et psychologiques que la pratique clinique.

Dès lors, la notion de fidélité ne se limite pas au mannequin mais à de nombreux facteurs. Lors d'une formation interprofessionnelle, comment nommer la séance si un mannequin qui permet de reproduire tous les gestes que devrait faire un étudiant en soins infirmiers mais pas ceux d'un médecin anesthésiste réanimateur est utilisé ? Si ce matériel est employé pour des séances avec l'étudiant, il s'agirait de simulation haute-fidélité mais s'il est utilisé avec le médecin, ce serait de la basse-fidélité.

Le mannequin à lui seul ne caractérise pas le niveau de fidélité et ce n'est pas parce que l'on a un mannequin à la pointe de la technologie que l'on fait obligatoirement de la simulation haute-fidélité. Si le mannequin haute-fidélité est placé dans un environnement qui ne ressemble en rien à l'environnement de travail réel, le niveau de fidélité de la séance n'est pas haut. Lors de simulation de consultation d'annonce, si l'environnement et la situation sont reproduits, fidèlement nous sommes bien en situation de simulation haute-fidélité alors qu'il n'y a aucun matériel. Ce flou concernant la fidélité est décrit par Grierson (2014). Certains auteurs pensent qu'il faudrait carrément ne plus parler de fidélité lorsque nous abordons la simulation en santé. Les facteurs de fidélité étant particulièrement nombreux dans le milieu de la santé, il peut être difficile de catégoriser le niveau de fidélité. En aéronautique, il y a une unité de lieu (le cockpit) avec des participants figés (membre d'équipage) dans cet endroit. La fidélité à la réalité consiste à reproduire l'appareil, les sensations de vol, l'équipage et une situation (+/- une situation-problème). En santé, il faut reproduire le patient (différentes pathologies, traumas, atteintes…), l'environnement qui est variable (une chambre d'hospitalisation, un bloc opératoire, une maison…), les dispositifs médicaux (nombreux en santé), les catégories de personnel (médecin, infirmier, infirmier spécialisé, aide-soignant, étudiant, interne…) et une situation (+/- une situation-problème). En didactique professionnelle, (Pastré et Rabardel, 2005) décrivent très bien l'interaction entre le figuratif de la situation et l'opératif. En effet, l'envie d'être le plus fidèle possible dans la reproduction de la situation ne doit pas en faire oublier l'intention pédagogique. Ainsi, nous ne sommes pas d'accord avec la classification de Nehring et Lashley (2010). Pour ces auteures, il y aurait trois niveaux de simulation basse, moyenne et haute. La simulation basse-fidélité serait la simulation procédurale, la moyenne-fidélité se ferait avec un patient standardisé et la haute-fidélité avec un mannequin haute-fidélité. Nous ne partageons pas l'avis qu'un mannequin, aussi perfectionné soit-il, puisse être plus fidèle à la réalité qu'une personne humaine simulant le patient.

Il y a un effet marketing de la part des sociétés qui construisent ces mannequins très perfectionnés. Un mannequin haute-fidélité est « mieux » qu'un basse-fidélité ! C'est vrai du point de vue des capacités du mannequin. Mais le fait d'utiliser un mannequin haute-fidélité ne va pas générer une séance haute-fidélité pour autant. Rogalski (2006) explicite qu'une simulation n'est pas un simulateur. En effet, pour cette auteure, dans la transposition didactique qui est faite de la situation de travail cible servant de simulation « il peut être utile d'implémenter des modèles de l'environnement à gérer et des systèmes de contrôle/commande ». Dès lors, pour qu'il s'agisse d'une séance haute-fidélité, tous les composants de l'activité doivent être présents : les indicateurs immersifs environnementaux reproduisant le réel, la situation problème, l'immersion psychologique... Comme le précisent Norman, Dore et Grierson (2012), l'apprentissage se fait tout aussi bien sur un simulateur basse-fidélité qu'haute-fidélité. Nyssen (2005) avait déjà mis en évidence l'intérêt de simuler quelle que soit la modalité utilisée.

Il est préférable d'utiliser une classification plus descriptive de la modalité de simulation et laisser la notion de fidélité uniquement aux matériels et/ou pour caractériser la qualité de la reproduction du réel. Chiniara et *al.* (2013) ont créé quatre classes (simulation sur ordinateur, patient simulé ou standardisé, immersion clinique simulée et simulation procédurale), cette classification est tout à fait adaptée et plus compréhensible.

Si nous faisons le lien avec notre thématique, quel que soit le niveau de fidélité du simulateur, les participants vont ressentir du stress (Finan, Bismilla, Whyte, LeBlanc et McNamara, 2012). Il était intéressant de faire ce constat avant de poursuivre plus avant. En effet, quel que soit le matériel qui sera utilisé, les participants vont être stressés et il nous paraît nécessaire de prendre en compte cet élément. Autre point important, afin de rendre réaliste et fidèle la situation problème, il est nécessaire de prendre en compte les indicateurs de fidélité émotionnelle et psychologique (Dieckmann, 2009 ; Khan, Tolhurst-Cleaver, White et Simpson, 2010). Ainsi, si la pratique clinique du soignant comprend des éléments de stress comme lors d'une situation critique ou d'une urgence, il est nécessaire de tenir compte de ces indicateurs lors de l'immersion pour simuler le réel de l'activité de cet apprenant.

### 3.2 Les étapes d'une séance de simulation

Dieckmann (2009) décrit dans son ouvrage les étapes d'une séance de simulation. Certaines étapes peuvent ne pas être présentes comme l'étape de théorie et à l'inverse certaines peuvent être reproduites plusieurs fois dans une journée si la formation est composée de plusieurs séances le même jour comme le briefing ou le débriefing. Par exemple, si le scénario est une réaction allergique, en pratique clinique la couleur de la peau du patient change. Si le mannequin n'est pas en capacité de reproduire cet élément, les participants doivent en être informés afin qu'ils n'attendent pas cet indicateur fort de cette pathologie. L'introduction et le pré-briefing concernant le matériel et l'environnement de simulation n'auront lieu qu'une seule fois même s'il y a plusieurs séances. Dieckmann (*Ibid.*) et plus récemment Bastiani (2017) ont montré que la construction du débriefing commençait dès la première étape qui est la présentation du matériel. En effet, si les participants n'ont pas été informés des possibilités du mannequin et de ses limites, cela aura un impact sur le débriefing. L'introduction et le pré-briefing (ou briefing matériel) sont des étapes importantes qui peuvent révéler des éléments, relatifs aux apprenants, permettant aux formateurs de s'adapter au groupe en présence (Bastiani, 2017).

Nous allons nous cantonner ici à décrire les étapes les plus importantes : le briefing, la séance de simulation et le débriefing. Les étapes proposées par Dieckmann (*Ibid.*) sont toutes importantes mais celles que nous avons choisies sont obligatoires et fondamentales.

### 3.2.1 Le briefing

Cette étape consiste en la contextualisation du cas sur lequel vont travailler les participants. En effet, la multitude des situations possibles nécessite que les apprenants aient un minimum d'informations concernant le cas. Cela est important afin de simuler au mieux la pratique clinique. Même lors de situations critiques ou d'urgence, les intervenants ont toujours un minimum d'informations sur la situation. Par exemple lorsqu'on travaille au déchocage[27] et qu'un patient gravement atteint est attendu, le médecin régulateur du Service d'Aide Médicale d'Urgence (SAMU) informe toujours le service receveur sur l'état du traumatisé, sur la prise en charge entreprise sur place et les médicaments administrés ainsi que sur les lésions apparentes ou suspectées. Lors de ce type de simulation, il est capital de respecter cette transmission d'informations qui correspond au

[27] Le déchocage est le service d'accueil de l'hôpital qui reçoit les patients les plus graves.

briefing de la séance. Autres éléments de contextualisation importants, il s'agit du lieu et des horaires. C'est différent lorsque la situation a lieu dans une grande structure de soins en journée ou lorsqu'elle a lieu dans un petit hôpital isolé la nuit et que les participants constituent l'équipe de garde. Cela va conditionner les ressources humaines et/ou matérielles auxquelles aura accès l'équipe.

Cette étape va conditionner le comportement des participants concernant par exemple « l'appel à l'aide [28] » qui sera contextualisé et adapté aux éléments fournis lors du briefing.

### 3.2.2 La séance de simulation

Une séance de simulation pleine échelle dure environ 20 à 30 minutes au cours de laquelle les participants sont totalement immergés dans la salle. Ils ont tous les éléments nécessaires à disposition comme dans un service clinique normal. Ils peuvent demander des ressources humaines et/ou matérielles supplémentaires pour faire face à la situation. Le seul élément qui peut difficilement être respecté est la temporalité. En effet, pour des raisons pratiques et afin de pouvoir réaliser suffisamment de séances dans la journée, certains éléments sont condensés. Cela concerne par exemple l'arrivée d'un soignant qui a été appelé en renfort ou la réalisation et la mise à disposition d'une radiographie. Le temps d'arrivée de ce soignant est compressé afin de ne pas faire durer le scénario inutilement. Si aucun objectif pédagogique n'est altéré, il est permis de transgresser la fidélité relative à la temporalité de la pratique clinique. Cet élément doit être abordé lors du briefing pour que les participants restent bien immergés.

La séance de simulation est construite pour atteindre des objectifs pédagogiques définis. Ces derniers tournent autour des

[28] « L'appel à l'aide » est le moment où les participants sollicitent une aide extérieure auprès d'autres collègues afin de déclencher du secours. Il peut s'agir d'une aide matérielle ou humaine.

axes que sont les compétences techniques et les compétences non techniques.

### 3.3 L'étape clef : le débriefing

Cette étape d'une séance de simulation étant la plus importante mais également la plus complexe pour en cerner toutes les spécificités, nous avons souhaité lui consacrer une plus grande part. Son nom parfois utilisé à tort nécessite une approche holistique pour appréhender ce qu'est un débriefing en simulation en santé.

#### 3.3.1 L'historique du débriefing

C'est au cours de la première puis de la seconde guerre mondiale que le concept de débriefing a été développé. Historiquement, il s'agit d'un terme militaire utilisé pour faire un retour sur les actions menées par des soldats au cours des conflits. Salmon (1919) décrit lors d'une conférence du collège des médecins de Philadelphie, les 5 principes qui animent l'organisation de cette méthode : la proximité, l'immédiateté, l'attente, l'univocité et la simplicité. Il faut réaliser le débriefing à proximité de la zone de conflit, le plus tôt possible dans l'attente d'un réengagement du soldat.

Le premier à utiliser le mot débriefing est le général Marshall (1947) au cours de la seconde guerre mondiale. Cet officier et historien raconte comment il menait ses débriefings afin d'avoir des informations sur les missions réalisées. Il invitait les soldats à raconter objectivement, minutieusement et dans l'ordre chronologique ce qu'ils avaient vu, fait et éprouvé lors de la mission. Marshall montre à quel point les soldats appréciaient cette démarche, qui représentait pour eux une "expérience morale réconfortante" et un "nettoyage mental" (Crocq, 2004). Pour autant, cette discussion d'une à deux heures n'avait aucun objectif psychologique. Lors des guerres de Corée et du Vietnam, les psychiatres militaires ont continué à développer la méthode de débriefing de stress en groupe. Kaplan, Iancu et Bodner (2001) précisent que ces interventions étaient fondées sur l'idée que parler de ses expériences traumatisantes aidait à la récupération psychologique. Mitchell (1983) a créé et développé la méthode *Critical Incident Stress Débriefing* (CISD) ou débriefing psychologique, cette dernière a encore lieu de nos jours même si elle a évolué.

Depuis, le débriefing psychologique a été développé et appliqué à d'autres professionnels de l'urgence, potentiellement confrontés à des situations critiques difficiles, comme les pompiers ou les policiers. De Soir et Vermeiren (2002) décrivent 7 phases du débriefing :

> *Une « introduction phase » qui vise à clarifier le cadre et à donner les règles de base du processus proposé,*
>
> *Une « fact phase » qui vise à permettre aux participants de décrire les évènements afin d'arriver à une description commune de l'événement critique,*
>
> *Une « thought phase » qui vise l'expression des pensées initiales présentes durant l'événement critique,*
>
> *Une « réaction phase » durant laquelle les participants au débriefing sont amenés à exprimer et à partager leurs émotions initiales,*
>
> *Une « symptoms phase » durant laquelle l'accent est mis sur l'expression et la classification des symptômes post traumatiques et durant laquelle différents mécanismes de coping sont présentés,*
>
> *Une « re-entry phase » durant laquelle l'on arrive à formuler une conclusion finale sur l'événement critique et son impact.* (p. 19).

Mitchell (1983) précise le nombre de facilitateurs par rapport aux participants. Il préconise un ratio de 1 facilitateur pour 5-7 participants et une équipe de facilitateurs composée de 2 à 4 personnes. Dyregrov (1989) modifie la méthode pour créer le débriefing psychologique.

Il est important de préciser qu'il y a une différence entre débriefing et *defusing*[29]. Le débriefing est orienté sur les intervenants et non sur les victimes d'évènements « traumatogènes » (De Soir, 2009). D'autre part, si le débriefing ne nécessite pas de formation approfondie en psychologie, le *defusing* lui est une méthode réservée aux professionnels certifiés.

Dans les années 70-80, le débriefing a été utilisé par les psychologues et les psychiatres pour informer les participants à des recherches en psychologie (Lederman, 1992). En effet, il est apparu nécessaire à ces chercheurs de débriefer les individus afin de les reconnecter avec la réalité et qu'ils ne soient pas trop déçus par l'expérience qu'ils venaient de vivre (Tennen et Gillen, 1979). Les travaux sur l'apprentissage expérientiel et notamment ceux de Kolb (1984) ou Thatcher (1986), le jeu, les jeux de rôle, la simulation de Lederman (1984) ou Thiagarajan (1992), les pratiques délibérées (Ericsson, 2004) mais également le *learning by doing* de Dewey (Wesbrook, 1993) ont engendré le débriefing « pédagogique ». Le terme de débriefing est polysémique. En effet, nous pouvons constater qu'il peut être tout autant un temps pédagogique, qu'une forme de retour d'expérience ou encore un élément de prévention du stress post-traumatique.

Le développement du débriefing en simulation en santé s'est appuyé sur les travaux en psychologie tout en développant ses spécificités. Même si les objectifs sont différents, il y a des similitudes indéniables.

---

[29] Le *défusing* est une méthode utilisée pour prévenir le stress post-traumatique de victime d'événement traumatogène psychologiquement. L'objectif contrairement au débriefing n'est pas de recueillir de l'information ou d'être réflexif mais de parler des évènements survenus. Ce faisant, les deux techniques relèvent de la même logique de soins immédiats (Bessoles, 2006). Il existe une continuité entre le defusing immédiat puis le débriefing psychologique réalisé à distance (Crocq, 2004).

### 3.3.2 La diversité du débriefing en simulation en santé

Cette étape est la phase clef d'une séance de simulation. La littérature montre que c'est à ce moment-là que les apprentissages se font (Oriot et Alinier, 2019). Pour Pastré (2006), il s'agit de l'étape essentielle après une séance sur simulateur. Granry et Moll (2012) font le même constat dans leur analyse de l'état de l'art (national et international) de la simulation en santé. Ce faisant, il n'a pas été démontré précisément l'impact du débriefing en simulation en santé (Fanning et Gaba, 2007 ; Dreifuerst, 2009 ; Raemer et *al.*, 2011 ; Levett-Jones et Lapkin, 2014). Malgré tout, Shinnick, Woo, Horwich et Steadman (2011) ont évalué le débriefing comme l'élément majeur permettant l'apprentissage lors d'une séance de simulation en santé.

Le débriefing en simulation est un débriefing d'apprentissage expérientiel (Dreifuerst, 2009), c'est à dire qu'il fait suite à une activité et entre dans la catégorie des débriefings facilités (Warrick, Hunsaker, Cook et Altman, 1979). Nous sommes passés d'un apprentissage issu des échecs (Edmondson, 2004) à un apprentissage par les succès lors de formations par la simulation axée sur la sécurité des patients (Dieckmann et *al.*, 2017).

L'historique que nous venons de voir, montre que les pionniers en matière de débriefing en simulation sont des psychologues. Certains centres de simulation font d'ailleurs conduire leurs débriefings par des psychologues.

Les formateurs en simulation sont le plus souvent appelés des facilitateurs, car leur posture devant tendre vers une aide facilitant l'apprentissage. Ils visent à développer une posture réflexive chez les participants, à assurer une régulation des échanges entre les formés et à maintenir un climat propice à l'acquisition de compétences. Les participants sont accompagnés de manière à contribuer à leur devenir de praticiens réflexifs (Schön, 1994). Le facilitateur est là pour permettre au participant d'adopter cette posture sur lui-même, afin de réfléchir sur les actions menées pendant la séance. Les participants ne sont pas dénués de connaissances ou de compétences, le dispositif s'adapte au niveau de chacun. Chaque apprenant, dans le cadre d'une participation singulière alimentée par ses propres questionnements, comportements et autres actes, produit une forme d'individualisation de la formation. Ainsi, le facilitateur va permettre une co-construction de la réflexion en s'adaptant et en se basant au niveau du participant. La structure du débriefing choisie doit permettre de donner à voir ce que les participants ont ressenti, vécu, compris de la situation et en faire une analyse pour en tirer des enseignements sur leurs pratiques.

Malgré un avis unanime quant à l'importance et l'intérêt du débriefing après une séance de simulation en santé, la structure même de ce dernier est variée. Il existe une multitude de façons de faire un débriefing en simulation en santé. Il semble que des éléments se retrouvent dans la structure comme l'évocation des réactions ou l'analyse des actions. En revanche, pour un certain nombre de points, la littérature ne nous apporte pas de réponse. Comme par exemple l'intérêt de l'utilisation de la vidéo lors du débriefing n'a pas été démontré. Dufrene et Young (2014) ont également produit une synthèse des expérimentations en matière de débriefing et surtout leur intérêt ou non. Grâce aux travaux de Dufrene et Young (*Ibid.*), nous constatons que la littérature n'apporte que peu d'informations sur les éléments facilitant le débriefing, son intérêt réel, la « bonne structure » à adopter ainsi que les outils à y ajouter comme la vidéo. Certains auteurs comme Zausing et *al.* (2009) vont jusqu'à dire que la formation basée sur la simulation est inefficace. Au contraire, Tannenbaum et Cerasoli (2013) au travers d'une méta-analyse ont montré l'intérêt du débriefing. Il améliore les performances de 20% à 25% selon les études.

Si nous reprenons la taxonomie de Bloom, Engelhart, Furst, Hill et Krathwohl (1984), la simulation pleine échelle explore les trois axes que sont le savoir, le savoir-faire ou habileté ou compétences techniques et le savoir-être ou comportement ou compétences non techniques. Lors du débriefing, tous ces éléments inhérents aux professions devront être explorés. Si nous prenons une personne qui n'a rien à voir avec le secteur de la santé et que nous la formons à une procédure, elle va en acquérir la compétence technique mais serait incapable d'en expliquer les risques, l'intérêt *etc* au moment du débriefing malgré une performance pouvant être de qualité. Une profession ne se résume pas à un geste technique. Mais c'est bien une combinaison de connaissances, de compétences techniques et non techniques. Nous sommes, avec les professionnels de santé, sur ce que décrit Figari (1994) avec la référentialisation. Les référentiels évoluent avec l'approche par compétence, le mode d'évaluation change avec la simulation et les référents se transforment. Rudolph, Simon, Raemer et Eppich, (2008) montrent comment le débriefing d'une séance de simulation doit être envisagé comme une évaluation formative. Nous reviendrons plus longuement sur le lien entre évaluation et débriefing dans le § 3.4 de ce chapitre (p. 101).

Les différences parfois majeures entre les façons de faire les débriefings notamment pour des raisons culturelles ont été objectivées par Ulmer et *al.* (2018). Les formes de débriefing après une séance de simulation en santé sont aussi variées et complexes à cerner que le terme lui-même. La difficulté réside dans cette multitude de façons de faire. Ce faisant, la littérature montre que l'absence de débriefing réduit les apprentissages (Gardner, 2013 ; Mayville, 2011 ; Welke et *al.*, 2009), il est donc indispensable dans un contexte pédagogique. Malgré tout, des aspects importants du débriefing sont encore mal compris ou même inconnus (Raemer et *al.*, 2011).

Nous reprenons les cinq critères de bonne pratique du débriefing de Decker et *al.* (2013) :

- Critère 1 : le débriefing doit être facilité par une personne compétente en la matière
- Critère 2 : le débriefing est mené dans un environnement permettant la confidentialité, la confiance, la communication ouverte, l'auto-analyse et la réflexivité
- Critère 3 : Le débriefing est facilité par une ou des personnes qui ont observé la séance de simulation
- Critère 4 : Le débriefing est basé sur un cadre structuré

- Critère 5 : Le débriefing doit être congruent avec les objectifs des participants, les résultats de l'expérience de l'apprentissage par la simulation

Bastiani (2017) montre que le débriefing est singulier à chaque groupe de formés, que la structure conceptuelle d'une situation de débriefing doit s'appuyer sur deux concepts organisateurs : cohérence et adaptabilité des formateurs, appliquées à différentes variables interactionnelles, environnementales, émotionnelles et pédagogiques. Ce parcours au sein de ce qu'est un débriefing nous parait nécessaire afin de comprendre les différences entre les modèles qui peuvent engendrer des différences dans l'impact sur le participant. Par exemple, certaines séances durent cinq minutes et sont suivies de cinq minutes de débriefing debout dans la salle de simulation. De prime abord, au vu de la temporalité laissée au débriefing, la réflexivité chez les participants ne parait pas pouvoir être la même que si les participants peuvent s'exprimer, réfléchir sur leurs actions pendant quarante-cinq minutes. Réaliser un débriefing écrit sans débat collectif ne semble pas engendrer les mêmes choses qu'un débriefing commun à l'ensemble d'une équipe en interaction.

Nous allons à présent décrire un modèle couramment utilisé et pratiqué dans de nombreux centres de simulation.

### 3.3.3 Un modèle de débriefing répandu

Nous allons présenter ici une forme de débriefing souvent utilisée lors de séances de simulation pleine échelle. Nous allons décrire plus longuement ce modèle car il représente pour nous le modèle à la fois le plus abouti car issu d'une longue réflexion sur le débriefing en simulation en santé et d'autre part le plus flexible. La forme du débriefing que nous allons aborder a été décrite la première fois par Steinwachs (1992). Elle a été reprise et développée par la suite notamment par Rudolph, Simon, Dufresne et Raemer (2006) qui ont ajouté les éléments de débriefing sans jugement. L'absence totale de jugement lors du débriefing n'est ni réaliste, ni propice à l'apprentissage. Rudolph,

Simon, Rivard, Dufresne et Raemer (2007) ont alors ajouté des principes afin de réaliser des débriefings avec un « bon » jugement pour que les participants puissent adopter une posture réflexive tout en conservant une bienveillance propice aux échanges. Ils ont complété la structure initiale du débriefing en axant le débriefing sur les points positifs et ont développé l'« *advocacy inquiry* ». Nous ne le traduisons pas car il s'agit du terme employé y compris dans les pays francophones. Cette technique permet de questionner les participants sur ce qu'ils ont fait et surtout pourquoi ils ont agi comme ils l'ont fait. Les questions sont posées en gardant un ancrage sur les actions réalisées et les recommandations ou protocoles tout en positionnant les participants dans une posture réflexive sur leur pratique. Le participant doit ainsi expliciter les actions qu'il a menées.

Rudolph et *al.* (2006) puis Zigmont, Kappus et Sudikoff (2011) ont permis de structurer le modèle de débriefing lors de séance de simulation en santé qui a été adopté par une majorité des centres de simulation dans le monde. Ce débriefing a définitivement été structuré par Eppich et Cheng (2015) et a pris le nom de PEARLS[30]. Certains cherchent des modèles ou des façons de faire différentes mais cela reste à la marge et ils n'ont pas prouvé leur supériorité en termes d'efficacité. Ainsi, des formes d'auto-débriefing ou des débriefings sans facilitateur ont été testées.

La structure du débriefing se compose de quatre phases successives :

- le **ressenti** des participants
- la **description** chronologique de l'action
- l'**analyse** des actions menées
- la **synthèse**

La première phase permet aux participants d'exprimer leur ressenti, leur(s) émotion(s). Cela est fondamental pour pouvoir se mettre dans de bonnes conditions d'apprentissage et ne pas rester « bloqué » sur une émotion négative (Rimé, 2009 ;

[30] PEARLS : *Promoting Excellence And Reflexive Learning in Simulation*

Bastiani, 2017). Les facilitateurs peuvent ainsi prendre en compte ces émotions et faire en sorte que les participants restent sur une posture juste et réflexive afin d'analyser les actions accomplies. En pratique clinique, les soignants n'ont pas toujours la possibilité de parler de leur vécu, de leurs émotions, de mettre en mots ce qu'ils ressentent. Nous l'avons vu, il est bénéfique de pouvoir parler de son vécu professionnel entre praticiens.

Lors de la phase de description les participants sont invités à décrire chronologiquement ce qui s'est passé. Cela permet aux facilitateurs de vérifier ce que les participants ont compris de la situation et ce qu'ils ont vécu. Ainsi, ils peuvent déceler des discordances dans la compréhension de la situation ou le réel de l'activité. Sur des situations critiques dont les signes cliniques ou paracliniques ne sont pas pathognomoniques[31], comme une augmentation de la fréquence cardiaque ou une hypotension, les participants peuvent interpréter ces signes différemment. D'autre part, selon Le Boterf (2013) :

> *Ce moment du réfléchissement (Piaget, 1977) prépare celui de la réflexion en fournissant des matériaux qui permettront de rendre l'action intelligible. C'est à partir du récit de l'action que des inférences pourront être effectuées sur les processus cognitifs mis en œuvre. Il faut rendre l'action consciente pour en faire un objet de réflexion.* (p. 135).

Lors de la phase d'analyse les facilitateurs vont faire réfléchir les participants sur les actions qu'ils ont menées. C'est lors de cette étape que la méthode *advocacy inquiry* est utilisée. Elle va générer une posture réflexive permettant un développement (Pastré et *al.*, 2006).

Enfin, la synthèse va permettre aux participants de fixer un ou deux éléments à retenir et qu'ils pourront réinvestir en pratique clinique. Cette étape permet au travers des actions menées de décontextualiser des éléments qui seront réutilisables pour affronter le même type de situation. Ces invariants internes et

---

[31] Un signe pathognomonique est spécifique d'une pathologie et permet ainsi de faire facilement le diagnostic.

externes (Chalandon, 2007) qui émergent au travers des échanges entre les participants et/ou les facilitateurs vont faire évoluer la professionnalité des participants. Ils peuvent ainsi élaborer lors du débriefing des solutions qu'ils pourront réinvestir au travail. Nous parlons de solutions et de situations à affronter puisque le thème transversal des séances que nous avons observées est la simulation de situations critiques.

### 3.4 Un changement d'approche de l'évaluation, d'un tabou caché à de la prévention du stress et de l'anxiété

Il est quasiment tabou de parler d'évaluation en simulation. C'est un point central lors des séances et les facilitateurs n'oublient pas de rappeler à chaque séance que la simulation n'est pas de l'évaluation afin de « rassurer » les participants. Les séances auxquelles nous avons assistées n'avaient effectivement pas vocation à être une évaluation à proprement parler. Mais c'est parfois le cas et nous pouvons citer les Examens Cliniques Objectifs et Structurés (ECOS) qui sont une évaluation certificative pour les externes en médecine. Cette forme d'évaluation centrée sur l'activité est réalisée dans plusieurs universités dont l'université Paul Sabatier de Toulouse (Beynes-Rauzy et Bastiani, 2019). En dehors de ces examens, les formateurs s'efforcent de dire qu'il n'y a pas d'évaluation en simulation. Ils font cela pour tranquilliser les participants qui arrivent le plus souvent, pour ceux qui ne connaissent pas cette méthode pédagogique, avec cet *a priori* majeur. Le stress évaluateur social est très important en simulation notamment en formation continue. En effet, les professionnels n'ont pas l'habitude que leur travail puisse être observé et de fait jugé, critiqué, évalué.

Nous faisons ce léger écart sur l'évaluation car nous pensons que le climat généré par cette « non évaluation » lors des séances est fondamental. Les éléments apportés par les facilitateurs lors du pré-briefing servent à démystifier la simulation, à poser le cadre notamment de la confidentialité partagée participants/facilitateurs et à exclure la notion d'évaluation. Si, l'effort des formateurs est tout à fait louable c'est bien évidemment totalement faux que de dire qu'il n'y a pas d'évaluation en simulation. Il n'y a pas d'évaluation contrôle ou certificative mais c'est une forme d'évaluation qui peut être qualifiée d'évaluation formative ou d'évaluation conseil. Malgré tout, il s'agit là d'une façon de faire commune à tous les centres de simulation. Nous pensons que si les formateurs s'efforcent à autant cacher la notion d'évaluation tant dans leur approche pédagogique que de leur champ langagier au moment du débriefing, c'est qu'il y a bien une raison. Nous faisons l'hypothèse que l'objectif est de prévenir le stress des participants au moment de la séance, que certains verbalisent clairement. Cela est d'autant plus vrai s'ils ne connaissent pas la simulation. D'ailleurs, les participants qui ont déjà vécu des séances de simulation confortent cette idée de « non évaluation » et peuvent parfois appuyer les propos des facilitateurs sur ce sujet. Nous pouvons supposer que si la posture des facilitateurs était plus ancrée dans l'évaluation, l'ambiance générale des séances serait tout autre. Nous avons vécu des séances avec des facilitateurs inexpérimentés voire qui s'improvisaient formateurs en simulation et nous avons pu entendre des propos comme « tu es nul », « tu ne sers à rien ». À n'en pas douter, de tels propos doivent avoir des effets dévastateurs sur les participants et ne contribuent pas à prévenir le stress ou l'anxiété des formés bien au contraire.

Nous avons vu que les formateurs préparaient leurs séances de simulation en émettant des objectifs pour les scénarios. Cette méthode est issue de l'approche de l'évaluation développée par Tyler (1967) qui a pris le nom de pédagogie par objectifs ou technique des objectifs pédagogiques (De Ketele, 1993). Malgré les critiques de cette vision de l'évaluation, la pédagogie par objectifs s'applique à la simulation en santé. En effet, La construction d'un scénario de simulation, d'une séance de simulation doit avoir un but, un ou des objectifs. Sans cette préparation, il ne s'agirait que de simuler pour simuler et d'observer ce que cela produit de manière inductive. Alors qu'avec la création de trois à quatre objectifs par scénarios, les formateurs peuvent s'autoévaluer sur la qualité de leur construction pédagogique. Si les éléments retenus lors de la création du scénario sont développés, discutés ou amenés lors de l'étape de synthèse du débriefing ; les formateurs pourront évaluer la pertinence du dispositif créé.

Malgré cette préparation, les participants peuvent développer des compétences non prévues dans les objectifs et/ou retirer des bénéfices pédagogiques en dehors de ceux définis par l'équipe pédagogique lors de la création du scénario. Ce n'est ni un échec ni un présage en termes de qualité du dispositif. Nous l'avons vu, les participants sont totalement libres lors des séances et comme en pratique clinique, ils peuvent être performants et/ou commettre des erreurs. Lors de la présentation du dispositif en début de séance c'est d'ailleurs un point abordé par les facilitateurs, il sert à rassurer les participants. Les formateurs leur annoncent clairement qu'ils seront confrontés à des situations critiques complexes et qu'il est normal de commettre des erreurs et que ces dernières n'auront pas de conséquence car il s'agit de simulation. Ainsi, il est préférable de se tromper en simulation qu'en pratique clinique. Pour Scriven à propos de l'évaluation formative, « les erreurs commises pendant le processus n'étaient ni répréhensibles ni des manifestations pathologiques, mais faisaient partie d'un processus normal d'apprentissage » (cité par De Ketele, 1993, p. 65). Pour juger que des erreurs ont été commises, il doit y avoir comparaison entre l'action réalisée et un « idéal ». Cette mesure est incontestablement une évaluation. D'autre part, la production d'objectifs pédagogiques comme visée intentionnelle d'apprentissage lors de la création des scénarios ne peut qu'engendrer une évaluation de la part des facilitateurs au moment de l'action de formation. Nous retrouvons ici dans son intention et son opérationnalisation les étapes de l'évaluation formative décrites par Allal, Cardinet et Perrenoud (1979) : le recueil d'informations auprès des élèves, l'interprétation de ces informations et l'adaptation des activités d'apprentissage. Lorsque les formateurs s'enquièrent des objectifs personnels des participants, ils recueillent des éléments qu'ils vont interpréter afin d'adapter le dispositif pédagogique établi. Les formateurs produisent de l'évaluation formative. Ce faisant, cette évaluation est contrainte par des objectifs préétablis par les scénarios définis pour la session de formation. Nous pouvons ainsi dire qu'il s'agit d'une évaluation formative guidée.

L'évaluation fait partie intégrante de la rétroaction et du *feedback*. Rodet (2000) parle même d'un travail complexe pour l'évaluateur à propos de la rétroaction. Certains participants recherchent cette évaluation auprès des formateurs au moment du débriefing. Ils veulent avoir un retour sur leur performance. Nous pouvons reprendre les cinq points clefs proposés par Brassard (2012) qui justifient l'utilisation combinée des évaluations et des rétroactions :

> 1. *Bien utilisées, les évaluations et les rétroactions favorisent les apprentissages de l'étudiant.*
> 2. *Elles ont également un grand impact sur l'estime de soi des étudiants.*
> 3. *Elles permettent de souligner les forces de l'étudiant dans ses apprentissages.*
> 4. *Bien guidés, tous les étudiants peuvent arriver à vaincre leurs erreurs et à relever les défis de l'atteinte des objectifs.*
> 5. *Lorsque l'enseignant de niveau universitaire identifie avec précision les forces et les défis de l'étudiant, il lui permet de voir le chemin à parcourir et les points sur lesquels il doit concentrer son énergie*. (p. 1).

Au lieu d'être tabou, il est même propice de faire ces évaluations par rétroaction pour les apprenants. Cela leur permet de se situer par rapport à leur apprentissage et aux attendus de la formation. Les attendus de la formation ayant été au préalable définis par des objectifs lors de l'écriture des scénarios.

Nous pouvons également rapprocher l'évaluation réalisée par les facilitateurs en simulation de la référentialisation développée par Figari (1994). En effet, Le dispositif de formation par la simulation est dynamique et ouvert. Il va évoluer en fonction des participants, de la performance qu'ils vont produire et de ce qu'ils vont en dire au moment du débriefing. Le processus de référentialisation va être au cœur de la formation en mobilisant des référents, c'est-à-dire des éléments extérieurs servant de comparants (Figari et Tourmen, 2006) comme des recommandations, des guides de bonne pratique, des données probantes en santé *etc*. Ces référents seront comparés aux référés que sont les actions des participants lors de la séance et les propos qu'ils vont tenir lors du débriefing. La méthode de l'*advocacy inquiry* utilisée lors des débriefings que nous avons observés, utilise ce mécanisme en faisant le lien entre l'action réalisée et « la norme » issue des référentiels, des guides de bonne pratique, des données actualisées de la science. Nous pouvons citer ici en exemple d'*advocacy inquiry*, pour illustrer notre propos, Oriot et Alinier (2019) :

> *« J'ai remarqué que l'évaluation du patient est arrivée tardivement... » (observation neutre et factuelle du débriefeur) ;*
>
> *« Je suis préoccupé car pour moi ça signifie que... » (faisant référence à la compréhension de la situation selon le référentiel du débriefeur...).*
>
> *« Je me demande quelle était votre intention à ce moment ?* » (p. 73).

À la lumière de ces éléments, il est clairement question d'évaluation en simulation. La manière d'aborder l'évaluation est à repenser pour les formateurs afin d'être authentiques, de respecter les participants tout en prenant en compte les préjugés du sens commun de l'évaluation qu'ils peuvent parfois avoir et qui sont générateurs de stress. C'est bien la prévention du stress et de l'anxiété générés par les séances qui poussent les facilitateurs à agir ainsi.

### 3.4.1 Un changement de paradigme sur l'évaluation en simulation au service de la prévention

Nous venons de voir à quel point les facilitateurs insistaient sur la notion d'évaluation pour quasiment la bannir des séances afin d'instaurer un climat propice à la discussion lors des séances et prévenir les craintes des participants notamment sur le sujet de l'évaluation. Nous pouvons citer ici Vial (2010) et sa vision de l'évaluation actuelle :

> *Si l'évaluation n'est plus aujourd'hui pensée comme un simple dispositif linéaire et chronologique (test diagnostique, contrôle intermédiaire dit "formatif" et contrôle sommatif final) entrecoupé de remédiations, rattrapages, réajustements, groupe de besoins, modules*

*de soutien, c'est qu'il existe aussi dans les pratiques d'évaluation, une autre logique trop souvent confondue avec la pédagogie dans le scolaire, de promotion des possibles, d'aide au développement des potentiels : une relation humaine, dans laquelle les sujets se construisent.* (p. 9).

En simulation en santé, la relation humaine est au cœur du dispositif dans un objectif de construction des soignants et donc d'un changement émancipateur. La transformation à opérer doit être orientée vers la rétroaction et non l'évaluation. Nous faisons une distinction entre *feedback* et évaluation. Le *feedback* est individuel, personnalisé et situé. C'est un point central des recherches de Hattie (2008) comportant la plus grande synthèse de méta-analyses sur les points essentiels permettant d'augmenter l'apprentissage des élèves. Il considère qu'il faut développer des stratégies mettant l'accent sur le *feedback*. Shute (2008) parle de *feedback* formatif pour ce retour sur l'action dont l'objectif principal pour lui est « d'accroître les connaissances, les compétences et la compréhension de l'élève dans certains domaines ou certaines compétences générales (par exemple, la résolution de problème) ». (p. 156).

Cependant, Saint-Jean (2017) considère que la rétroaction (ou débriefing) en pédagogie est plus qu'un *feedback* car elle prend en compte de manière holistique le participant concerné, son environnement habituel, ses stratégies de travail, etc. C'est exactement le but des facilitateurs en simulation et ce qu'il advient au moment du débriefing.

Nous devons garder à l'esprit que les séances de simulation s'adressent à différents types de participants. L'impact d'une rétroaction formative peut ne pas être perçu de la même manière entre une personne en formation initiale et un professionnel certifié en formation continue. Lors d'une séance de simulation pleine échelle, l'environnement de travail est reproduit à l'identique, une rétroaction dans ces conditions équivaut alors à une rétroaction en pratique clinique. Les professionnels n'ont pas l'habitude d'avoir un retour sur leurs actions en pratique clinique. Il est normal de ressentir une certaine appréhension lors de cet échange qui même s'il est basé sur la bienveillance des formateurs est, comme nous l'avons vu, une forme d'évaluation. Cette dernière est formative et n'a d'autre but que l'apprentissage en permettant de se situer quant aux référents. L'objectif des facilitateurs est de maintenir et conserver un climat propice à l'échange et à la discussion tout en prévenant l'anxiété quant à cette forme d'évaluation. Ces craintes peuvent disparaître après la première séquence de simulation (séance puis débriefing) lorsque les participants ont pu expérimenter l'outil pédagogique et la posture des facilitateurs.

### 3.4.2 L'évaluation en simulation peut-elle être bien perçue ?

La proposition de Dieckmann et *al.* (2017) d'axer le débriefing sur les éléments de performance est pertinente. Cela rassure les participants aux séances de simulation mais cela ne nécessite pas moins d'évaluation. En effet, il faut comparer les actions des participants aux guides de bonne pratique et évaluer notamment la conformité à ces recommandations. Ce processus même s'il s'agit de se cantonner aux succès lors de la performance réalisée en simulation nécessite une évaluation. Mais cette dernière va agir comme un renforcement positif suite à une action opérante de la part des participants. Les facilitateurs vont insister sur cette performance afin de faire émerger les conditions et éléments de réussite pour pouvoir les répliquer en pratique clinique. Nous avons pu remarquer que les participants qui n'en étaient pas à leur première séance de simulation avaient beaucoup moins d'appréhension que les participants qui venaient pour la première fois. Le fait d'avoir déjà vécu une séance de simulation semble permettre d'éviter ce préjugé négatif et prévenir les craintes des formés. Parfois, lors de la synthèse finale de la journée de formation, certains participants l'évoquent « je ne m'attendais pas à ça », « je croyais que je serais jugé ou évalué et en fait pas du tout ». L'évaluation qui a lieu en simulation n'a comme dessein que de renvoyer aux participants des éléments leur permettant d'être réflexifs quant à leurs actions. Cette posture du facilitateur est basée sur un « bon » jugement selon Rudolph et *al.* (2007). Le jugement des actions des participants par les formateurs doit être adapté, calibré afin d'arriver à l'objectif escompté, le développement de compétence et l'apprentissage. Rudolph et *al.* (2006) ont montré que l'absence de jugement de la part des formateurs vis-à-vis des actions des participants n'était pas adaptée. En effet, lorsque des actions inadaptées, non conformes aux référentiels sont réalisées, il est fondamental que les formateurs en fassent part aux participants. Si aucun jugement n'est produit sur ces actions, les participants risquent de ne pas comprendre quelle est la norme à appliquer dans de telle(s) situation(s). Ce « bon » jugement réalisé par les facilitateurs doit renvoyer à la référence tout en étant adapté en termes de formulation. En cela, il s'agit d'un bon jugement. L'évaluation en simulation peut être bien perçue même si pour cela elle doit rester cachée des artifices pédagogiques. Son absence totale serait un non-sens car les participants n'auraient pas accès à ce qui les sépare d'une performance réussie, adaptée et conforme aux bonnes pratiques. Ce faisant, les facilitateurs doivent tenir compte des préjugés négatifs concernant l'évaluation afin de les prévenir.

### 3.4.3 La réflexivité en simulation, une auto-évaluation facilitée

S'il n'y a pas changement sans réflexivité, la réflexivité sur ses actions est génératrice de changement. Le fait même de porter un regard sur ses actions lors du débriefing permet de ramener à la conscience des éléments parfois enfouis dans les *habitus*. Ainsi Bourdieu (1980) définit un habitus comme une « spontanéité sans conscience » (p. 94). L'objectif du débriefing des facilitateurs est de permettre aux participants d'adopter une posture réflexive quant aux actions qu'ils viennent de réaliser. La formulation des questions des facilitateurs qui utilisent l'*advocacy inquiry* (Oriot et Alinier, 2019) permet de faire référence aux recommandations, aux guides de bonnes pratiques *etc*. et de donner en discussion aux participants ces éléments afin qu'ils puissent les comparer à leurs pratiques, à leurs actions menées. Il est clairement question dans cette action dialogique d'une partie de l'auto-évaluation décrite par Vial (2010) car « apprendre à auto-évaluer les produits qu'on réalise […] il s'agit alors [...] de vérifier la conformité des opérations conduites par rapport à un référentiel donné ou en construction » (p. 11). Nous parlons ici d'une partie de l'auto-évaluation car Vial (*Ibid.*) met en garde sur la focalisation faite sur les éléments procéduraux si l'auto-évaluation est incitée de la sorte. Bien évidemment, en fonction de la formulation du questionnement des facilitateurs, l'auto-évaluation peut être générée sur des éléments de comportements, de connaissances, de *hard skills* et/ou de *softs skils*.

Dès lors, les facilitateurs doivent avoir conscience de l'impact de leur *feedback*, de leurs questions, de la formulation des interrogations sur les participants. Afin d'obtenir l'effet initial escompté, les formateurs doivent respecter le modèle de débriefing choisi afin d'arriver aux objectifs pédagogiques. Nous avons vu comment en simulation le dispositif s'adaptait aux participants et à leurs actions, ils sont clairement acteurs de leur formation au sens propre comme au sens figuré. Mais les formateurs ont leur part de responsabilité dans la réussite de l'action pédagogique. Si trop de *feedbacks* directs sont utilisés au détriment de l'*advocacy inquiry*, l'auto-évaluation des participants ne sera pas stimulée et les formateurs n'auront pas forcément accès aux fondements de l'action des participants, ils seront plus dans une évaluation contrôle. Le *feedback* direct ne permet pas aux participants d'adopter une posture réflexive puisqu'ils sont « nourris » directement et immédiatement par les formateurs sans avoir à réfléchir. À l'inverse un questionnement basé sur l'*advocacy inquiry* va stimuler la réflexivité et l'auto-évaluation car le participant interrogé doit faire face à l'interrogation bienveillante du facilitateur basée sur les actions menées, comparées à un référent (Figari, 1994). Ce *feedback* non direct mais argumenté, documenté devient une référence à laquelle le facilitateur renvoie l'action du participant. Ce dernier peut ainsi comparer son action, s'auto-évaluer en mesurant l'écart entre ses actions et ce référentiel proposé par le formateur. Cette action discursive du formateur a pour objectif de stimuler une auto-évaluation chez le participant qui est susceptible d'être plus pertinente pédagogiquement car personnalisée, située et documentée. Ainsi, il s'agit d'une auto-évaluation incitée, provoquée et accompagnée, guidée, facilitée par l'équipe pédagogique. Les formateurs doivent avoir conscience de l'impact de leur posture s'ils veulent pratiquer correctement cette auto-évaluation facilitée. Pour cela, il leur faut abandonner le souhait de transformer l'autre. Vial (2010) précise qu'il faut faire le « deuil de ce désir de gérer l'autre », que « c'est une compétence nécessaire du formateur qui veut parier sur l'auto-évaluation. » (p. 3). Nous rappelons ici qu'être formateur en simulation nécessite des compétences à part entière comme le montre Bastiani (2017) en contribuant par la recherche à l'élaboration d'un référentiel de formation de formateurs en simulation. Formateurs et participants vont se co-construire dans un processus de co-changement où chacun va développer ses compétences propres.

L'intérêt majeur de la simulation est le cumul de l'intérêt d'un dispositif avec celui des situations comme les définit Audran (2007). Dès lors, la simulation en tant que dispositif est pensée, créée, sécurisée et dans sa version pleine échelle reproduit des situations qui elles permettent une ouverture sur l'imprévu. Un autre intérêt majeur est la reproductibilité des situations parce qu'il s'agit d'un dispositif, il est possible de répliquer les situations pour en faire bénéficier le plus grand nombre de participants. Cette caractéristique est fondamentale en formation initiale dont les périodes pratiques lors des stages ne permettent aucunement une exhaustivité de toutes les situations d'un cursus expérientiel. D'autre part, en stage il est possible de s'autoévaluer mais l'exercice n'est pas aisé lorsqu'il est réalisé seul. Nous pensons que la réflexivité nécessaire à l'autoévaluation est une compétence à part entière et qu'à ce titre elle nécessite un apprentissage. De plus, nous avons vu qu'en pratique clinique dans le secteur de la santé, il n'était pas toujours possible de réaliser ce *time-out* nécessaire à la réflexivité.

L'auto-évaluation facilitée réalisée lors du débriefing nous parait être une forme d'évaluation dynamique en s'adaptant aux participants et aux situations dans un dispositif approprié à la réflexivité sécurisée.

### 3.5 Les participants aux séances

Dans le dispositif que nous avons observé, un grand nombre de catégories de professionnels de santé participent aux séances soit en tant que formateurs, soit en tant que formés. Nous avons axé notre recherche sur les séances de simulation organisées par les anesthésistes réanimateurs. Les participants sont des aides-soignants, des infirmiers, des infirmiers anesthésistes et des médecins anesthésistes réanimateurs en formation continue. Le centre accueille également des étudiants en formation initiale comme des étudiants infirmiers anesthésistes et des internes en anesthésie réanimation.

La volonté de l'équipe pédagogique lors de la création des scénarios a été de recréer l'environnement de travail dans sa totalité. Ce dernier, dans cette spécialité, est éminemment pluri-professionnel et en équipe. La modalité de simulation retenue a été la simulation pleine échelle telle que la décrivent Pastré et Rabardel (2005). Afin de respecter le niveau immersif d'un environnement de travail reproduit à l'identique, nous avons choisi de constituer des équipes de participants avec les différentes catégories de professionnels de santé exerçant dans ce secteur[32].

Nos scénarios s'appuient sur deux cas de figure, l'un avec « personnages non joueurs » (PNJ[33]) et sans PNJ :

- Avec personnages non joueurs (PNJ) :

[32] Dans certains centres de simulation ne pouvant pas bénéficier de l'ensemble des professionnels lors des séances, c'est un formateur ou un acteur qui incarne le professionnel ou ce qui nous semble pire, il est demandé aux participants de jouer une catégorie professionnelle différente de la leur.

[33] PNJ est un terme utilisé en jeu de rôle et repris par Garnier, Sehaba et Marty (2015). Il représente exactement ce à quoi serve ces personnages qui vont aider à la crédibilité du scénario et son bon déroulement. Il est nécessaire d'anticiper sur la posture, la façon dont va interagir le PNJ avec les participants car cela va conditionner le déroulement du scénario. Le PNJ peut adopter une posture aidante ou perturbatrice ce qui change complétement le scénario.

Afin de rendre le scénario jouable, crédible, immersif et reproductible, le PNJ est un personnage « scripté » afin de ne pas sortir les participants de leur état d'immersion

- Sans personnages non joueurs

Par exemple, dans un service de soins, si un binôme de participants aide-soignant/infirmier est confronté à une situation critique, ils vont obligatoirement appeler à l'aide un médecin. Il faut ainsi prévoir *a minima* le PNJ au téléphone et « scripter » sa réponse et/ou anticiper sa venue. Il faut dès lors avoir prévu comment ce médecin doit se comporter vis à vis du binôme afin de répondre aux objectifs pédagogiques. La posture du médecin, sa façon de communiquer, de prendre le leadership ou non, sa disponibilité, son délai pour rejoindre le site *etc* doivent être prévus. Cela évitera à l'équipe de formateurs certains désagréments et du stress décrits par Bastiani, Calmettes, Minville et Marhar (2017). Par exemple, un délai d'arrivée du médecin retardé ou long peut être un objectif pédagogique du scénario. Ainsi, les formateurs peuvent souhaiter que les paramédicaux développent leur raisonnement clinique, anticipent, agissent dans les premiers moments de la survenue d'une urgence en l'absence du médecin.

Pour le second cas, il ne nous paraît pas opportun de faire « jouer » un rôle dans le cas précis de la simulation pleine échelle. Au contraire et c'est ce qui est annoncé lors de l'étape du pré-briefing à la séance de simulation, les formateurs demandent aux participants de conserver leur posture professionnelle. Il s'agit ici de la différence majeure et fondamentale de la méthode du jeu de rôle et de la simulation. Les objectifs pédagogiques sont différents et nous respectons cette méthode pédagogique mais dans le cas qui nous intéresse les participants restent dans leur posture professionnelle. Les éléments d'apprentissage peuvent ainsi être transposés immédiatement dans la pratique des participants.

Le nombre de participants varie de six à douze participants. Les groupes comprennent aussi bien des personnes en formation continue qu'en formation initiale.

### 3.6 Une journée type de formation observée dans le centre de simulation

Une journée type dans le dispositif étudié débute à 8h30 et jusqu'à 16h30-17h. Les thèmes des séances qui nous intéressent sont les situations critiques. Une situation critique correspond à la survenue d'une crise. Cette crise étant limitée dans les scénarios réalisés à un seul patient. Ainsi, cette crise va demander la mobilisation d'une salle d'opération de bloc opératoire, d'un box de réanimation, d'une salle de surveillance post-interventionnelle. Il faut entendre ici crise comme un incident, un accident, une urgence mais qui reste contenue et qui sera limitée à une équipe de soignants.

La simulation offre des possibilités infinies en la matière en toute sécurité pour les soignants et les patients. Même si le thème du scénario est une crise, le scénario est calibré afin de rester dans un niveau de stress acceptable et ne pas engendrer un traumatisme psychologique. Le travail au sein d'une équipe pluridisciplinaire est privilégié afin de confronter les participants à la complexité de ces relations et interactions interprofessionnelles.

La journée de formation comprend quatre scénarios de situations critiques. Les environnements sont définis et adaptés avant la séance, en fonction des participants. L'équipe pédagogique cherche à immerger les formés et à les contextualiser dans un environnement de travail qu'ils connaissent.

Le scénario dure de quinze à vingt minutes puis le débriefing débute pour trente à quarante minutes. Les participants ne passent pas tous lors d'un scénario, ils alternent entre la posture de participant acteur et participant non acteur ou observateur. Lorsqu'ils observent, nous pouvons considérer qu'ils restent actifs puisque l'observation d'éléments de compétences (le *leadership*, la communication, l'attribution des tâches *etc*) leur est attribuée par l'équipe pédagogique afin qu'ils y soient plus attentifs au cas qu'ils visualisent sur un écran. Ils peuvent ainsi d'autant mieux participer au débriefing sur ces éléments particuliers. Ces critères de compétences à observer auront été anticipés par les formateurs dès la création du scénario et sont en lien avec les objectifs pédagogiques. Les observateurs sont inclus dans le débriefing de la séance des participants acteurs où ils ont une part active. Les facilitateurs peuvent solliciter les observateurs sur les éléments qu'ils ont recueillis et les incorporer au débriefing de l'ensemble des participants à la formation.

Ces participants observateurs ne doivent pas être négligés puisqu'ils apprennent tout en observant comme l'ont montré différents chercheurs (Stegman, Pilz, Siebeck et Fischer, 2012 ; O'Regan, Molloy, Watterson et Nestel, 2016 ; Lai et *al.*, 2016 ; Blanié, Roulleau, Mengelle et Benhamou, 2016). Ceci renvoie au modèle de l'apprentissage vicariant de Bandura (1976). Il nécessite des conditions pour se réaliser qui sont présentes lors de séances de simulation : observer le comportement et les conséquences de ce comportement chez un sujet similaire. Les conditions nécessaires à l'apprentissage vicariant en simulation ont été décrites par Sécheresse (2018) : l'observation active, avoir des outils d'observation qui focalisent l'attention sur l'objectif, la participation au débriefing. Nous pouvons ainsi dire que la combinaison des deux postures acteur et observateur au cours d'une journée de formation participe à la consolidation des acquisitions et au développement des compétences.

Lors des séances pleine échelle avec mannequin, une première équipe composée de deux à trois personnes débute le scénario. Les participants peuvent solliciter l'aide d'autres participants comme les soignants le font en pratique clinique. Une équipe dite « *rescue* » est isolée pour être appelée en renfort si nécessaire sans visionner la séance avec les participants non acteurs. Ainsi, l'équipe *rescue* découvre le scénario au moment où elle est activée comme elle le ferait en pratique clinique. Cela impacte sur la communication, le leadership au sein de cette nouvelle équipe qui se reconstitue. Par exemple, il n'est pas établi que l'équipe *rescue* doive systématiquement prendre le leadership sur l'équipe déjà en place et qui a vécu la première la situation critique. La première équipe peut juste avoir besoin d'aide pour réaliser des gestes techniques.

La journée se termine par une évaluation de l'action de formation par les participants et par les formateurs. L'outil d'évaluation utilisé est le *Débriefing Assessment in Simulatoin in Healthcare* (DASH) (Brett-Fleegler et *al.*, 2012). Il s'agit d'une méthode créée spécifiquement pour évaluer les débriefings lors de simulation en santé. Le DASH est composé de deux questionnaires, un à renseigner par les participants et un par les formateurs.

### 3.7 Compétences techniques et non techniques une clarification nécessaire

Nous l'avons vu à de nombreuses reprises, les termes de compétences techniques et non techniques sont étroitement liés à la simulation en santé. Cette terminologie est très largement utilisée par les praticiens de la simulation en santé. Ce faisant, le terme « technique » et surtout sa négation à travers des compétences « non » techniques peut être générateur de confusion. Cette évolution de la taxonomie de Bloom et *al.* (1984) qui décrivent les trois axes de la formation par savoir, savoir-faire et savoir-être a évolué vers connaissances, compétences techniques et compétences non techniques. Il est aisé de comprendre la notion de compétence technique qui englobe toutes les habiletés, les procédures, les gestes techniques *etc.* En revanche, les compétences non techniques censées regrouper toutes les compétences relationnelles, attitudinales, communicationnelles sont plus complexes à cerner notamment à cause de la négation du terme technique. En effet, de nombreuses méthodes de communication ou relationnelles en santé utilisent justement ce que nous pouvons appeler des techniques. L'utilisation d'une *check-list* au bloc opératoire par exemple entre dans cette catégorie mais il s'agit d'une technique, d'une méthode. D'autre part, l'utilisation du même terme « technique » et sa négation sous-entendent une dichotomie franche entre les deux types de compétences. Dans le secteur de la santé, il semble inenvisageable une séparation aussi nette. Comme nous l'avons vu, les soignants sont en relation avec des patients. Les soins sont et doivent être une combinaison de technique et de relations humaines. Ainsi, les compétences nécessaires ne s'opposent pas mais s'entremêlent, se mélangent pour produire un soin en prenant en compte la personne soignée dans sa globalité. Le Boterf (2013) parle de *combinatoire* pour exprimer ce métissage.

Malgré cette ambiguïté dans la formulation, en anesthésie réanimation, là encore les professionnels se sont inspirés de l'aéronautique en développant cette notion de compétences non techniques (Fletcher, McGeorge, Flin, Glavin et Maran, 2002). Nous avons repéré l'appellation de *soft skills* qui mérite d'être interrogée. Elle est intéressante car elle se définit avec celle de *hard skills*. En 1974, Whitmore et Fry ont établi que les *hard skills* regroupaient les compétences nécessaires à l'utilisation d'une machine et les *soft skills* seraient toutes les autres compétences. Les *soft skills* sont, dans les professions techniques, toutes les compétences transversales et interdisciplinaires supports à l'activité. Laker et Powell (2011) font la même opposition, les *hard skills* regroupent les compétences techniques et les *soft skills* sont les compétences intra-personnelles et interpersonnelles de l'individu.

Plusieurs professions peuvent ainsi avoir les mêmes *soft skills* avec des *hard skills* spécifiques. C'est d'ailleurs le cas chez les professionnels de santé. Si nous prenons l'exemple du *leadership*, tout soignant exerce une forme de *leadership* en fonction des interactions qu'il a avec ses collègues et/ou les personnes soignées. Lorsqu'un infirmier travaille avec une doctoresse, ce médecin exerce son *leadership* clinique avec l'infirmier. Mais lorsque le même infirmier travaille en binôme avec un aide-soignant, il devra exercer son *leadership* infirmier. Dans les *softs skills* nous trouvons toutes les compétences relationnelles et communicationnelles. Ces dernières peuvent être développées grâce à la simulation (Ray et Overman, 2014). La notion de *soft skills* a également été développée par les recruteurs comme compétences à rechercher chez les futurs employés et qui peuvent renforcer l'employabilité des individus. Ainsi, Robles (2012) a décrit les dix *soft skills* perçues comme principales par les cadres dans le milieu du travail. Nous proposons une traduction de ces compétences ci-dessous :

- *Communication*
- *Courtoisie*
- *Flexibilité*
- *Intégrité*
- *Compétences interpersonnelles*
- *Attitude positive*
- *Professionnalisme*
- *Sens des responsabilités*
- *Travail en équipe*
- *Éthique professionnelle* (p. 455).

À cette vision utilitariste et intéressée des *soft skills*, nous préférons une vision plus centrée sur les individus et dénuée d'intérêt si ce n'est pour les travailleurs eux-mêmes. Ainsi, l'avantage pour nous de ces compétences est le fait qu'elles peuvent influer ou être le reflet de la qualité de vie au travail des professionnels. Certains auteurs citent des *soft skills* particulièrement pertinentes vis-à-vis du sujet qui nous préoccupe. Heckman et Kautz (2013) en parlant des cinq *soft skills* fondamentales évoquent la gestion des émotions ; Engels (2015) inclue le sentiment d'auto-efficacité ; Laker et Powell (2011) décrivent des soft skills indispensables comme l'autonomie, le leadership, la résolution de conflits ; Dutton (2012) étend ces compétences à l'esprit d'équipe, l'éthique, la gestion du changement ; Bouret, Hoarau et Mauléon (2014) complètent cette liste avec la planification ; Engels (2017) ajoute la résolution de problème, la gestion du stress.

Nous nous intéressons aux professionnels de la santé, Engels (2017) précise que dans ce secteur seules les formations dentaires se sont engagées à développer les *soft skills*. Il nous faut immédiatement réagir à cette affirmation car il s'agit d'un problème de sémantique puisque comme nous l'avons vu depuis de nombreuses années en anesthésie réanimation les soignants se sont appliqués à accroitre ces compétences.

À l'image des *soft skills* déjà évoquées, nous nous proposons de lister les dix *soft skills* santé à développer et/ou utiliser par les soignants exerçant en anesthésie réanimation. À partir de nos lectures, nous avons constitué le tableau ci-après, afin de lister ces compétences permettant d'être développées lors de séance de simulation pleine échelle.

| Soft skills santé | Description |
| --- | --- |
| La communication | Tout soignant doit communiquer avec ses collègues et avec les personnes dont il s'occupe. |
| Le travail en équipe | Les soignants n'exercent jamais vraiment seuls et doivent apprendre à travailler ensemble. |
| La gestion du stress et des émotions | Les soignants sont régulièrement confrontés à des situations stressantes et doivent apprendre à gérer leurs émotions. |
| La résolution de problème | Les professionnels de santé doivent résoudre des problèmes auxquels ils sont confrontés et mettre en place un raisonnement clinique. |
| L'éthique | Tout soignant doit avoir une réflexion éthique afin de prodiguer des soins qui respectent le patient. |
| Le *leadership* - le *followership* | Le travail en équipe nécessite de se coordonner et de se positionner. |
| L'empathie | L'empathie est un des fondamentaux de la relation soignant/soigné. |
| La gestion du changement | Le milieu de la santé est particulièrement dynamique et soumis au changement. |
| La flexibilité | Les soignants doivent être flexibles pour supporter et accepter les différents imprévus inhérents à leur profession. |
| La conscience de la situations | La conscience de la situation est un élément fondamental pour gérer les situations professionnelles dynamiques et/ou critiques. |

Tableau 1 : Présentation des 10 *soft skills* santé choisies

Nous nous devions de faire cet aparté afin de mieux cerner ce qui se passe lors des séances de simulation et finalement mieux comprendre ce que les participants peuvent acquérir comme compétences. Ceci va nous aider à expliciter les éléments de professionnalisation engendrés par ce dispositif de formation.

# Chapitre 4

## Stress et simulation, une association contre nature ou nécessaire

### 4.1 Le stress en simulation

De nombreuses recherches ont montré que les séances de simulation sont stressantes (McKay, Buen, Bohan et Maye, 2010 ; Marhar, 2014 ; Geeraerts et *al.*, 2017). Ce faisant, on apprend en situation de stress (Joëls, Pu, Wiegert, Oitzl et Krugers, 2006). La qualité de reproduction et la fidélité à la situation réelle lors d'une séance de simulation pleine échelle engendrent des effets identiques à la réalité sur les individus. Pourtant, on remarque les effets du stress en pratique simulée mais ces derniers passent parfois inaperçus en pratique clinique. Malgré cette absence de perception conscientisée du stress, il n'en reste pas moins les effets physiologiques (Müller et *al.*, 2009 ; Gouin et *al.*, 2017).

Si nous prenons l'exemple de Folkman et Moskowitz (2000), lors d'une séance de simulation, les participants peuvent éprouver des émotions variées et opposées malgré le stress. On peut remarquer qu'en début de séance les participants se sentent stressés, même ceux qui ne viennent pas pour la première fois, et ressentent de la peur. En revanche, à la fin de la séance les participants sont conquis par la méthode et sont contents d'avoir participé et des acquisitions réalisées. L'ajout volontaire de stresseurs lors d'une séance de simulation améliore la performance des participants même si cela les rend anxieux (DeMaria et *al.*, 2010).

L'entrainement au stress paraît être une bonne chose car cela améliore la performance (Johnston et Cannon-Bowers, 1996). Ce faisant il faut le faire sans danger pour les opérateurs ou les patients. En cela, la simulation semble une solution tout à fait adaptée et pertinente comme outil de formation des professionnels qui seront, quoi qu'il arrive, confrontés à des situations stressantes. Vraie (2018) parle d'aguerrissement au stress et même si ce terme semble plutôt réservé aux militaires, il semble restituer parfaitement l'action possible de la simulation sur les participants. Rüttimann et Vautrin (2017) définissent l'aguerrissement comme moyen permettant d'habituer le militaire à évoluer dans des conditions particulières. L'hôpital est un lieu particulier et les sites où exercent les professionnels de l'anesthésie réanimation le sont tout autant en raison de situations dynamiques et parfois difficiles à anticiper. Müller et ses collaborateurs (2009) ont montré que lors d'une journée de formation basée sur la simulation pleine échelle, le taux d'hormone de stress (alpha-amylase) dans la salive diminuait entre deux séances. Il y a une forme d'habituation de l'organisme des acteurs à ce qu'ils vivent.

Nous avons vu l'influence de l'aéronautique dans le développement de la simulation et des *soft skills* en santé. Cependant il existe peu de données consultables sur les pilotes. Les conditions ne sont pas les mêmes que dans la santé car ces professionnels risquent leur vie au sein de leur aéronef et ils paient le prix fort en cas de crise majeure. McClernon, McCauley, O'Connor et Warm (2011) ont pu mettre en évidence que les pilotes, qui ont suivi des séances de simulation pleine échelle avec des situations de stress pendant le vol simulé, avaient des données de pilotage mesurées par la télémétrie, plus performantes. Leur façon de piloter était plus « douce ».

L'introduction de situations de stress pendant une séance de simulation en santé pourrait permettre une meilleure acquisition des compétences de gestion de stress clinique (Andreatta, Hillard et Krain 2010). La combinaison de compétences techniques, de prise de décision, de gestion du stress peut conduire à un transfert plus efficace des apprentissages du contexte simulé vers la pratique clinique (Andreatta et *al.*, *ibid.*).

### 4.2 Éthique et stress en formation

Nous pouvons nous poser la question du réel intérêt de stresser volontairement les professionnels de santé pour qu'ils en tirent ou qu'ils apprennent quelque chose. Sauf qu'il est difficile de dire si les gens sont stressés parce qu'ils font de la simulation, parce que c'est la situation reproduite qui est stressante ou si d'autres facteurs comme le stress évaluateur social entrent en ligne de compte. D'autre part, ce n'est pas un objectif pédagogique que de stresser sciemment les participants mais ce stress a été mesuré objectivement par de nombreuses études (DeMaria et *al.*, 2010 ; Bohan et Maye, 2010 ; Perbet et *al.*, 2014 ; Geeraerts et *al.*, 2017 ; Gouin et *al.*, 2017).

Ce stress qu'on (re)découvre n'est-il pas le stress ressenti lors de situations réelles et finalement ce serait la qualité de la reproduction de la situation qui amènerait les participants à la ressentir. Ce stress en pratique clinique serait tombé dans les habitus de la pratique mais deviendrait observable, quantifiable et ressenti lors d'une activité d'apprentissage. Notre cerveau ne nous joue-t-il pas un tour afin de se préserver ? Le changement de contexte, de variable nous fait ressentir les choses à nouveau. Ce mécanisme de traitement de l'information inconscient ne s'opère-t-il pas lors des séances de simulation et du coup, le stress ressenti en pratique simulée n'est-il pas une redécouverte d'un ressenti qui n'est plus traité en pratique clinique ? La simulation ne permet-elle pas de donner à voir et à ressentir à nouveau cet état ?

Le potentiel de ce dispositif pédagogique est tel qu'il doit obliger à être attentif à l'impact qu'il peut avoir sur les participants. Le niveau de difficulté des séances doit être adapté au niveau des participants et l'environnement de travail doit correspondre à ce qu'ils connaissent. Il ne serait pas pertinent de faire vivre l'accueil d'un patient grave à un infirmier seul. Le niveau de difficulté serait trop élevé, le fait d'être seul ne correspond pas à sa pratique ni à la réalité de prise en charge de ce type de patient. Comme tout outil, il faut une réflexion qui permette d'anticiper les effets des scénarios dès leur conception. Pour cela, les scénarios sont écrits par des praticiens en exercice et en équipe pluridisciplinaire. Ceci permet d'adapter certains scénarios en fonction du public cible des séances. Il en va de l'éthique du formateur en simulation de ne pas stresser les participants inutilement mais d'introduire des situations de stress, comme les soignants peuvent les vivre au travail, de manière pertinente.

Ce sont les compétences des formateurs en simulation et leur éthique qui vont permettre d'assurer la sécurité des séances. En effet, les objectifs pédagogiques définis doivent être respectés en tenant compte du niveau des participants et du nombre de séances de simulation déjà vécues. La situation problème doit permettre d'atteindre les objectifs pédagogiques établis par l'équipe de formateurs tout en prenant en compte les caractéristiques des participants.

L'action de se confronter de manière sécurisée et sécuritaire à des situations cliniques stressantes à la manière de la mithridisation[34] pourrait être bénéfique pour les professionnels de santé. Se former à la gestion de situations stressantes de manière répétée et régulée en toute sécurité dans une visée de professionnalisation pour se désensibiliser ou se prémunir du stress est pertinente. Ce d'autant que l'incidence du stress et de l'épuisement professionnel sont importants chez les professionnels de santé. Si l'on se réfère à la didactique professionnelle et à ce que dit Pastré (2011) sur les situations problèmes en simulation, ces dernières doivent être adaptées au public cible de l'action de formation. Si elles sont trop complexes, il n'y aura pas d'apprentissage car l'objectif pédagogique ne pourra pas être atteint et si elle est trop simple, il n'y aura pas d'acquisition.

---

34 Le roi grec Mithridate VI a donné son nom à la mithridisation, procédé qui consiste à absorber de petites quantités de substances toxiques afin de s'immuniser contre celles-ci. Craignant d'être empoisonné, Mithridate ingérait régulièrement de petites quantités de poison. Cette pratique a une réalité clinique en médecine et est appelée désensibilisation. La méthode reste la même si ce n'est qu'on a remplacé le poison par des allergènes. Ces derniers sont inoculés après inactivation afin que l'organisme développe les défenses immunitaires pour s'en prémunir. C'est exactement le même principe lors de la vaccination où une partie inactive d'un virus est inoculée afin d'engendrer une réponse immunitaire de l'organisme pour se prévenir d'une maladie.

Nous pouvons citer ici, une tension éthique et pédagogique récurrente particulière à la simulation en santé qui est le fait de simuler la mort du mannequin lors d'une séance. En effet, nous pouvons nous demander s'il est licite de laisser aller une séance jusqu'au décès du patient reproduit. A l'image de la simulation dans le secteur aéronautique au cours de laquelle les pilotes ne vivent pas le crash de l'appareil car la séance est arrêtée avant. Même s'il ne s'agit que d'un artefact, l'impact psychologique sur les participants et la sensation de l'échec ultime de la prise en charge eux sont bien réels. Afin de se prémunir d'un débriefing difficile et de rassurer les participants, certains formateurs préviennent les participants que « le mannequin ne mourra pas aujourd'hui ». Mais cette formule servant à préserver les participants n'entraine-t-elle pas une modification du comportement des participants ? Si les participants savent que le mannequin ne peut pas mourir, ne seront-ils pas tentés de faire des actions différentes de leur pratique clinique parce que justement leurs actes n'auront aucune conséquence mortelle ? Corvetto et Taekman (2013) rappellent qu'il y a deux situations, soit la mort et sa gestion font partie de l'objectif pédagogique du scénario, soit il s'agit d'une mort par mauvaise prise en charge du patient reproduit. Il s'agit là d'une différence fondamentale. En effet, certaines séances sont spécifiquement axées sur le décès d'un patient et sa gestion (l'annonce à la famille, la coordination des différents acteurs, l'activation des équipes de prélèvement d'organes, ...), la mort est attendue et les participants sont prévenus du thème général de la séance. D'ailleurs, Nickerson et Pollard (2009) ont pu montrer qu'aux États-Unis, 84% des centres de simulation s'autorisaient à faire mourir le mannequin. Cependant 58,5% des centres ont des scénarii spécifiques où le mannequin décède (scénarii sur la fin de vie ou d'arrêt cardiaque) et 54% font mourir le mannequin si la prise en charge est inadaptée. Nickerson et Pollard (Ibid.) ont noté une différence notable entre les séances adultes et pédiatriques, puisque 80% des centres qui assurent des séances pédiatriques ne font pas mourir le mannequin parce qu'il s'agit d'un enfant. Nous pouvons aisément comprendre que l'impact psychologique du décès d'un enfant est majoré. Leighton (2009) précise qu'il y a 3 types de mort en simulation en santé : la mort est attendue, la mort est inattendue, la mort résulte d'action ou d'inaction.

Dans le même temps, il existe très peu de situations en pratique clinique où les étudiants peuvent se former à la prise en charge de la mort. C'est également valable pour les professionnels qui souhaitent se perfectionner. En cela, la simulation en santé est une méthode pédagogique qui peut permettre cette confrontation à la mort et en explorer différentes facettes.

Un paramètre à prendre en compte, dans l'approche de la mort, est la fréquence des décès selon la discipline ou le service. Ainsi, la mort en dermatologie sera moins présente que dans un service de soins palliatifs. La mort ne peut pas constituer une situation problème si les apprenants n'y sont pas possiblement confrontés dans leur activité. Lors d'une séance dans un contexte d'urgence vitale, la mort fait malheureusement partie des issues possibles et plausibles. Dans ce cas, la mort peut être tolérée car si le scénario ne peut pas aller jusqu'au décès du patient, c'est la fiabilité et la fidélité à la réalité clinique qui sont faussées. Le scénario ne serait pas conforme à la vie réelle. Si on se réfère à la simulation aéronautique, quand les pilotes dépassent les capacités physiques de l'appareil, cette donnée est prise en compte et la séance est stoppée. Ne pas engendrer le crash ferait perdre la crédibilité au scénario et au réalisme du simulateur. Pour autant, les pilotes ne vivent pas le crash car le scénario s'arrête avant l'accident. C'est la différence qu'il existe dans les jeux vidéo de conduite par exemple, entre un jeu de simulation qui respecte le réalisme des véhicules et de l'environnement et un jeu d'arcade qui ne respecte aucun élément de réalisme avec pour seul objectif l'amusement du joueur. L'objectif en simulation en santé n'est pas d'engendrer de l'amusement mais de reproduire au maximum la réalité pour générer de l'expérience visant l'apprentissage.

Nous pouvons faire le parallèle entre la mort et le stress. Ainsi il est tout à fait licite et normal d'intégrer des indicateurs immersifs de stress dès lors qu'ils sont présents dans la pratique clinique du participant. À l'image des exercices de simulation des forces armées, des équipes des Forces d'Intervention de la Police Nationale (FIPN) ou du Groupe d'Intervention de la Gendarmerie Nationale (GIGN), les participants à une séance de simulation pleine échelle doivent ressentir les effets du stress d'une situation pour les appréhender et apprendre à les maîtriser. Il serait absurde de créer une situation problème sans y intégrer les stresseurs aigus présents dans une situation réelle. La situation ne reflèterait pas la réalité et comme nous l'avons vu en nous appuyant sur les éléments proposés par Pastré (2011) il n'y aurait pas ou très peu d'apprentissage car la situation problème serait trop simple et éloignée du réel. Le Dr Langlois (2016), médecin du groupe Recherche Assistance Intervention Dissuasion (RAID), rentré le premier au Bataclan lors de l'attaque terroriste de novembre 2015 décrit très bien que les séances de simulation dont il a bénéficié lui ont permis de garder l'esprit clair malgré l'horreur de la situation et les tirs.

Bien évidemment, les situations les plus complexes doivent être réservées aux personnels aguerris. Mais il est tout à fait possible de moduler le niveau de difficulté afin de les intégrer dans une progression pédagogique. Nous pouvons prendre le cas d'un scénario avec la pose d'une voie veineuse périphérique. Il est possible de faire une séance sans stress pour apprendre la technique, l'organisation globale du soin, la communication avec le patient et/ou sa famille *etc*. Puis dans le cadre de la progression pédagogique, on peut ajouter des stresseurs aigus, le refus du patient et/ou de la famille, un malaise du patient lors du geste, la réalisation de ce geste technique lors d'une urgence vitale comme un arrêt cardiaque. Ces stresseurs aigus sont des éléments que les professionnels de santé vivent au quotidien. Il est licite de les y préparer en les confrontant à la réalité de la pratique clinique. Nous sommes bien dans une logique de professionnalisation et de préparation à l'exercice clinique.

Nous pouvons dire que rien ne sera néfaste par nature et s'il existe une intention positive basée sur des objectifs pédagogiques, il est possible de moduler les indicateurs immersifs de stress. Il est préférable de faire vivre certaines situations en pratique simulée pour s'y préparer plutôt que de les subir en pratique clinique sans y avoir été confronté. Nous avons vu qu'en anesthésie réanimation les situations pouvant engendrer du stress étaient nombreuses et que ce n'était pas étranger à l'incidence et à l'état de santé de ces professionnels.

En réanimation ou au déchocage[35], malheureusement, la mort est souvent présente. Les équipes doivent régulièrement y faire face. Les cas d'annonce à la famille du décès de leur proche sont fréquents. Dès lors, la simulation semble être un outil d'apprentissage et de développement de compétences relationnelles, communicationnelles, non techniques. Dans pareille situation, les soignants se doivent d'être empathiques. La simulation permet de développer l'empathie et ainsi de se comporter de manière adaptée (Bearman, Palermo, Allen et Williams, 2015). Il paraît compliqué et pas toujours licite d'exposer des personnels encore en formation à de telles circonstances. La simulation semble pouvoir apporter une solution à l'acquisition des compétences spécifiques que doivent développer les soignants. Cela paraît d'autant plus pertinent que les situations d'annonce sont particulièrement anxiogènes et stressantes pour les praticiens (Brown et *al.*, 2009 ; Bastiani, Faget et Caire, 2019). La simulation, en formant à des activités de soins stressantes pourrait permettre de limiter le stress en pratique clinique. Elle pourrait fournir des ressources aux professionnels de santé afin qu'ils contrôlent mieux certaines situations.

---

35 Le service du déchocage accueille les patients présentant les détresses vitales les plus graves. Ce service est géré par les anesthésistes réanimateurs. Il s'agit souvent d'une annexe de la réanimation.

# Chapitre 5

# L'anesthésie réanimation une spécialité au cœur du changement et des RPS

## 5.1 L'histoire moderne de l'anesthésie réanimation

L'anesthésie-réanimation est une spécialité « jeune » contrairement aux autres spécialités médicales. Nous verrons ici les grandes étapes de son changement et notamment les éléments de tension voire de conflit entre les différents acteurs qui ont pu jalonner son évolution. Nous faisons cet historique à visée heuristique concernant les risques psychosociaux des professionnels de santé exerçant en anesthésie-réanimation parce qu'il semble qu'ils y soient particulièrement exposés. Nous allons voir que la création de la spécialité pour les médecins ne s'est pas faite sans tension. D'autre part, l'arrivée de certains intervenants comme les infirmiers anesthésistes a modifié la pratique de l'anesthésie et les dynamiques des acteurs notamment au bloc opératoire.

La première société savante créée pour fédérer les Médecins Anesthésistes Réanimateurs (MAR), le fut par un chirurgien en 1934 (Cazalaà, Baker et Cousin, 2005). Les chirurgiens souhaitaient opérer davantage et dans de meilleures conditions. À sa création, la Société Française d'étude de l'Anesthésie et de l'analgésie comptait cent membres mais seuls quatre étaient des MAR et quatre-vingt-seize des chirurgiens (Kern, Lassner et Vourc'h, 2003). Cela peut paraître anodin mais c'est symptomatique de ce qui peut se passer parfois encore au sein d'un bloc opératoire en termes de stress, de tension, de gestion d'équipe pluriprofessionnelle et de risques psychosociaux. En effet, à cette époque c'était bien le chirurgien le « chef » de la salle du bloc opératoire et il décidait de tout, il fallait bien qu'un médecin soit responsable et prenne le leadership.

Certains comportements, sans les excuser, peuvent s'expliquer par les stigmates laissés par les pratiques anciennes malgré l'évolution de l'anesthésie-réanimation. Ainsi, à ses débuts, l'anesthésiste n'est qu'un simple exécutant qui assiste son confrère chirurgien. Avant la création de cette spécialité médicale, ce n'était pas un professionnel de santé qui était auprès du patient mais une personne que le chirurgien faisait venir pour « s'occuper de l'anesthésie ». Elle n'était qu'une aide du chirurgien, cela pouvait être le chauffeur du chirurgien, un externe ou une religieuse (Kern, 1971). Bien évidemment, il faut entendre l'anesthésie ici avec des méthodes très rudimentaires ne nécessitant pas de connaissances particulières. De nos jours, nous sommes bien loin de cette période révolue, l'anesthésie-réanimation nécessite des compétences techniques, non techniques ainsi que des connaissances dans de nombreuses autres spécialités afin de prendre en charge les patients les plus graves. Ces patients présentant parfois des défaillances multiviscérales[36], les MAR doivent maîtriser d'autres spécialités comme la pneumologie, la cardiologie, la neurologie, la néphrologie *etc*. Les pathologies des patients de réanimation sont d'origines diverses et peuvent toucher un ou plusieurs organes ce qui oblige les MAR à cette maîtrise des autres disciplines. Ils doivent par exemple maîtriser la pneumologie pour régler un respirateur, la cardiologie pour analyser un trouble du rythme cardiaque, la neurologie pour gérer la réanimation d'un traumatisé crânien *etc*. Il en va de même pour les équipes d'anesthésie qui doivent gérer la réanimation peropératoire d'un patient qui se fait opérer d'une pathologie principale mais qui peut présenter d'autres antécédents. Par exemple, une personne âgée peut avoir des antécédents cardiaques, pulmonaires, rénaux *etc* associés à sa pose de prothèse de hanche. L'équipe d'anesthésie doit alors tenir compte de la pathologie principale qui fait que ce patient est opéré et de l'ensemble des autres antécédents.

C'est après la seconde guerre mondiale que l'anesthésie-réanimation a connu un essor considérable mais aussi de nouvelles tensions entre les acteurs. Lors du conflit, les

---

36 Qui touche plusieurs organes.

américains qui avaient des MAR et des infirmiers anesthésistes dans leurs troupes ont apporté cette expertise en France. À l'époque, il y avait peu de moyens et peu de professionnels. Les malades n'étaient pas aussi complexes qu'aujourd'hui car bien souvent ils mouraient avant leur arrivée au bloc opératoire. La société acceptait aussi plus facilement le fait de décéder au bloc. Soixante ans plus tard c'est devenu l'inverse, il est inconcevable qu'un patient meure au bloc. Cette perception par la société ajoute du stress aux équipes exerçant en anesthésie-réanimation. Malheureusement, en réanimation, lorsqu'il s'agit des personnes les plus gravement atteintes, le risque de décès est majoré.

En 1947, la faculté de médecine de Paris ouvrit le premier enseignement commun destiné aux médecins, sages-femmes et infirmiers (SNIA, 2017). En 1949, la faculté décida de créer une formation spécifique pour les paramédicaux et de leur délivrer une attestation d'études d'aide anesthésiste. Des tensions entre médecins et paramédicaux commencèrent et en 1951 Anne de Casamajor décida de créer le Syndicat National des Infirmiers Anesthésistes afin de défendre la profession (SNIA, *ibid.*). La profession actuelle d'Infirmier Anesthésiste Diplômé d'État (IADE) a régulièrement été mise à mal par les médecins. En 1967, René Baumann, professeur en chirurgie, demanda la suppression pure et simple des infirmiers aide-anesthésistes. En 1974, nouvelle tentative de faire disparaître les infirmiers aide anesthésistes par des MAR et certains chirurgiens qui déposèrent un amendement au parlement pour placer les IADE dans un cadre en voie d'extinction. En 1981, lors de la refonte du décret relatif aux actes professionnels et à l'exercice de la profession d'infirmier, les MAR demandèrent le retrait du terme « anesthésie générale » de la liste des actes infirmiers. Ce qui aurait signifié la disparition des infirmiers anesthésistes. Cette énième tentative échoua et la profession d'infirmier anesthésiste ne sera plus contestée. Au contraire, en 2012 l'arrêté du 23 juillet instaure le grade master aux infirmiers anesthésistes diplômés d'état. Les IADE sont les premiers professionnels de santé à bénéficier de cette reconnaissance.

Nous avons pu voir que l'évolution des praticiens en anesthésie réanimation n'a pas toujours été simple et que des tensions entre les médecins et les paramédicaux ont parfois été vives dans les deux camps. Les IADE et les MAR sont en collaboration étroite. Chacun a ses compétences et celles des IADE sont couvertes par celles des médecins. D'autre part, malgré la reconnaissance à un grade master, les IADE ne sont pas complètement autonomes et ils ne sont pas reconnus comme profession médicale à l'instar des sages-femmes. Il semblerait que l'évolution des IADE ne soit pas terminée et des textes récents du ministère de la santé notamment sur les pratiques avancées laissent à penser que certains paramédicaux, dans certaines circonstances, pourraient gagner en autonomie. Mais il est impossible de savoir qui seront ces futurs professionnels.

En guise de conclusion, nous souhaitons simplement citer le Pr Scherpereel (2003) :

> *Une autre question taboue concerne également l'assistance de l'anesthésiste réanimateur. Par-delà une certaine hypocrisie et les préoccupations d'ordre syndical, d'un bord comme de l'autre, des réalités s'imposent, même dans des pays comme la Grande-Bretagne ou la Belgique, où l'existence même d'infirmières anesthésistes a toujours été refusée et combattue. Nous avons la chance d'avoir en France des IADE de grande qualité, dans une proportion plus raisonnable que dans les pays scandinaves, où leur nombre peut être de trois à dix fois supérieur à celui des spécialistes médicaux. Leur formation théorique et pratique, encadrée par un décret de compétence, en fait le complément naturel et approprié des médecins anesthésistes-réanimateurs, aussi bien au bloc opératoire, qu'en salle de surveillance post interventionnelle et dans les secteurs d'urgence et de réanimation. La notion d'équipe d'anesthésie (anesthesia team) proposée Outre-Atlantique est une réalité déjà souvent ancienne dans notre Pays.* (p.344).

Si l'objectif premier est et reste la qualité et la sécurité des soins pour les malades, nul besoin de guerre intestine. Le potentiel soignant doit économiser ses forces dans une période contrainte pour continuer à apporter ce niveau de prise en charge. Il nous a paru important de faire cet historique pour mesurer la place de l'anesthésie réanimation au sein de l'institution hospitalière. Certaines tensions perdurent encore parfois comme entre les chirurgiens et les anesthésistes réanimateurs ou entre les infirmiers anesthésistes et les médecins anesthésistes réanimateurs. La notion d'équipe d'anesthésie nous paraît tout à fait adaptée et pertinente. Ce faisant, il n'est pas inné de travailler et de s'intégrer sans tension aux équipes pluridisciplinaires. La simulation peut permettre de mieux appréhender les missions et les compétences de chacun de ces acteurs. La spécialité anesthésie réanimation a vécu de nombreux changements et c'est encore le cas de nos jours. En créant un espace en dehors de la pratique clinique, la simulation peut permettre la découverte du rôle de chaque acteur présent au bloc opératoire. Chacun peut ainsi appréhender la professionnalité inhérente à chaque corps professionnel et développer sa propre posture professionnelle tout en respectant les limites de l'exercice de l'autre. Le patient est pris en charge par une seule et même équipe mais interdisciplinaire. Il apparaît crucial de limiter les oppositions médecins et paramédicaux, anesthésistes-réanimateurs et chirurgiens, ils travaillent tous pour un même objectif. Ce faisant, il n'est pourtant pas aisé de comprendre les enjeux et contraintes de chacun, ce d'autant plus quand la situation se complique et se complexifie. La simulation pleine échelle peut permettre cet apprentissage essentiel du travailler ensemble.

### 5.2 L'histoire sociale de l'anesthésie réanimation

En France, l'anesthésie réanimation est devenue une spécialité médicale seulement en 1966, ce qui est récent par rapport aux autres disciplines. Avec l'arrivée de la spécialité, le dédain du monde médical pour l'anesthésie, perçue comme d'une « simplicité ridicule » s'estompe progressivement (Faure, 2005). Mais rien n'est encore stabilisé dans ce milieu comme nous venons de l'évoquer et certains souhaiteraient voir la spécialité séparée avec d'une part l'anesthésie et d'autre part la réanimation. Certains praticiens exercent dans des réanimations ou des soins intensifs sans être anesthésistes réanimateurs. Ils ont une autre spécialité et ils sont titulaires d'un Diplôme d'Études Spécialisées Complémentaires (DESC) leur permettant d'exercer en tant que réanimateur médical. 2017 a une nouvelle fois vu les anesthésistes réanimateurs et les internes préparant la spécialité revendiquer leur double fonction d'anesthésiste ET réanimateur. Leurs deux activités sont totalement liées et complémentaires. D'autre part, c'est cette diversité de leur métier qui en fait toute la richesse et l'attractivité. Cependant, si 85% des MAR exercent exclusivement en anesthésie (Pontone, Brouard, Scherpereel, Boulard et Arduin, 2002) le souhait de dichotomiser la spécialité génère des tensions au sein des équipes avec des partisans et des détracteurs. En effet, cette même année a vu la création d'un nouveau Diplôme d'Étude Supérieure en Médecine Intensive-Réanimation. À l'instar des infirmiers en pratique avancée, quelle sera la place des médecins exerçant cette « nouvelle » spécialité ? Comment vont-ils pouvoir s'insérer dans le schéma actuel d'organisation de l'anesthésie-réanimation ? Comment seront-ils accueillis alors que la majorité des praticiens souhaite conserver la « double » spécialité ?

Pour compenser un manque de reconnaissance, les MAR travaillent dur, sont minutieux, se rendent disponibles et ne comptent pas leurs heures (Faure, 2005). Malheureusement ce type de comportement, fort louable, est générateur d'épuisement professionnel et de risques psychosociaux. Comme le dit Clot (2010), c'est bien les travailleurs consciencieux, qui aiment leur travail, qui sont à risque d'épuisement professionnel et de risques psychosociaux. Les valeurs professionnelles qui poussent les MAR sont avant tout des valeurs de générosité, humanitaires, soucieuses de l'environnement social du malade (Faure, *ibid.*). Cela renvoie à une image un peu idyllique et idéale du médecin. La confrontation au réel de leur activité pousse parfois ces praticiens à passer outre ces valeurs (il faut par exemple parfois qu'ils « choisissent » les patients pourtant graves qui bénéficieront des soins de réanimation et en refuser certains par manque de place). Le fait de travailler contre ses valeurs personnelles est générateur de stress et d'épuisement professionnel. Ces médecins ont l'impression d'être en décalage avec le cursus académique (Faure, *ibid.*). Il peut être plus complexe de s'insérer dans la catégorie socio-professionnelle médicale si on se sent en décalage avec cette dernière. Là encore, cette vision, cette perception, ce sentiment d'appartenance décalé, différent sont de nature à engendrer des risques psychosociaux.

Il existerait trois générations de MAR. Ceux formés avant les années 1980 plus orientés vers le côté manuel du métier. Ceux formés entre les années 1980 et 1990 commencent à changer d'aspiration quant à leur métier et de statut au sein de la communauté médicale. Enfin, ceux contemporains qui accèdent aux mêmes choses que les autres médecins, qui occupent des places stratégiques, siègent dans les instances dirigeantes et s'impliquent dans la recherche (Faure, 2005).

Le lien entre les MAR et les Infirmiers Anesthésistes Diplômés d'État (IADE) est unique dans le secteur de la santé. En effet, les IADE ont une exclusivité de compétences qui fait qu'ils sont les seuls paramédicaux à pouvoir travailler en anesthésie avec les MAR. La création de ce binôme à part ne s'est pas faite sans difficulté et il persiste parfois encore des incompréhensions dans les prérogatives des uns et des autres. Si nous prenons l'exemple des autres spécialités infirmières (Infirmière de Bloc Opératoire Diplômée d'État (IBODE) et puéricultrice), leur spécialisation ne leur octroie pas une exclusivité d'exercice. Ainsi, des infirmières travaillent en pédiatrie et pas uniquement des puéricultrices, de même il y a des infirmières non IBODE dans les blocs opératoires. Pour ces dernières, l'ajout d'unités d'enseignement à leur formation initiale afin d'obtenir un grade master ainsi que la réalisation d'actes exclusifs devraient faire évoluer cette spécialité.

Les IADE ne sont pas non plus en reste quant aux attaques régulières qu'ils subissent et nous avons vu que leur histoire avait été jalonnée de tensions voire de conflits. Malgré le code de santé publique qui élargit de plus en plus leur champ de compétences, certains cherchent à les cantonner à du travail « infirmier » et refusent l'évolution de leur métier. Le manque voire l'absence de reconnaissance peut engendrer des RPS et de l'épuisement professionnel. Ce faisant, c'est notamment la présence des IADE dans les blocs opératoires auprès des MAR qui a contribué à faire chuter le nombre d'incidents ou d'accidents au bloc opératoire. Il y a parfois un décalage certain entre la législation et l'activité réelle des IADE. La profession d'IADE est parfois menacée comme celle des médecins anesthésistes réanimateurs. En effet, certains médecins pensent qu'un « bon » infirmier « bien » formé avec un diplôme universitaire pourrait faire le travail d'un IADE…

L'enquête du Syndicat National des Infirmiers Anesthésistes (SNIA) réalisée en 2018 montre que les IADE ne se contentent pas d'exercer en bloc opératoire mais assurent beaucoup d'autres missions (formation, service mobile d'urgence et de réanimation…). Ils sont 35% à avoir poursuivi leur professionnalisation avec des diplômes universitaires.

La place de ces soignants n'est pas figée et elle continue d'évoluer ce qui n'est pas forcément le cas dans les autres secteurs d'exercice. Le changement a marqué l'évolution de cette spécialité. Des changements s'opèrent encore de nos jours. Le souhait de certains de séparer la spécialité entre la médecine intensive d'un côté et l'anesthésie de l'autre, réactive des tensions génératrices de stress. Le positionnement des IADE de niveau master 2 vis à vis des futurs infirmiers de pratiques avancées (IPA) qui seront titulaires d'un master 2 diplôme d'état pourrait là aussi générer des tensions. Les IPA auront un « vrai » master 2 alors que les IADE ne sont reconnus qu'au grade master malgré deux ans d'études de spécialisation. Certains professionnels aimeraient que les IADE intègrent la classe des professions médicales à compétences définies comme les sages-femmes.

Les étudiants en médecine apprécient l'anesthésie réanimation puisqu'elle fait partie des trois spécialités qu'ils estiment les plus prestigieuses (Creed, Searle et Rogers, 2010). En revanche, ils sont tout à fait lucides sur les contraintes de la spécialité car pour le coup, elle se retrouve dans les trois dernières en termes de qualité de vie.

### 5.3 Le réel de l'anesthésie réanimation

Pour bien comprendre les spécificités des professionnels exerçant en anesthésie réanimation, il est essentiel de comprendre leur activité pour essayer de cerner ce qui peut être générateur de stress ou correspondre à des facteurs de risques psychosociaux. En effet, malgré un attrait des étudiants en médecine pour cette spécialité ils en reconnaissent les contraintes. Nous devons explorer ces contraintes liées aux spécificités du réel de l'activité des professionnels exerçant en anesthésie réanimation car ces dernières peuvent permettre de comprendre les sources de tensions, de stress, de mal être au travail *etc.*

Il y a deux grandes catégories de professionnels, les médecins et les paramédicaux. Les médecins sont représentés par les professeurs d'université praticiens hospitaliers, les praticiens hospitaliers, les chefs de clinique, les internes séniorisés[37] et les internes. Du côté des paramédicaux, nous retrouvons les infirmiers anesthésistes et les infirmiers. Les aides-soignants ne sont pas *stricto sensu* des paramédicaux mais nous les incluons dans cette catégorie pour une facilité de compréhension. Ils sont présents dans tous les secteurs de l'anesthésie réanimation. Il existe d'autres personnels exerçant en anesthésie réanimation mais dont la fonction ou l'activité est plus entendue comme support et non exclusive dans ces services comme les masseurs kinésithérapeutes, les agents des services hospitaliers, les diététiciens... Nous ne parlerons volontairement pas de ces personnels.

Nous nous cantonnerons dans notre recherche à l'activité des soignants en anesthésie réanimation exerçant dans le secteur

---

[37] Un interne séniorisé est un interne en fin de cursus de professionnalisation qui est positionné comme un praticien hospitalier afin d'acquérir les compétences inhérentes à ses futures fonctions.

public. Il existe des différences parfois substantielles comme le positionnement des IADE, dans les structures privées, les IADE sont embauchés et employés par les médecins anesthésistes réanimateurs. Leur relation est dès lors différente car dans le secteur public ces professionnels collaborent sans lien hiérarchique si ce n'est fonctionnel.

### 5.3.1 Où exercent les professionnels de l'anesthésié réanimation ?

Les praticiens de l'anesthésie réanimation exercent dans deux sites principaux : le bloc opératoire et les services de réanimation polyvalente ou spécialisée. Néanmoins, ils peuvent assurer des consultations ou des gestes dans de nombreux autres services de l'hôpital. Ils ont toujours ce côté « nomade » étant sollicités par d'autres services que les leurs. Les services de déchocage, qui accueillent les patients les plus graves arrivant à l'hôpital et présentant une urgence vitale, sont des « annexes » des services de réanimation ou des blocs opératoires. Ils sont gérés par des Médecins Anesthésistes Réanimateurs (MAR). De manière similaire, les maternités sont considérées comme des blocs opératoires dans lesquelles les MAR exercent notamment pour réaliser une analgésie lors de l'accouchement ou en cas de conversion de l'accouchement par voie basse en césarienne.

Dans les blocs opératoires, les MAR et les IADE travaillent en binôme. C'est la règle du « n + 1 » qui s'applique, c'est à dire qu'il y a un médecin sénior qui supervise deux salles de bloc opératoire. Il faut dans ce cas un professionnel de santé présent en permanence dans chacune des salles. Il peut s'agir d'un interne en anesthésie réanimation et/ou d'un IADE. Afin d'assurer les interventions urgentes, les blocs opératoires fonctionnent en garde la nuit et les weekends. Les spécialités chirurgicales qui ont moins d'activité fonctionnent en astreinte[38] afin d'assurer une réponse si une urgence se présente.

---

[38] Dans le secteur de la santé, l'astreinte consiste à rester joignable et à pouvoir se rendre dans l'établissement de soins en moins de trente minutes. L'astreinte ne donne pas droit au repos de sécurité contrairement à la garde sur site.

Dans les réanimations polyvalentes ou spécialisées, il y a des paramédicaux majoritairement non spécialisés c'est à dire des infirmiers diplômés d'état. Certains de ces services ont des IADE mais cela reste rare et dans tous les cas ils n'exercent pas en tant qu'infirmiers mais sont sur des missions propres (actes techniques, formation, transports de malades intubés ventilés...). La réglementation impose d'avoir un ratio infirmiers/malades de 2/5. Comme nous parlons d'humains, une infirmière a deux malades et l'autre trois. Ce ratio permet de garantir une qualité et une sécurité des soins optimales. En effet, la lourdeur de la ou des pathologies et les soins à réaliser sont tels qu'une infirmière ne pourrait pas s'occuper de plus de malades. Ce faisant, il faut garantir une continuité des soins et le nombre de personnels dans ces services est constant. Contrairement aux services « classiques » de l'hôpital qui s'allègent la nuit et les weekends, les réanimations elles, comportent exactement le même nombre de professionnels de santé 24H/24. D'autre part, la présence des praticiens auprès des malades est constante et ces derniers ne dorment pas lors de leurs gardes. Ils ont au mieux une salle de repos dans laquelle ils peuvent se retrouver pour se détendre, manger ou discuter. Seul le médecin a la possibilité d'avoir une chambre car il fait quasiment 24h de garde. Ces services fonctionnent soit sur des cycles de 8h de travail en jour et 10h en nuit avec une équipe le matin, une l'après-midi et une la nuit. ; soit sur des cycles de 12h avec une équipe de jour et une équipe de nuit.

***La charge de travail est ainsi lourde dans ce type de service où les praticiens sont sollicités en permanence. Nous comprenons ainsi que l'incidence du stress et de l'épuisement professionnel sont importants.***

### 5.3.2 Comment les professionnels de l'anesthésie réanimation exercent-ils ?

Les MAR exercent majoritairement dans leur service de rattachement mais ils peuvent également assurer des gardes dans d'autres services. Nous pouvons citer par exemple le Service d'Aide Médicale Urgente (SAMU), les services des grands brulés etc. Nous pouvons évoquer le cas du SAMU 31 dont le directeur est anesthésiste réanimateur. D'ailleurs le créateur du SAMU, Louis Lareng, était lui aussi un MAR. Ces médecins ont une diversité possible d'exercice importante ce qui n'est pas le cas des autres spécialistes.

Les gardes sont ainsi très présentes dans l'activité de ces praticiens, qui doivent assurer en plus de celles dans leur service, des gardes du circuit dit général, c'est à dire au bloc opératoire, à la maternité et en réanimation polyvalente ou spécialisée. Ces professionnels de santé doivent s'adapter régulièrement à travailler avec de nouvelles personnes, dans de nouveaux locaux, appliquer de nouvelles procédures. Le tout dans un contexte le plus souvent dit critique, c'est à dire que la vie du patient est en jeu parce qu'il présente une urgence, une complication ou une pathologie lourde. Les MAR assurent de nombreuses gardes, environ une par semaine et travaillent un à deux weekends par mois.

Pour les paramédicaux, les infirmiers des réanimations assurent 30 à 50 % de leur activité en nuit en fonction de leurs horaires de travail et assurent un weekend de travail sur deux. En fonction des problématiques de service cela peut monter à deux weekends travaillés sur trois.

Nous y reviendrons, mais cette charge de travail cyclée et le nombre important de gardes ou nuits ne sont pas pour rien dans l'épuisement professionnel de ces praticiens. Le travail de nuit a été reconnu comme générateur de pathologies et en particulier de cancer (Schernhammer et *al.*, 2003 ; Megdal, Kroenke, Laden, Pukkala et Schernhammer, 2005 ; Viswanathan, Hankinson et Schernhammer, 2007 ; Brudnowska et Pepłońska, 2011 ; Bayon et Léger, 2014). En effet, même si l'impact des changements d'horaires ou le travail de nuit est à présent connu, ces derniers restent une conséquence obligatoire du maintien de la sécurité et de la qualité des soins. La permanence des soins dans les services de l'anesthésie réanimation oblige à avoir des personnels exerçant en nuit et/ou en garde et/ou en astreinte.

Notre travail ne porte pas sur ces organisations de travail mais sur les situations professionnelles critiques qui peuvent générer des RPS, cependant nous voyons que le contexte organisationnel participe et peut potentiellement augmenter les difficultés psychosociales rencontrées par ces professionnels.

### 5.3.3 La criticité au cœur du travail des soignants exerçant en anesthésie réanimation

Tous les sites où exercent les professionnels de l'anesthésie réanimation sont confrontés régulièrement à des situations critiques. Nous allons donner une définition de ces moments charnières où tout peut basculer du bon ou du mauvais côté. Si nous prenons tout simplement la définition du Centre National de Ressources Textuelles et Lexicales (CNRTL), une situation critique est « une crise avec des suites de grande importance et dont l'évolution peut être favorable ou défavorable tout en comportant un danger et des risques. ».

Appliquée au domaine de la santé, nous proposons l'étayage suivant afin de mieux cerner la complexité d'une situation critique contextualisée à l'anesthésie réanimation :

Il s'agit d'une crise au cours de laquelle le patient et/ou les professionnels encourent un risque ou un danger et dont l'évolution peut être favorable ou défavorable. Lorsque cette crise concerne le patient, son état de santé est mis en jeu et peut se dégrader. Cette dégradation intervient de manière aiguë, c'est à dire suffisamment rapidement et/ou intensément pour engendrer un risque vital pour le malade. Les professionnels de santé doivent alors réagir avec la rapidité et l'intensité que la situation exige. La confrontation à ces situations constitue un risque pour ces soignants notamment à cause du stress aigu et/ou chronique qu'ils vont ressentir et/ou subir. Les situations critiques sont un danger pour la santé de ces professionnels qu'il faut apprendre à maîtriser afin d'en minimiser l'impact sur l'organisme.

Nous faisons ici la différence entre une urgence et une situation critique. L'urgence est réelle ou ressentie comme telle.

Dès lors, le terme d'urgence ne reflète pas toujours une réalité pour les soignants et/ou pour les patients. Il peut y avoir une différence entre la réalité du niveau d'urgence pour le patient et son ressenti par ce dernier. Il suffit de voir l'engorgement des services d'urgence par des patients qui pourraient consulter un médecin généraliste et qui n'ont rien à faire dans ce type de service pour s'en persuader. Une situation critique comporte des éléments avérés de criticité, d'urgence et/ou d'incertitude.

D'autre part la notion d'urgence semble se limiter à la santé du patient alors qu'une situation critique peut impacter les soignants. Par exemple, le fait d'avoir à annoncer le décès d'un proche à une famille est une situation particulièrement critique et sensible pour l'équipe soignante, elle se renouvelle plus fréquemment dans cette spécialité. Il n'y a pas de notion d'urgence et pourtant il s'agit d'une situation complexe dans laquelle les mots utilisés, l'attitude des professionnels… auront leur importance.

D'ailleurs certains services où les patients instables nécessitent une surveillance constante s'appellent des soins intensifs. Les soignants qui exercent en anesthésie réanimation ne le font pas par hasard. Doppia (2001) parle de dépendance vis à vis des catécholamines ou pour le dire plus simplement, ces professionnels affectionnent l'exposition au stress et à l'adrénaline engendrés lors des situations critiques. C'est paradoxal puisque ce stress qui peut amener les soignants à faire le choix d'exercer dans ces services est aussi la cause de pathologies pour l'organisme.

### 5.3.4 La professionnalisation par simulation : un vecteur de qualité de vie au travail

Afin d'accomplir leurs missions et réaliser leurs tâches, les professionnels de santé doivent réfléchir et trouver des solutions aux problèmes de santé (Curry et Wergin, 1993 ; Higgs, Jones, Loftus et Christensen, 2018). Nous l'avons vu, c'est Barrows et Tamblyn (1980) qui ont développé la formation par résolution de problème pour les médecins et notamment pour les anesthésistes.

Il s'agit là d'une compétence à part entière comprise dans les *soft skills*. Un raisonnement clinique mal maîtrisé peut engendrer des difficultés professionnelles et par ricochet des RPS. La simulation peut faciliter l'apprentissage de ce raisonnement afin de mieux cerner les situations de travail et y faire face. Les compétences se développent en situations (Le Boterf, 2013) ce qui nécessite de les vivre. Il n'existe alors que deux façons pour les travailler, la pratique clinique ou sa reproduction à l'identique en simulation pleine échelle. Le cursus expérientiel clinique est impossible à maîtriser en termes de contenu, il est ainsi aléatoire. La simulation peut permettre de confronter à l'infini les individus à des situations définies comme professionnalisantes et ainsi travailler le raisonnement clinique adapté dans de telles situations. Dans des secteurs où la sécurité est importante comme en aéronautique, dans le nucléaire ou en anesthésie, les incidents sont rares. Si nous prenons une panne moteur en aéronautique, durant toute sa carrière, seul un pilote sur sept y sera confronté une fois. Comme nous l'avons vu, il en va de même avec l'hyperthermie maligne en anesthésie où « au mieux » un praticien y sera confronté une fois dans sa carrière. Il est alors indispensable d'utiliser un outil de formation permettant de s'y confronter « artificiellement » afin de développer son raisonnement clinique en pareille circonstance. La simulation est un accélérateur d'expérience, calibré et sécurisé.

Le raisonnement clinique est le processus de pensée et de prise de décision qui permet au clinicien de décider des actions les plus appropriées dans un contexte spécifique de résolution de problème de santé (Nendaz, Charlin, Leblanc et Bordage, 2005). Plus le niveau de la situation est complexe, plus le raisonnement clinique prend une forme spécifique. En effet, il existe deux grands types de raisonnement clinique, le modèle hypothético-déductif et le modèle inductif[39]. Le raisonnement clinique

---

[39] Dans le modèle hypothético-déductif, les praticiens appuient leur raisonnement clinique sur des données probantes. Dans le modèle inductif, les soignants appuient leur raisonnement clinique sur des éléments symptomatiques sans pour autant avoir un diagnostic. Dans certaines circonstances, il n'est ni nécessaire, ni possible d'avoir un diagnostic pour agir.

concerne tous les professionnels de santé, même s'il a été particulièrement décrit par les sciences infirmières et par extension dans les soins infirmiers. Le problème c'est que le raisonnement clinique cohabite avec plusieurs concepts de raisonnement en soins dont la résolution de problème, le jugement clinique *etc*.

Il est essentiel cependant il pose problème à un certain nombre d'étudiants, entre 5 et 15% des étudiants en médecine (Szumacher et *al*., 2007) alors qu'il est la base de la réflexion de tout praticien. D'autre part, ces difficultés sont parfois identifiées tardivement dans le cursus de formation (Frellsen, Baker, Papp et Durning, 2008 ; Hauer, Teherani, Kerr, O'Sullivan et Irby, 2007 ; Hicks et *al*., 2005) ce qui accentue la complexité pour y remédier ou mettre en place des actions correctrices. La formation au raisonnement clinique apparaît comme un enjeu au vu du volume d'étudiants qui sont en difficulté avec cette compétence, pourtant majeure à leur pratique. D'autre part, les conséquences sont potentiellement graves dans un secteur devant être le plus sécurisé et le plus sûr possible. L'apprentissage de la réflexion dans l'action au profit du patient peut être relayée par la simulation et ses différentes modalités. La diversité des méthodes permet de cibler au mieux les objectifs pédagogiques, afin de répondre aux besoins collectifs, individuels et spécifiques à chaque profession. La simulation peut donc constituer un outil de professionnalisation pertinent.

Selon Wittorski (2007) la professionnalisation correspond à la construction d'un professionnel avec le développement des compétences inhérentes à la profession. Dès lors, les *soft skills* sont intégrées à ce processus. Certaines de ces compétences étant clairement orientées dans la gestion du stress et des émotions, la gestion des conflits, du travailler ensemble *etc*; la professionnalisation à de telles compétences est de nature à influencer la qualité de vie au travail. D'autre part, une augmentation de la maîtrise de son travail, générée par un dispositif de professionnalisation, peut permettre une amélioration de la qualité de vie au travail par la modification de la perception de l'environnement professionnel par les travailleurs. Une autre *soft skill*, que nous avons retenue et qui est de nature à augmenter la qualité de vie au travail, est la flexibilité. Cette dernière peut permettre de diminuer les conflits et les tensions symptomatiques de RPS et ainsi améliorer la qualité de vie au travail.

Ainsi, la simulation s'inscrit dans un double objectif conscientisé ou non, de professionnalisation et de sécurisation des soins. La professionnalisation avec cette méthode pédagogique apparaît comme un enjeu pour atteindre une professionnalité optimale, en lien avec le réel de l'activité de chaque praticien. Nous parlons ici de formation initiale, mais il en est de même avec la formation continue. Le secteur de la santé étant particulièrement dynamique, les connaissances évoluent rapidement et seule une professionnalisation continue permet de se maintenir au niveau attendu. De plus, selon Benner et Tanner (2009), il faudrait au moins trois ans pour être à un niveau convenable de novice et une dizaine d'années pour atteindre le niveau d'expert. Le praticien novice applique un arbre de décision et ainsi un raisonnement clinique de type déductif alors que l'expert est capable de reconnaître des schèmes de présentation cliniques et mettre en œuvre un raisonnement clinique inductif ou déductif indifféremment. Le novice exécute les éléments appris à l'école alors que l'expert ajuste les éléments aux situations spécifiques en s'appuyant sur les informations qu'il recueille (Neistadt, 1996).

La simulation permet aux participants, grâce au débriefing, d'analyser collectivement et d'être réflexif vis à vis du raisonnement clinique qui a été mis en œuvre et ainsi de le développer (Lapkin, Levett-Jones, Bellchambers et Fernandez, 2010). Développer le raisonnement clinique permet de corriger les potentielles sources d'erreur et revient à mieux développer les ressources individuelles face au stress. Le stress étant lui-même cause ou conséquence des erreurs médicales (Leape, 1994 ; Sexton, Thomas et Helmreich, 2000 ; Seys et *al.*, 2013). D'autre part, les erreurs médicales sont également génératrices d'épuisement professionnel pour les soignants (Shanafelt et *al.*, 2010). Travailler et développer le raisonnement clinique permet ainsi de prévenir la survenue d'erreurs médicales, de stress et de RPS. En reproduisant à l'identique l'environnement de travail des soignants, ils développent des outils qu'ils peuvent réinvestir immédiatement dans leur pratique clinique. Les soignants peuvent, grâce à la simulation, trouver des solutions pour continuer à avoir un raisonnement clinique dans une situation critique. Ils peuvent expérimenter également l'intérêt d'une aide cognitive[40].

### 5.3.5 Un co-raisonnement clinique lors d'une situation critique

Le raisonnement clinique s'entend pour un professionnel de santé. Mais lors d'une situation critique ou d'une crise, de multiples professionnels vont devoir travailler ensemble. Dès lors ce n'est plus le raisonnement clinique d'un individu mais celui d'une équipe pluri-professionnelle, n'y-a-t-il pas un niveau méta au raisonnement clinique individuel du praticien ? Un co-raisonnement clinique combinant le raisonnement clinique de chaque individu composant l'équipe ne se met-il pas en œuvre pour résoudre la crise qui préoccupe le collectif ? Prenons un exemple dans un bloc opératoire en dehors de toute situation de crise. Si nous comparons les phases critiques lors d'une intervention chirurgicale, les phases à risque ne sont absolument pas les mêmes pour l'équipe de chirurgie que pour l'équipe d'anesthésie. En effet, lors d'une anesthésie générale, les deux phases à risque sont la phase d'induction ou mise en œuvre de l'anesthésie puis la phase de réveil. Pendant la chirurgie, surtout si cette dernière n'est pas à risque particulier, il y a peu ou pas de problème pour l'équipe d'anesthésie.

L'anesthésie est très souvent comparée à l'aéronautique où les phases à risque sont le décollage et l'atterrissage. Pendant le vol, l'avion a son pilote automatique et l'équipage est là pour pallier

---

40 Une aide cognitive est un outil créé pour aider son utilisateur à réaliser plus efficacement une ou des tâches. Elle doit rendre la réalisation de ces tâches plus rapide, plus fluide tout en diminuant les erreurs et les omissions (Marshall, 2013).

à un incident mais c'est bien le pilote automatique qui opère. Cette analogie est similaire aux phases d'anesthésie. En revanche, c'est pendant l'opération que l'équipe chirurgicale elle, est en phase à risque. Il y a un décalage entre les membres de l'équipe pluri-professionnelle présente au bloc opératoire.

Le raisonnement clinique de chaque praticien est alors en décalage, même si pris individuellement il peut être adapté et de haut niveau. Chacun va raisonner selon l'étape où il se trouve, sans synchronisation avec les autres professionnels. En dehors de toute urgence ou crise, cela ne pose pas particulièrement de problème.

Un élément qui formalise cette différence de phase est la gestion du silence dans la salle d'intervention. Chaque équipe souhaite le silence afin de rester concentrée et/ou pour des raisons médicales à des temps opposés. Lors de la mise en place de l'anesthésie, il est souhaitable que cette étape se passe dans le calme, sans bruit parasite, sans élément perturbateur, sans tension. Cela devient primordial si les professionnels souhaitent faire de l'hypnose conversationnelle par exemple ou carrément fondamental en pédiatrie lors d'une induction par voie inhalatoire. C'est parfois le moment où l'équipe de chirurgie prépare son matériel, rentre et sort de la salle, discute… Pendant la chirurgie c'est l'inverse, les praticiens ont besoin de calme pour se concentrer et l'équipe d'anesthésie peut parfois se mettre à discuter, sortir de la salle, préparer du matériel… En fin d'intervention, le patient est censé se réveiller dans le calme et chaque bruit parasite peut stimuler la personne à mauvais escient. Ce stimulus peut en effet engendrer une complication comme un laryngospasme[41] ou un bronchospasme[42]. Mais pour l'équipe de chirurgie qui a terminé, c'est le moment de ranger, de mettre les instruments à tremper, de discuter…

---

41 Le laryngospasme est la fermeture réflexe du larynx entrainant une obstruction des voies aériennes.

42 Le bronchospasme est une diminution du diamètre des bronches entrainant des difficultés respiratoires.

Lors d'une situation critique, il est fondamental que tous les professionnels présents travaillent de concert, en synergie, avec des raisonnements cliniques synchronisés. Un co-raisonnement clinique doit se mettre en œuvre afin de résoudre l'incident collectivement. Cette crise devient et est l'affaire de tous les intervenants présents. Afin d'être efficaces ensemble lors de situations complexes, il est fondamental que les praticiens connaissent mutuellement les compétences de chaque intervenant. Ils doivent dépasser des représentations professionnelles (Piaser, 1999) parfois stéréotypées pour optimiser la place de chacun.

De nombreuses méthodes ou techniques permettent de raisonner ensemble. Nous pouvons citer le CRM qui signifiait respectivement *Cockpit Resource Management*, *Crew Resource Management* puis *Crisis Resource Management* (Gaba et *al.*, 2001). Howard, Gaba, Fish, Yang et Sarnquist (1992) ont transféré ces méthodes de travail en équipe, initialement créées pour et par l'aéronautique, au bloc opératoire. Ils ont ainsi créé *l'Anesthesia Crisis Resource Management* pour les équipes d'anesthésie afin de lutter contre les situations critiques. Une crise dépasse toujours ce que l'on pense. Il faut toujours rester prêt à être surpris (Lagadec, 2015) car la situation critique survient quand on ne l'attend pas et n'est pas comme on l'attend.

Le Crew Resource Management Santé développé par la Haute Autorité de Santé et son Programme d'Amélioration des Conditions du Travail en Équipe n'aspire qu'à donner aux équipes soignantes des outils de gestion de situation critique. Les anesthésistes cherchent depuis longtemps LA méthode qui permettra de faire face au mieux aux crises qu'ils doivent régulièrement gérer et aux problèmes auxquels ils sont confrontés.

# Partie III

# Un changement pour la prévention

Nous avons vu dans un chapitre précédent que l'état de santé des soignants n'était pas optimum. Il est alors pertinent d'envisager de mener des actions de prévention pour ces travailleurs particulièrement à risque de stress, de RPS et d'épuisement professionnel. L'état à travers le ministère de la santé mène des actions de prévention et organise la santé publique. Comme le précise Tabuteau (2010), « les crises sanitaires de la fin du XXe siècle » (p. 40) ont engendré un profond rejet de la santé publique. L'état a dû mettre en œuvre et créer un dispositif de sécurité sanitaire (Tabuteau, 2007) afin de retrouver la confiance de la population. Nous pouvons citer la crise du sang contaminé ou plus récemment l'échec de la vaccination contre le virus H1N1. Dès lors, l'état a changé de stratégie et « il n'est guère de nouvelle législation sanitaire ou d'assurance maladie qui ne comporte des dispositions visant à développer la prévention ou les politiques de réduction des risques » (Tabuteau, 2010, p. 40).

La première fois que le terme prévention apparait dans la législation c'est le 5 janvier 1988 dans le Code de la sécurité sociale qui définit la mission de prévention des caisses d'assurance maladie (Loubière, Parent et Tallon, 2004). Mais la prévention n'apparait qu'en 1998 dans le Code de santé publique. Enfin, la loi du 4 mars 2002 va positionner la prévention comme action prépondérante visant à « améliorer l'état de santé de la population en évitant l'apparition, le développement ou l'aggravation des maladies ou accidents et en favorisant les comportements individuels et collectifs pouvant contribuer à réduire le risque de maladie et d'accident. » article L. 1417-1.

La loi Hôpital, Patients, Santé, Territoire (2009) a ancré la prévention dans la stratégie de santé de l'état. Le pilotage de la gestion des risques est confié aux Agences Régionales de Santé (ARS) et ainsi la prévention relève de ces structures. La conférence régionale de la santé et de l'autonomie (CRSA) a été créée comme instance technique et consultative de l'ARS. La CRSA comporte quatre commissions dont une spécialisée en prévention (Bachelot-Narquin et, Anastasy, 2010). La stratégie « Ma santé 2022 » annoncée par Macron, Président de la

République (2018), axe encore un peu plus les actions sur la prévention. Il est pertinent et licite de centrer une stratégie de santé sur la prévention d'autant plus pour les travailleurs car 1 € investi par les entreprises permet d'économiser en moyenne 2,2 € (Braunig et Kohstall, 2012). Nous pensons qu'il ne faut pas parler d'argent concernant la santé car il s'agit d'un bien trop précieux et universel pour cela. Ce faisant, il est tout autant illusoire de penser que la santé n'a pas de coût et ce serait être dans le déni que de pas accepter cette réalité. Le proverbe simpliste « il vaut mieux prévenir que guérir » est totalement vrai médicalement, économiquement et sociétalement. Mais comme le précise Rochford (2016) « Le problème vient peut-être du fait que, au-delà du principe de prudence, la prévention nécessite d'acquérir une connaissance suffisante pour éviter les erreurs et, surtout, avoir conscience de sa propre ignorance. » (p. 21).

Nous avons vu comment la médecine 4 P pouvait apporter une connaissance suffisante pour aller très loin dans la prévention et les mesures préventives pouvant être prises pour les potentiels malades de manière ciblée et personnalisée. D'autre part, nous pouvons faire la corrélation ici entre la connaissance suffisante et les données probantes en santé ou *evidence based medecine*. Si la recherche en médecine permet d'intervenir pour éviter les maladies ou agir avant qu'elles ne se déclarent, c'est une avancée majeure. Il s'agit là « d'un désir de maîtrise du vivant, gagé sur la science » (Berlivet, 1997, p. 113). Malgré cette incontestable plus-value que de pouvoir agir en amont, cette technologie a et aura un coût. Qui peut et pourra se payer les examens préventifs nécessaires à une intervention préventive ? Peretti-Watel (2013) a montré comment dans certaines situations, la prévention pouvait malheureusement accroître les inégalités sociales. En prenant l'exemple du tabagisme, il a montré que les actions de prévention de l'état avaient eu beaucoup plus d'impact sur les cadres et les professions intellectuelles supérieures que sur les ouvriers ou les chômeurs. Peretti-Watel (*Ibid.*) explicite que la prévention peut parfois se tromper de cible en s'adressant « à un *homo medicus* censé maîtriser le vocabulaire médical » ou « à un individu fictif [...] » devant maîtriser « la culture du risque contemporaine » (p. 159).

Il existe un vrai problème d'évaluation de l'efficacité des actions de prévention et des moyens permettant de l'objectiver (Berlivet, 1997). Concernant la QVT et dans le cadre de la stratégie nationale de la QVT, Agnès Buzyn ministre des solidarités et de la santé, a choisi de créer en juillet 2018 l'observatoire national de la QVT afin de suivre au mieux la problématique de la QVT des soignants et des étudiants en santé.

# Chapitre 6

## Le changement et le milieu de la santé, un lien intrinsèque

Le domaine de la santé est un secteur particulièrement dynamique. Il connaît des changements majeurs ces dernières années. En effet, l'obligation d'économie et la nécessité de résultats font muter tout le système de soins. Ainsi, l'hôpital n'est plus un site où les malades restent mais un lieu de passage. Il devient un lieu de gestion des flux de patients plutôt qu'un site où l'on stagne. Le développement de l'ambulatoire est le parfait exemple de l'association du patient et de l'institution pour la co-construction d'un rapport partenarial bénéfique au patient et aux établissements de soin. La télémédecine promet des solutions intéressantes permettant au plus grand nombre d'accéder aux soins notamment dans les déserts médicaux. Il s'agit là d'un changement de culture, le médecin n'étant plus physiquement présent auprès du patient mais réalisant sa consultation à distance. Quelle rupture avec ce qui se faisait jusque-là ! Broussal (2016) parle de « conversion des regards » (p. 9) avec la loi « Hôpital, Patients, Santé et Territoire » de 2009. En effet, cette loi a généré un profond changement mais ça n'est ni la seule loi, ni la dernière concernant le secteur de la santé. Avec la réforme « Ma santé 2022 » prononcée en 2018, l'hôpital et ses acteurs vont à nouveau être sollicités par le changement mais va-t-il s'opérer pour autant. Dans un contexte, comme nous l'avons vu où les acteurs sont fatigués, parfois jusqu'à l'épuisement professionnel, s'engager dans un changement n'est pas chose facile. Nous nous cantonnerons ici aux orientations annoncées concernant la formation et la création des nouveaux métiers. En effet, la simulation va changer la façon de former les acteurs et sera obligatoire. Les médecins ne seront plus « choisis » par *numerus clausus* mais sur un modèle plus « universitaire » en validant des unités d'enseignement. L'épreuve classante nationale (ECN) qui permettait aux étudiants en médecine d'être sélectionnés selon leur classement pour choisir leur spécialité, va disparaître. La formation des médecins va intégrer un dispositif d'approche par les compétences déjà effectif pour les infirmiers depuis 2009. Il s'agit là de changements majeurs dans la formation des professionnels de santé. Alors que toutes ces (r)évolutions sont en train de s'opérer, les soignants ne peuvent que s'adapter, s'organiser, se professionnaliser.

## 6.1 Changement et santé, un lien fort

Si nous reprenons la définition de l'Organisation Mondiale de la Santé, « la santé est un état de complet bien-être physique, mental et social et ne consiste pas seulement en l'absence de maladie ou d'infirmité[43] » (p. 100), nous voyons dans cette définition un ancrage en lien avec le changement. Si la santé d'un individu n'est qu'un état, appelé d'ailleurs par les soignants « état général » dont la définition donnée par le Centre National des Ressources Textuelles et Lexicales (CNRTL) est « équilibre de la santé d'une personne », cet élément s'il est en équilibre peut malheureusement facilement changer. La définition du CNRTL d'un élément en équilibre est « dans une position parfois difficile, précaire mais stable ». Nous faisons le lien avec la définition du changement proposée par Abernot et Bedin (2015) qui le considèrent comme un changement d'état. Le passage d'un état A de l'organisme d'un individu à un état B constitue un changement. Toute modification de l'état de santé d'un individu est alors un changement. Bateson (1972) parle d'homéostasie avec la présence de micro-changements ou d'évolution. En effet, pour que l'état de santé d'une personne change et évolue, il faut un certain niveau d'impact sur l'organisme. Si nous prenons l'exemple du stress, nous l'avons tous expérimenté dans notre vie et tous les individus l'ont vécu ou le vivrons un jour mais heureusement que tous n'en deviennent pas pour autant malades. Ainsi, un état ponctuel de stress est un micro-changement (activation des hormones du stress, accélération de la fréquence

[43] Préambule à la Constitution de l'Organisation mondiale de la Santé, tel qu'adopté par la Conférence internationale sur la Santé, New York, 19 juin -22 juillet 1946 ; signé le 22 juillet 1946 par les représentants de 61 États. (Actes officiels de l'Organisation mondiale de la Santé, n°. 2, p. 100) et entré en vigueur le 7 avril 1948.

cardiaque *etc*) qui va se réguler cependant si ce stress persiste, est répété ou est trop important, il peut engendrer une évolution de l'organisme et générer une pathologie. Mais il ne s'agit là que de l'échelon individuel. Nous allons voir les différents changements de santé possibles pour un individu puis nous évoquerons les changements dans le secteur de la santé.

### 6.1.1 Les changements de santé au niveau individuel

Nous venons de voir que la santé était un état en équilibre qui sous l'influence de nombreux facteurs pouvait être amené à changer. Nous reviendrons sur les différents facteurs pouvant changer la santé d'un individu dans un chapitre ultérieur. En effet, si nous souhaitons influer sur un facteur, il est nécessaire de le connaître pour le prévenir.

Nous allons essayer de schématiser le changement de santé d'un individu dans une visée compréhensive du phénomène.

| 1 | 2 | 3 | 4 | 5 |
|---|---|---|---|---|
| 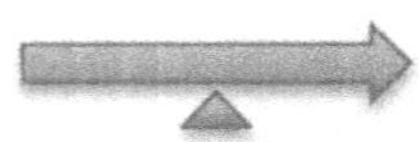 | 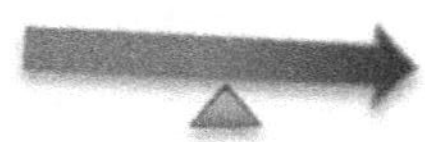 | 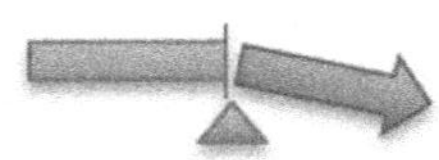 | 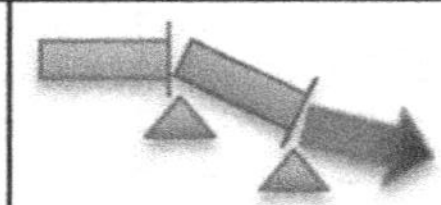 | 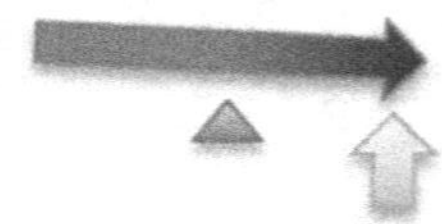 |
| La Santé | Le changement ordinaire | Le changement brusque | La pathologie ou l'accident | La prévention pour rétablir ou maintenir la santé |

<u>Schéma 1 :</u> Schématisation de la santé d'  un individu et ses évolutions

Dans le **cas 1**, la santé de la personne reste stable et ne change pas.

Dans le **cas 2**, la santé de la personne va changer irrémédiablement tout au long de la vie sous l'influence de plusieurs facteurs. Nous pouvons citer entre autres l'âge, l'environnement, l'hygiène de vie, le travail... Nous savons tous qu'en avançant en âge, les capacités de l'organisme changent et se fragilisent progressivement. Les règles hygiéno-diététiques ont une influence sur notre santé. Ainsi, la consommation de certaines substances comme le tabac ou l'alcool vont accentuer le risque de changement de santé. À l'inverse, la consommation d'aliments dits « bio » pourra avoir un effet protecteur et limitera l'apparition de cancers par exemple (Baudry et *al.*, 2018). Nous l'avons vu, le stress au travail peut également générer des pathologies et influer sur l'état de santé de la personne.

Dans le **cas 3**, l'état de santé de la personne peut changer brusquement à la suite d'une pathologie ou d'un accident par exemple.

Dans les cas **4 et 5**, fort heureusement, lorsqu'une personne est malade ou est victime d'un accident, sa santé se voit impactée brutalement mais la médecine fait en sorte de rétablir son état de santé. Ainsi après un décrochage de son équilibre, un retour à la normale pour l'individu peut advenir grâce au traitement et à sa prise en soins. Un nouvel état de santé stable et équilibré survient. Il s'agit là de la facette curative de la médecine mais il existe une visée préventive.

Nous reviendrons plus longuement sur la prévention en santé dans le chapitre suivant qui a pour vocation de maintenir ou de rétablir l'état de santé d'un individu.

Il convient également de distinguer deux états de santé chez un même individu qui peuvent co-exister et engendrer des co-changements. En effet, il existerait un état de santé personnel et un état de santé professionnel. Un travailleur aurait ainsi deux états de santé, un lié à sa vie personnelle et un lié à sa vie professionnelle. Ceci étant, les deux sont liés et s'entremêlent pour alimenter l'état de santé global de la personne. Ces deux aspects de l'état de santé d'un travailleur se nourrissent l'un l'autre. Par exemple, si le sujet vit moins bien son travail, son état de santé personnel pourra compenser la « faiblesse » de son état de santé professionnel. Il aura peut-être suffisamment de ressources personnelles pour faire face. Son « bon » état de santé personnel pourra contrebalancer l'état de santé professionnel déficient ; l'inverse étant également possible. Un travailleur dont la profession est particulièrement épanouissante et stimulante pourra équilibrer sa « faiblesse » personnelle. Cette dichotomie que nous faisons à visée compréhensive n'est bien évidemment pas effective mais elle donne à voir l'interaction qu'il y a entre la vie personnelle et professionnelle et ainsi « l'articulation entre les multiples temps sociaux qui organisent la vie quotidienne » (Le Douarin, 2007). Elle permet également d'expliquer en partie la complexité de la prise en charge de certaines pathologies professionnelles car « la définition de soi dans le champ professionnel mobilise des composantes de l'identité liées à d'autres lieux et activités de socialisation » (Mègemont et Baubion-Broye, 2001, p. 25). En effet, une personne dépressive peut-elle être considérée en épuisement professionnel ? Son état est-il dû uniquement à l'une des deux facettes que nous venons de décrire ? Le travail est-il ainsi le seul facteur d'épuisement de l'individu ? Autant de questions auxquelles nous ne répondrons pas mais qui peuvent en partie expliquer le retard pris dans la compréhension de certaines pathologies professionnelles comme l'épuisement professionnel.

Nous pouvons appliquer à la santé ce que Marcel (2014) développe concernant le changement dans les organisations. En effet, le changement de santé d'un individu est un processus continu et il est possible d'identifier « un point initial [...] (en un temps *t*) » lors d'une consultation médicale par exemple « sans que *t* + 1 ne constitue une phase de la vie » (p. 11) de ce même individu. Ainsi, il est impossible de dire quand le changement produit va survenir. Ce qui nous intéresse dans notre démarche c'est qu'il existe une temporalité entre le *t* et *t* + 1 qui peut laisser la place à une intervention visant la prévention des risques chez les individus. Concernant la problématique du stress et des RPS il serait possible de mener des actions dans cette période où la santé des individus se maintient et en amont de la survenue d'une pathologie. C'est l'essence même des démarches de prévention. Nous développerons le concept de prévention dans le chapitre suivant.

### 6.1.2 Un changement individuel susceptible de générer un changement collectif

Les changements internes à la personne peuvent engendrer des changements externes. Si nous prenons le cas d'une personne dont l'état de santé ne lui permet plus de travailler et qui est obligée de cesser pour un temps son activité professionnelle, cela va générer des changements dans son environnement de travail. *A minima*, son absence devra être gérée. Cela peut paraître anodin voire simpliste dit ainsi mais c'est un vrai problème au vu du nombre de personnes en souffrance et en arrêt maladie dans le secteur de la santé. Sans parler des soignants qui se mettent en arrêt maladie pour contester le manque de moyens ou pour protester comme nous l'avons vu au cours de la crise sanitaire.

Dans le système de santé français, un changement de santé individuel aura un impact sur le collectif. C'est d'ailleurs le principe fondateur de la sécurité sociale : la société soutient l'individu quant à ses frais de santé mais nous allons le voir, la solidarité se situe aussi au niveau des tâches qui lui incombent. L'absence d'un professionnel de santé suite à un changement de son propre état de santé engendre des changements spécifiques à ces métiers du soin. En effet, de nombreuses recherches (Hartz et *al.*, 1989 ; Bond, Raehl, Pitterle et Franke, 1999 ; Aiken, Clarke, Sloane, Sochalski et Silber, 2002) ont mis en évidence une corrélation entre le nombre de professionnels de la structure de soins et le taux de mortalité de l'établissement. Si nous prenons par exemple l'absence inopinée et impromptue d'une infirmière, l'encadrement n'est pas toujours en capacité de répondre à cette absence. Dès lors, en dehors des services normés[44], il manquera peut-être un personnel, ce sont ses collègues qui pallieront cette absence. Aiken et *al.* (*Ibid.*) ont montré que tout patient ajouté à la charge d'un infirmier au-delà de son nombre « normal » augmente de 7% le risque de décès ou de complication de ce patient. D'autre part, le risque d'épuisement professionnel va lui augmenter de 23% (Aiken et *al.*, ibid.). L'absentéisme n'est pas critiquable, il est légitime et non souhaité par les agents. De même, il est difficile pour les cadres de faire fonctionner les services de soins avec les moyens financiers et humains qui leur sont alloués. Nous présentons ces éléments pour objectiver que peut-être plus qu'ailleurs, un changement individuel chez un professionnel de santé a un impact sur le collectif et la personne soignée. Concernant l'épuisement professionnel, il peut y avoir un effet d'auto-aggravation puisque l'absentéisme génère une « surcharge » de travail pour ceux qui sont là. Cette activité au-delà de la « normale » génère à son tour de l'épuisement professionnel et constitue une spirale d'aggravation de la situation pour l'ensemble de l'équipe d'un service de soins. Le *burnout* peut alors être à la fois cause et conséquence de la diminution de la qualité de vie au travail des soignants.

Nous pouvons citer également l'exemple d'un médecin qui serait incité, grâce au changement de politique de santé, à s'installer dans un désert médical. Il engendrerait un changement collectif en termes de santé publique dans la zone géographique concernée.

### 6.1.3 Évolution de la médecine, un changement de paradigme au profit de la prévention

En 2012, Hood et Flores ont donné leur vision de ce que devrait être la médecine du futur. Nous osons à peine dire la

---

[44] Les services normés sont des services de soins où le ratio infirmier/patient a été calculé en fonction de la charge de travail. Il existe ainsi une norme entre le nombre de patients et celui d'infirmiers devant prendre en charge ces patients. C'est le cas notamment en réanimation où il faut deux infirmiers pour s'occuper de cinq patients.

médecine du futur tant ce changement est déjà en train de s'opérer d'une part et d'autre part selon les cultures elle est déjà en cours. Nous pouvons évoquer la médecine chinoise essentiellement basée sur la prévention des maladies et non leur traitement curatif. Hood et Flores (*Ibid.*) définissent la médecine 4P comme devant être Prédictive, Préventive, Personnalisée et Participative. En plus, de ces caractéristiques, cette médecine a deux objectifs principaux : quantifier le bien-être et démystifier la maladie. Ces éléments nous intéressent quant à notre recherche car c'est exactement le même virage que prend la santé au travail. La médecine 4P est un changement de paradigme (Watzlawick, Weakland et Fisch, 1975 ; Morin, 1994 ; Baluteau, 2003) car elle bouleverse la conception même de la médecine « classique ».

Nous avons vu que les changements de santé d'un individu peuvent parfois être prédits, anticipés, présagés selon des facteurs de risque par exemple. Un exemple de médecine prédictive est la décision que prennent certaines femmes de réaliser une mammectomie totale car elles portent un marqueur biologique prédictif de survenue élevée de cancer du sein. Elles peuvent faire ce choix préventif radical en toute connaissance de cause car elles sont porteuses d'une mutation du BRCA1 ou BRCA2[45] (Antoniou et *al.*, 2003 ; Chen et Parmigiani, 2007). La médecine permet de prédire la survenue d'un cancer du sein et/ou des ovaires si cette mutation est détectée, ce qui laisse le choix aux patientes de mener une action préventive et participer à leur prise en charge en faisant ce choix anticipé et personnel. Il est ainsi possible de « soigner » les individus avant même qu'ils ne soient « malades ». En cela, cette médecine est un changement majeur de paradigme et en rupture avec ce que nous connaissons. Il s'agirait là de la forme ultime de la prévention.

Nous avons vu l'exemple du stress et des RPS qui engendraient notamment des facteurs de risques cardiovasculaires. Il est ainsi possible de prédire l'impact du

[45] Le BReast CAncer de type 1 ou 2 sont des gènes qui s'ils ont muté sont prédictifs d'un fort risque de développer un cancer du sein ou des ovaires. Il s'agit d'une prédisposition génétique.

stress sur l'organisme d'un individu. En santé au travail, il est possible d'anticiper que telle activité peut générer des troubles musculo-squelettiques (TMS). Une application de cette prédictibilité des évènements en anesthésie-réanimation est le score ASA. Cette classification prend en compte les antécédents personnels d'un individu pour évaluer le risque à réaliser une anesthésie chez cette personne. Cette échelle allant de 1 (patient sans antécédent) à 6 (patient en état de mort cérébrale) permet de conscientiser le risque à réaliser une anesthésie chez un individu. Les circonstances sont également prises en compte car s'il s'agit d'une situation d'urgence, la lettre U est ajoutée au score ASA obtenu afin de spécifier cette caractéristique augmentant le risque de pratiquer une anesthésie chez cette personne. En urgence, toutes les précautions standards d'une anesthésie prévue ne peuvent pas systématiquement être respectées, comme le jeûne préopératoire, exposant le patient à des risques.

Nous l'avons vu lorsque nous avons décrit les changements internes possibles concernant sa santé, il est clairement admis que certains facteurs vont influencer, impacter, améliorer ou dégrader la santé d'une personne.

Les politiques de santé publique prennent de plus en plus en compte les éléments que nous venons d'évoquer. Nous allons à présent voir le changement dans les politiques de santé ces dernières années.

### 6.2 Changement des politiques de santé

À l'image d'autres domaines comme l'éducation, le secteur de la santé évolue selon les politiques menées dans son domaine. Ces dernières années le changement a été au cœur des politiques de santé. La mise en place de la loi Hôpital, Patients, Santé et Territoires du 21 juillet 2009 qui peut être qualifiée de changement rupture (Saint-Jean et *al.*, 2013) occupe les établissements depuis dix ans. Cette loi se décline en 133 articles et 310 textes ce qui donne une idée de l'ampleur du changement. Notre objectif n'est pas d'évoquer tous les changements générés, ce qui serait trop fastidieux mais nous souhaitions attirer l'attention du lecteur sur le processus de changement en œuvre dans le secteur de la santé induit par les politiques publiques et qui peut parfois prendre des années pour s'opérer. L'opérationnalisation de la loi HPST est toujours en cours en 2019 et certains changements comme la création d'un diplôme et la mise en œuvre des postes d'infirmiers en pratique avancée est actuellement en cours. La loi HPST a marqué et va laisser des traces pour les années à venir et il s'agit d'un changement global, majeur et lent en référence aux formes de changement proposées par Giroux (1991), il s'agit d'un changement global, majeur et lent. Nous souscrivons aux recommandations de Asloum, Bedin, Dupuy et Guy (2014) quant au risque de s'appuyer sur le concept de changement développé dans le champ de la gestion mais nous le faisons dans une visée compréhensive de l'impact des lois entourant la santé. En effet, le champ de la gestion renvoie au management ce qui peut être risqué car il peut s'écarter des considérations humaines et éducatives. Un changement positif dans le champ de la gestion peut être catastrophique sur le plan humain comme le *lean* management par exemple. Pour le thème qui nous intéresse ayant trait aux individus, nous maintiendrons notre vigilance au cours de ce travail afin de convoquer les concepts adaptés.

La politique de santé du ministère de la santé développée en 2018 « Ma santé 2022 » est axée sur la prévention. Le gouvernement actuel a pris la mesure et intégré l'intérêt d'agir en amont des problèmes de santé afin de les éviter ou de les diminuer. Un autre changement important est la prochaine disparition de la T2A ou tarification à l'activité. Avec la T2A, les structures qui rapportent de l'argent obtiennent des aides financières de l'État et celles qui n'en rapportent pas, n'en obtiennent pas. Au lieu d'inciter les structures à se développer, la T2A a fait diminuer les structures non pérennes, notamment celles de proximité qui n'avaient pas valeur à faire de l'argent mais à servir de premier recours ou de soins primaires.

La formation des professionnels de santé a changé totalement de paradigme avec une approche par les compétences, le développement de la simulation, la disparition du *numerus clausus* pour l'entrée en médecine, l'accès des Instituts de Formation en Soins Infirmiers avec parcoursup. Ce n'est là qu'une partie des réformes avec également la possibilité de changer de filière pour se réorienter.

# Chapitre 7

## La simulation, un dispositif pédagogique pour, par et dans le changement au service de la prévention

### 7.1 Un changement pour la simulation

Nous avons vu que la formation des professionnels de santé était en pleine transformation pour toutes les catégories professionnelles qu'ils soient médicaux ou non médicaux. Quelques éléments ont clairement été générateurs de changement dans la formation des professionnels de santé. Tout d'abord sur le plan international, le rapport de l'équivalent du ministère de la santé américain en 1999, « *to err is human* », va engendrer une prise de conscience de tous les acteurs du secteur de la santé. En effet, les hommes sont faillibles et commettent des erreurs. Elles peuvent avoir des conséquences dramatiques pour les patients. Le rapport préconise l'implémentation de programmes de simulation pour entraîner les équipes. Cette recommandation est reprise par Morel (2014) prônant l'enseignement des facteurs humains aux professionnels de santé afin de diminuer les risques en santé. L'idée force est de faire prendre conscience aux soignants qu'ils sont susceptibles de faire des erreurs. D'autre part, il est fondamental de comprendre la différence entre une faute et une erreur[46] dans ce contexte. Il est possible de mettre en place des outils comme les aides cognitives qui peuvent permettre de limiter les erreurs notamment lors de situations critiques.

[46] Les professionnels de santé ne sont pas infaillibles et ils peuvent commettre des erreurs. Dans le cadre des situations critiques, le risque est accru. La simulation permet de laisser les participants faire des erreurs afin qu'ils en prennent conscience et développent des stratégies pour y faire face. Il est ainsi possible de s'exercer aux boucles de rétrocontrôle ou au contrôle croisé qui permettent de vérifier la préparation d'un médicament seul ou en équipe. Une erreur n'est pas une faute car elle n'est pas intentionnelle et cette notion doit être admise par les professionnels afin qu'ils développent des compétences spécifiques de lutte contre les erreurs.

En France, l'impulsion a été un peu plus tardive mais les rapports de Granry et Moll (2012) commandités par la HAS ont incontestablement permis l'amorce du développement de la simulation en santé. Nous avons expérimenté cette évolution car en 2009, lorsque nous avons créé le centre de simulation à l'université Toulouse 3 Paul Sabatier, le CHU de Toulouse faisait partie des premiers centres de simulation en France. Dix ans plus tard, sous l'effet des différents rapports et recommandations en la matière, nous trouvons une cinquantaine de centres de simulation référencés sur le site internet de la Société Francophone de Simulation en Santé. Au-delà des centres répertoriés, il existe de nombreuses autres initiatives de formation utilisant la simulation comme méthode pédagogique.

Nous avons noté deux accélérateurs majeurs au changement de la pédagogie médicale au profit de la simulation. Le premier est le scandale des touchers pelviens que nous avons déjà évoqués, les patientes ont découvert que des étudiants avaient pratiqué des touchers pelviens sans leur avoir demandé leur consentement. Le rapport de la conférence des doyens de faculté de médecine (Vinel, 2015) sur la formation clinique des étudiants en médecine remis à Marisol Touraine ministre des affaires sociales, de la santé et des droits des femmes comprend des propositions orientées vers la simulation. Ces éléments ont été précisés afin d'éviter ces situations et donner des conditions d'apprentissage réalistes et éthiques aux étudiants. Ces anomalies ne sont pas réservées à la France et de nombreuses études ont objectivé les mêmes faits dans les mêmes proportions (Coldicott, Nesheim, MacDougall, Pope et Roberts, 2003 ; Wainberg, Wrigley, Fair et Ross, 2010). En France, les doyens recommandent (Vinel, 2015) « la généralisation des techniques de simulation dans toutes leurs applications » (p. 6). Le ministère des affaires sociales, de la santé et des droits des femmes s'est emparé de la problématique et a intégré l'adaptation des formations des professionnels aux enjeux du système de santé dans sa stratégie de transformation du système de santé appelé « Ma Santé 2022 ». Dans ce rapport (Tesnières, Rist, et Riom, 2018) la simulation est en bonne place avec une incitation à son renforcement. Cette mesure est dans la mouvance initiée suite à l'affaire des touchers pelviens. D'autre part, ce rapport comprend deux actions opérationnelles axées sur la simulation (Tesnières et *al.*, *ibid.*) :

- *Permettre l'accès à la simulation pour l'ensemble des étudiants pour l'apprentissage des gestes techniques, des approches relationnelles et des prises en charges complexes*
- *Généraliser les séances de simulation interprofessionnelle dès la formation initiale.* (p. 30).

Le second élément est la qualité de vie au travail des étudiants et des professionnels qui est jugée difficile. Marra (2018) a remis son rapport sur le sujet à Agnès Buzyn, Ministre des Solidarités et de la Santé, ainsi qu'à Frédérique Vidal, Ministre de l'Enseignement Supérieur, de la Recherche et de l'Innovation. Nous ne retiendrons ici que les éléments en lien avec le changement relatif à la formation par la simulation. Cette méthode pédagogique est « plébiscitée par tous », « tous les étudiants ont souligné l'apport indéniable de la simulation dans leur apprentissage ». D'autre part, « l'apport de la simulation dans les compétences relationnelles » que nous appelons ici *soft skills*, « est très clairement apprécié ». Marra (*Ibid.*), dresse également un état des lieux de la qualité de vie au travail des étudiants que nous allons aborder dans le point suivant.

### 7.2 Repenser la réflexivité : un changement au cœur de la simulation

Marra (2018) va plus loin qu'un simple état des lieux, elle fait des propositions susceptibles d'améliorer la qualité de vie au travail des étudiants en santé. Elle décrit comment la simulation a déjà conquis les étudiants et est en bonne place dans les méthodes pédagogiques de formation en santé. Elle précise comment un changement par la simulation en rapport avec l'*empowerment* [47] des étudiants pourrait advenir. L'*empowerment* peut être rapproché de la notion d'émancipation

[47] Nous avons ici repris le terme *empowerment* car c'est celui utilisé par l'auteure. Ce mot renvoie à la notion d'émancipation et ainsi au changement possible par la simulation.

(Broussal, 2018) notamment survenant lors de rétroaction en formation comme « un processus d'appropriation et d'autonomisation du sujet » (Bastiani et Do, 2017, p. 224). Marra (*Ibid.*) souligne l'intérêt de la simulation concernant les simulations relationnelles pour sensibiliser les sujets aux comportements déviants et au harcèlement. Nous reviendrons plus longuement sur ce point de vue particulier sur la simulation qui semble avoir une visée préventive en faisant vivre et découvrir des situations relationnelles complexes. Marra (2018) complète l'idée de la prévention des RPS par le développement du professionnalisme et propose :

> - *d'initier les étudiants au travail collectif et à la pluridisciplinarité (UE communes...), lutter contre la stigmatisation entre soignants et entre étudiants, favoriser le vivre ensemble,*
> - *de sensibiliser à l'intérêt d'un comportement exemplaire et de propos respectueux, avec les patients et les aidants, et entre soignants [...] Sans être moraliste, il est important de sensibiliser à un comportement exemplaire dès le début d'une formation en santé.* (p. 43).

Marra évoque clairement la simulation comme outil de formation aux *soft skills*. Nous pensons qu'il faut entendre ici développement du professionnalisme comme processus de professionnalisation d'un individu afin d'arriver à la professionnalité attendue.

L'idée est tout à fait novatrice de penser un dispositif initialement pédagogique comme un dispositif de prévention.

Enfin, Marra évoque l'importance d'augmenter progressivement la prise de responsabilité des étudiants et propose « d'introduire des enseignements sur la prévention des erreurs par les soignants dans le cursus médical, dès la fin de second cycle. » (p. 45).

Là encore, la simulation semble être l'outil de formation tout à fait adapté pour atteindre cet objectif, en permettant une mise en situation contextualisée puis un échange sur les actions entreprises, lors du débriefing, en favorisant une posture réflexive des participants. Sans cette étape de délibération sur les actions entreprises, il ne s'agirait de simuler que pour simuler sans intention particulière. Nous pouvons reprendre le terme de « rétroaction réflexive-interactive » (Lafortune, 2017) à utiliser lors d'un débriefing « qui vise à ce que les personnes accompagnées portent un regard sur leurs pratiques pédagogiques ou professionnelles. » (p.19).

Nous l'avons vu, la pratique réflexive est une *soft skill.* Pour Le Boterf (2010) le recul réflexif est un élément de professionnalisme. Il décrit l'intérêt de cette pratique pour :

> *Faire progresser ses pratiques...*
> *Mieux connaître ses schèmes opératoires...*
> *Transférer ou de transposer ses façons d'agir et ses combinatoires de ressources dans d'autres situations que celles dans lesquelles il en a fait l'apprentissage...*
> *Gérer son patrimoine de ressources...*
> *Gérer ses ressources émotionnelles...*
> *Acquérir une plus grande confiance dans sa capacité à utiliser ses ressources à bon escient...*
> *Construire une identité professionnelle.* (p. 57-60).

Il est intéressant d'aborder la pratique réflexive comme une compétence. D'une part, parce que la littérature montre l'importance d'une telle pratique sur la professionnalisation (Do, 2015) et d'autre part parce que s'il s'agit d'une compétence, il est possible de la travailler, la construire, la développer. Mayen (2012) a montré que la réflexivité n'était pas plus réservée au temps en formation (théorie) qu'au temps de stage (pratique). Schön (1994) a explicité l'importance de la réflexivité dans l'apprentissage et nous partageons cette idée. Ce faisant, la posture réflexive, si elle renvoie à une forme de réflexion de l'individu sur son vécu, est un mécanisme individuel d'introspection personnelle. L'expérience et le vécu de la personne infèrent sur cette activité réflexive. Nous pouvons supposer qu'un étudiant en santé sera plus réflexif ou que sa réflexivité sera plus pertinente, plus efficiente en fin de cursus de formation qu'au début en raison des apports de la formation et de l'expérience vécue en stage.

Nous pouvons citer le groupe d'analyse de pratiques professionnelles comme dispositif de pratique réflexive très répandu dans la formation des professionnels de la santé. Dans un tel dispositif, l'étudiant soumet une situation problème à l'ensemble du groupe afin que le groupe s'en empare pour l'analyser et proposer des « solutions ». Même si ces propositions sont pertinentes, le groupe n'a pas vécu la situation et n'en a eu qu'un récit. Nous pouvons considérer alors qu'il s'agit d'une abstraction réfléchissante au sens de Piaget (1974). En revanche, en simulation, la réflexivité est basée sur une situation réelle pour les participants acteurs qui ont vécu la situation par contre elle a été vécue par procuration par les participants observateurs qui ont assisté à la séance. Le niveau de réflexivité est totalement différent entre s'imaginer une situation afin d'être réflexif sur cette dernière, la visualiser et y réfléchir. Maurice (2006) parle de réflexivité prescrite concernant ces actions de rappel stimulé comme lors d'un débriefing en simulation. Bessis (2008) montre que la réflexivité est nécessaire au changement pour autant, elle peut être limitée par de nombreux facteurs notamment les *habitus* (Bourdieu, 2000). Hensler, Garant et Dumoulin (2001) décrivent les différents temps possibles pour la réflexivité, avant, pendant ou après l'action. Cette incorporation à la formation théorique peut se faire avant d'aller en stage, au cours du stage ou en retour de stage. En simulation, la réflexivité peut avoir lieu avant la séance, pendant la séance ou après la séance lors du débriefing. Le cadre sécurisé de la simulation permet cette réflexivité au cours de l'action, ce qui n'est pas toujours possible en pratique clinique car l'attention des professionnels doit se concentrer sur l'action. Ainsi, il est possible en simulation de permettre aux participants de bénéficier de trois phases de réflexivité.

Le changement majeur généré par la simulation en santé est comme le dit Ughetto (2018) « le renvoi à la réalité, de la confrontation au réel, et de la possibilité, entravée ou favorisée, de créer de la discussion sur cette base. » (p. 3).

L'étape discursive au moment du débriefing permet cette mise en débat des éléments de réflexivité avant et pendant l'action après la séance de simulation. Ce faisant, la réflexivité dans l'action n'est pas aisée et peut exposer les participants à un changement de paradigme (Saint-Arnaud, 2001). Les participants à une pratique réflexive peuvent être classés en deux catégories selon qu'ils font appel au paradigme de l'expertise ou à celui de l'incertitude (Saint-Arnaud, *ibid.*) pour faire face à la situation à laquelle ils sont confrontés. Ainsi :

> *Le paradigme de l'expertise s'appuie sur le savoir homologué (théories, concepts, modèles, grilles d'analyse, etc.) pour expliquer ce qui se passe…*
>
> *Le paradigme de l'incertitude s'appuie sur ce qu'il y a d'unique et d'incertain dans chaque interaction pour s'autoréguler dans l'action.* (Saint-Arnaud, *ibid.*, p. 22).

Lors d'une situation rare et/ou critique, les professionnels ne peuvent pas toujours se raccrocher au paradigme de l'expertise mais doivent faire appel au paradigme de l'incertitude. Ce changement de paradigme, cette adaptation nécessaire, cette incertitude dans une situation où il faut pour autant agir sont générateurs de stress. S'entrainer à ce type de raisonnement clinique particulier peut favoriser le développement de ressources personnelles pour faire face à ces situations.

Nous pouvons ici évoquer à titre d'exemple les incidents majeurs survenus chez Boeing suite à une anomalie du logiciel de simulation développé pour le modèle d'avion 737 MAX. À la suite de deux catastrophes aériennes sur ce modèle récent, Boeing a avoué en mai 2019 des lacunes dans le logiciel pour la qualification des pilotes. En effet, il y avait des manques dans les conditions de vol reproduites lors de l'entrainement des pilotes. Ces évènements malheureux objectivent le changement généré par la simulation et comment une anomalie de réplication du réel peut avoir des conséquences catastrophiques en pratique clinique.

En santé et en particulier lors d'une situation critique, il est pertinent d'être réflexif dans l'action afin de garantir la qualité et la sécurité des soins mais il est complexe de l'être en pareille circonstance. Un temps de pause pour prendre le temps de la réflexivité a été développé par certains auteurs (Kelly et *al.*, 2011 ; Raffel et *al.*, 2018 ; Fitzgerald et *al.*, 2019 ; Freundlich et al., 2019) sous le terme de *time-out*. Cette étape hors du temps de l'action permet de réfléchir aux éléments de prise en charge du patient. La simulation est tout indiquée pour expérimenter l'intérêt de cette méthode pour la pratique clinique. Rall, Glavin et Flin (2008) ont donné une temporalité à ce *time-out* en parlant de 10 secondes pour 10 minutes. Même lorsque le temps est compté, il peut être bénéfique de savoir « perdre » du temps pour en gagner par la suite. Cette période « hors du temps de l'action » doit permettre uniquement une action réflexive au sein d'une équipe afin d'évoquer les diagnostics, les traitements possibles, les gestes à réaliser *etc.* et sortir de l'incertitude pour revenir au paradigme de l'expertise. Ughetto (2018) classe la simulation comme méthode de conduite du changement grâce à sa reproduction du réel de l'activité pour en tirer un bénéfice pédagogique.

À l'image de ces éclairages théoriques, nous pouvons imaginer que la simulation en santé est de nature à générer du changement chez les professionnels de santé notamment en développant leur capacité réflexive.

### 7.3 La posture de facilitateur en simulation, un co-changement au service de la prévention

Lors de séances de simulation que nous avons pu observer, il nous est apparu une forme de changement particulier. En effet, les formateurs sont là pour aider, guider, faire cheminer les participants dans leurs apprentissages dans une posture de facilitateur. Cette dénomination est tout à fait adaptée si nous nous référons à ce que nous avons vu sur la posture et l'activité des formateurs lors des séances de simulation.

Les formateurs développent un dispositif de simulation pour répondre aux objectifs pédagogiques. Ce faisant, dans le débriefing post scénario, les interactions ne vont pas uniquement des formateurs vers les participants comme lors d'un cours magistral mais elles vont des participants aux formateurs et/ou entre participants. Les participants sont libres de s'emparer des possibilités du dispositif pour en tirer un profit pédagogique. Il s'agit d'un souhait de changement potentiel de la part des facilitateurs mais qui peut très bien ne pas s'opérer si les participants ne s'approprient pas la possibilité d'être acteurs voire auteurs (Ardoino, 1980) du débriefing et si les formateurs ne créent pas les conditions pour cette appropriation.

Les facilitateurs préparent et construisent la séance de simulation avec des scénarios. Malgré cette préparation nécessaire, les formateurs ne peuvent pas anticiper la réaction des participants. D'autre part, nous avons pu observer que certains formateurs demandent aux participants leurs propres objectifs vis-à-vis de la formation à laquelle ils assistent. Du coup, en faisant cela, ils doivent parfois s'adapter à ces « nouveaux » objectifs pédagogiques qui ne correspondent pas toujours à ceux définis initialement par l'équipe pédagogique. De plus, afin de conserver un niveau de surprise quant aux situations critiques simulées, si les participants sont déjà venus dans le centre de simulation, les formateurs leur demandent sur quel(s) scénario(s) ils sont déjà passés. Ils doivent alors s'adapter et parfois revoir les scénarios retenus initialement pour changer au profit d'éléments « inconnus » des participants. Même si nous ne connaissons pas la pertinence de suivre un scénario systématiquement « nouveau », nous trouvons louable et pertinent de la part des facilitateurs de vouloir conserver la saveur de la « surprise » quant aux scénarios de situations critiques. Ils peuvent ainsi mieux explorer l'effet d'être confronté à une situation rare et/ou critique. Si ce travail d'adaptation n'est pas réalisé, ce n'est pas un problème car les participants vont ancrer davantage des éléments d'apprentissage déjà expérimentés. Mais l'effet de surprise n'aura pas lieu comme ce serait le cas sur un thème inconnu. Cet objectif pédagogique précis ne pourra pas être exploité. En revanche, il sera possible d'aller plus loin dans la réflexivité sur les actions réalisées et en particulier les éléments de performance. Il s'agit là d'une vision moderne du débriefing développé par Dieckmann et *al.* (2017).

La simulation semble être en capacité de développer les compétences des participants mais également celles des formateurs. En effet, comme le soulignent Bastiani et Do (2017) « les réactions des apprenants aux rétroactions deviennent elles-mêmes des rétroactions pour le formateur » (p. 231). Dès lors, la simulation de situations critiques peut correspondre à ce que Thievenaz (2018) décrit comme des situations d'apprentissages réciproques. Nous préfèrerons à cette appellation celle de co-changement car, comme Thievenaz (*Ibid.*) l'explique, le terme de situation d'apprentissage réciproque ne pourrait pas s'appliquer au contexte de la formation et devrait être ainsi fortuit. Si nous reprenons sa définition d'une situation d'apprentissage réciproque au contexte de la formation en simulation, nous pouvons dire de la simulation qu'il s'agit d'un espace de formation dans lequel s'opère un développement de l'expérience de part et d'autre de l'interaction. Mayen (2007) parle de co-activité pour cette interaction entre les individus liés par une action de service comme la formation. De plus Champy-Remoussenard (2005) précise que « le fait que l'activité occasionne sans cesse des apprentissages et produise des savoirs nouveaux est une donnée majeure pour ceux qui travaillent dans la perspective de la formation et de la professionnalisation des acteurs » (p. 37). Ce co-développement peut engendrer un changement de chacun des individus, formateurs et formés. Le facilitateur en s'adaptant aux participants, à leurs réactions, à ce qu'ils vont retirer de leurs actions lors de la séance, aux propos qu'ils vont tenir lors du débriefing va développer ses compétences grâce à ces interactions avec les participants. Les participants quant à eux sont en voie de développer des compétences en lien avec les objectifs pédagogiques définis par les facilitateurs. Le dispositif étant ouvert, ce sont bien les interactions entre les individus dans chaque séance, dans chaque débriefing qui sont susceptibles de générer des apprentissages différents. Un même scénario pédagogique réalisé pour des participants différents n'aura pas le même effet, n'engendrera pas les mêmes interactions, n'entrainera pas les mêmes réflexions. Nous avons évoqué la réflexivité et la posture nécessaire adoptée lors de cette introspection, elle va renvoyer à l'expérience de l'individu et sera propre à chaque personne. Dans un groupe de participants avec des expériences et des anciennetés variées, chacun peut tirer profit de la séance à son niveau.

D'autre part, l'équipe pédagogique est composée de plusieurs professionnels de santé. Parfois, cette équipe comprend des professionnels de catégories professionnelles différentes. Ainsi, nous avons pu assister à des séances avec dans l'équipe pédagogique un anesthésiste réanimateur, un chirurgien et un infirmier ou un anesthésiste réanimateur, un aide-soignant et un infirmier anesthésiste. Nous citons ces deux équipes en exemple mais il n'est pas exhaustif. Cette interprofessionnalité est également effective pour les participants. Ainsi, dans le dispositif que nous avons étudié, toutes les catégories professionnelles se mêlent au profit de l'apprentissage de tous les acteurs. Malgré sa posture de formateur, un facilitateur peut apprendre voire découvrir certaines compétences d'une profession. Nous pouvons citer une situation que nous avons vécue concernant la place et les tâches réalisées par les aides-soignants lors d'un scénario de situation critique. L'ensemble des acteurs (formateurs et participants) non aides-soignants ont été surpris de tout ce qu'avait fait ce professionnel lors de la séance de simulation. Il y a clairement eu un co-apprentissage de l'ensemble des professionnels lors de cette séance, qu'ils soient formateurs ou participants. Un changement réciproque s'est opéré grâce à la séance de simulation qui a permis de donner à voir toutes les tâches réalisées par une catégorie de soignants parfois dépréciée ou en tout cas pas toujours reconnue à sa juste valeur. Le travail invisible (Schwartz, 2004) des soignants peut être enfin observé par tous lors de la séance de simulation. Hébert et Lafranchise (2017) ont montré, dans un contexte différent, comment la rétroaction pouvait influer sur les représentations sociales des participants lors de séances de rétroactions vidéo. Nous pensons qu'il se produit la même chose concernant les représentations professionnelles des facilitateurs et des formés en lien avec les éléments que nous venons d'apporter.

Une co-(re)découverte des missions, des tâches de chacun peut alors s'opérer. Cette connaissance est fondamentale pour travailler en équipe. La connaissance des prérogatives, des limites, des missions, des tâches de chaque acteur est nécessaire pour s'insérer dans cette activité pluriprofessionnelle. Lors d'une situation critique, cette connaissance est d'autant plus importante qu'il ne faut pas se « tromper » de soignant pour une tâche. Lors d'un arrêt cardiaque, pris en charge par un binôme aide-soignant/infirmier, qui doit prodiguer le massage cardiaque et qui doit réaliser la ventilation artificielle ? Le fait de vivre la situation en simulation les soignants comprennent qu'il vaut mieux que l'aide-soignant réalise le massage cardiaque afin que l'infirmier effectue d'autres tâches comme la pose d'une perfusion et/ou la préparation de médicaments. Pour autant, le massage cardiaque est le geste technique fondamental dans pareille situation. Nous pouvons citer le cas de l'apprentissage de la posture de *team leader* pour les médecins anesthésistes. Le *team leader* est le médecin responsable de l'équipe de soins qui va prendre en charge un patient lors d'une situation critique. Pour autant, ce médecin ne réalisera aucun geste technique au profit d'un management opérationnel de coordination d'acteurs. Cela va nécessiter de déléguer les soins, de désigner des soignants pour les activités techniques afin de prendre du recul et de la distance par rapport à la situation critique. Cette posture n'est pas naturelle et les médecins doivent vraiment vivre la situation pour réaliser qu'il faut s'abstenir de faire des soins au profit d'une coordination efficiente. La simulation permet de travailler cette posture qui ne peut s'opérer et se réaliser qu'en équipe et au sein d'une équipe. Chacun peut prendre conscience de la posture de l'autre dans une synergie de co-changement au profit du développement de compétences mutuelles. Une partie de ce co-changement peut s'effectuer et se réaliser en pratique clinique. Mais dans certaines situations comme lors de situations critiques, ce n'est pas le moment d'apprendre. Nous avons vu le cas des touchers pelviens mais les situations critiques où la vie du patient peut dépendre des actions entreprises ne paraissent pas des plus licites pour s'entrainer.

### 7.3.1 Un co-changement imprévisible

Nous avons vu que lors des séances de simulation en santé, les participants étaient totalement libres de leurs actions. Ainsi, malgré la création de scénarios pour permettre d'atteindre les objectifs pédagogiques définis, il est impossible de savoir ce qui va se passer pendant la séance. Au-delà de la séance en elle-même, d'autres imprévus peuvent survenir qui vont demander aux facilitateurs de s'adapter, d'innover, d'improviser. Ces évènements vont développer les compétences des formateurs dans la prise en charge de certaines situations critiques pédagogiques. Nous allons présenter deux exemples que nous avons vécus lors de nos observations pour illustrer cette adaptation nécessaire à des évènements imprévisibles mais formateurs pour les facilitateurs.

Le premier est survenu lors de l'étape de pré-briefing d'une séance et l'entrée des participants dans la salle de simulation. À cette étape d'une séance, les formateurs présentent le matériel et le mannequin. Afin d'augmenter le côté immersif par rapport au mannequin, le formateur qui le pilote le fait parler et s'adresser aux participants en leur disant bonjour. À cet instant, une participante a reculé au fond de la pièce et s'est effondrée en larmes. L'équipe pédagogique l'a prise en charge et l'a questionnée sur ce qui lui arrivait. Il s'avère qu'elle a une peur panique des poupées et lorsque le mannequin a dit bonjour, cela correspondait à son pire cauchemar. Malgré une préparation de la formation, il était impossible pour les facilitateurs d'anticiper une chose pareille. Malheureusement cette personne n'a pas pu suivre sa séance car c'était trop pour elle et elle a dû quitter la formation. Cet évènement aura incontestablement contribué au développement professionnel des formateurs en changeant et augmentant leurs compétences. En effet, la gestion d'une telle situation exceptionnelle et imprévisible a demandé aux formateurs de s'adapter, d'innover et de prendre en compte un élément totalement inédit. Les facilitateurs ont nécessairement appris de cette expérience vécue qui aura changé leur compétence de formateur.

Le second exemple est survenu au moment d'un débriefing. Une participante pour laquelle la séance s'était bien passée s'est mise à pleurer. Pour éviter une contagion émotionnelle (Rimé, 2009), les formateurs l'ont faite sortir. En discutant avec les formateurs, il s'avère que cette soignante avait vécu en pratique clinique la même situation, que le scénario de la séance de simulation, une semaine avant mais malheureusement le patient était décédé au décours de sa prise en charge. Après discussion avec cette participante, elle a souhaité revenir finir le débriefing et rester pour les séances suivantes de la journée. Un tel évènement a généré un changement chez les formateurs présents qui n'avaient jamais vécu ou prévu une telle situation. Un co-changement est alors survenu ce jour-là entre les formateurs et cette participante. Elle a pu vivre la même situation en pratique clinique mais avec une issue positive tout en arrivant à adopter une posture réflexive lors du débriefing. Les formateurs ont quant à eux dû gérer une situation inédite et complexe. Cette situation critique pédagogique a donné lieu à des changements de part et d'autre. Ce co-changement est survenu au profit de développement réciproque de compétences. Enfin dans le dispositif que nous avons étudié, les formateurs adaptent l'outil de débriefing, lors de son opérationnalisation, au niveau de réflexivité des participants : ainsi le plus/delta[48] parait plus adapté en formation initiale car les individus ont peu ou pas d'expérience. D'autre part, ils adaptent le niveau de la situation problème (Pastré, 2010) du thème des séances afin qu'il convienne au niveau des apprenants. Toute cette activité de facilitateur va modifier leur professionnalité au profit d'un développement professionnel. Un co-changement s'opère par le développement réciproque de compétences.

---

48 Le plus/delta est un modèle de débriefing où les formateurs axent leur *feedback* sur les éléments de performance positifs (plus) réalisés par les participants puis ils évoquent les éléments à retravailler sous forme d'axes d'amélioration par rapport aux éléments attendus (delta).

# Chapitre 8

# L'état de santé des soignants, une prévention à penser

Nous avons vu que les soignants étaient parmi les plus impactés des travailleurs en termes d'état de santé. Ils sont fortement touchés par le stress et l'épuisement professionnel ce qui indique qu'un travail important est à mettre en place du côté des RPS. Cette atteinte débute dès la formation initiale et les étudiants en santé, toutes spécialités confondues, sont les plus stressés des étudiants du second degré (Jones et Johnston, 1997 ; Marra, 2018 ; Hermetet et al., 2019). Cet état nécessite des actions de prévention afin de maintenir les individus en santé et éviter qu'ils développent des pathologies.

Nous allons voir dans ce chapitre ce qu'est la prévention, en quoi elle peut être un changement pour les soignants et comment elle pourrait être mise en œuvre. Pour autant, il ne suffit pas de le décréter pour que les individus changent (Saint-Jean et Séddaoui, 2013) ce qui n'est pas sans poser des problèmes quant à un processus de changement relatif aux modalités de prévention. L'intérêt majeur de la prévention est de ne pas attendre l'apparition d'une pathologie pour intervenir mais d'agir en amont et avant la survenue des conséquences sur l'individu quand cela est possible. Ce faisant, il est toujours temps d'agir après afin d'en limiter les conséquences. Ainsi, la prévention peut toujours être mise en œuvre avec de potentiels effets bénéfiques pour les personnes.

## 8.1 La prévention, un changement pour éviter le changement

Nous avons vu que l'état de santé d'un individu était en perpétuel changement dans un processus continu physiologique. De nombreux facteurs peuvent influencer la santé d'une personne. Il existe des facteurs internes à l'individu comme les éléments congénitaux qu'il n'est pas possible de modifier sans thérapie génique. Il existe des éléments externes à l'individu auxquels la vie le confrontera et sur lesquels il est parfois possible d'influer.

Si nous essayons de croiser les concepts de changement et de prévention, l'objectif de la prévention est de modifier le processus de changement physiologique inhérent aux facteurs internes et externes d'un individu afin de produire par son action un changement n'impactant pas la vie du sujet, comme si aucun changement n'était intervenu. Comme le formule Rhéaume (2002) il serait question d'éviter le changement survenant à x en x1 dans la temporalité t à t1 et que l'« être humain [...] » devienne « à la fois autre chose et le même » (p. 65). Nous avons vu que la santé se modifiait de manière inexorable mais la prévention pourrait faire en sorte que la personne reste la même, dans le sens de maintien en santé, même si ce n'est plus exactement la même personne. La prévention peut ainsi compenser la permanence du changement décrite et illustrée par Héraclite avec la métaphore du fleuve (Saint-Jean et *al.*, 2013).

### 8.1.1 De l'éducation en santé à la prévention

Nous retiendrons le terme d'éducation « en » santé plutôt que « à la » ou « pour » la santé conformément au conseil de Klein (2010) afin d'éviter les débats lexicographiques. En effet, il n'y a pas de définition stabilisée de l'éducation « à la » ou « pour » la santé.

La notion de prévention au travail est étroitement liée à l'évolution du travail en lui-même et ses acteurs, les travailleurs. Ainsi, la prévention a suivi le changement des pathologies développées par les travailleurs pour les en protéger et/ou en limiter les conséquences. Le travail a d'abord été l'utilisation de la force des individus et les actions de prévention au travail ont cherché à limiter ou réduire les conséquences sur le corps des travailleurs. Comme le précise Sandrin-Berthon (1997) c'est pour « assurer les conditions de travail optimales en termes de rendement que l'on s'est intéressé à la santé des classes laborieuses » (p. 12-15). Ainsi, c'est une approche hygiéniste de la prévention avec le modèle biomédical qui prévaut jusque dans les années 70 (Radel, 2012). Si jusqu'aux années 60, le curatif primait, à partir des années 70, les deux pôles curatif et préventif vont s'équilibrer (Golse, 2001). Ce tournant est formalisé par la création du Comité Français d'Éducation pour la Santé (CFES) en 1972. Cette association loi 1901 se transforme en une instance publique en 2002 en devenant l'Institut National de Prévention et d'Éducation pour la Santé. Le CFES va progressivement inclure des spécialistes d'autres disciplines que la médecine au profit des domaines du social et de la pédagogie (Berlivet, 2000). C'est le début du développement de la prévention par l'éducation en santé. Golse (*Ibid.*) parle de médecine de la santé pour nommer cette « nouvelle » médecine. À cette époque, on voit « la fin du monopole de la médecine sur les questions de santé » (Klein, 2010). C'est à cette période que l'intervention éducative en santé publique va faire évoluer les dispositifs éducatifs en la matière (Berlivet, 2004). La visée préventive de ces dispositifs est indéniable. À l'image de Klein (2011), nous ne souhaitons pas alimenter la moindre polémique sur l'éducation en santé qui se trouve à la travée de plusieurs disciplines dont les sciences de l'éducation et la santé. Nous souhaitons nous intéresser à ce que cela apporte aux patients en termes de qualité et de sécurité des soins. Nous l'avons vu, la qualité de vie des soignants influence la qualité des soins qu'ils prodiguent ainsi vouloir améliorer leur QVT c'est améliorer le service rendu aux personnes soignées. Notre seul but est d'observer un dispositif pédagogique dans une visée préventive au profit des soignants. Il est nécessaire de voir ici les professionnels de santé comme des individus potentiellement « malades » à cause de leur travail et à qui il devient nécessaire de prodiguer des actions de prévention. Ces actions ont pour but de leur faire adopter une position réflexive, de leur faire prendre du recul quant à leurs conditions de travail à travers une action heuristique afin qu'ils prennent conscience à la fois de ces conditions de travail et de leurs effets pour mieux s'en prémunir et/ou les éviter et/ou les limiter.

Le problème avec le corps médical est que les médecins ont toujours privilégié « la thérapeutique à la prévention » (Tabuteau, 2010) ce qui explique en partie le retard pris en la matière et le fait qu'il ait fallu attendre la médecine 4P proposée par Hood et Flores (2012)[49] pour redécouvrir la prévention dans le secteur de la santé.

Le premier lieu de diffusion des messages de prévention en santé a été l'école par absence d'autres moyens pour délivrer rapidement et largement les préceptes hygiénistes (Klein, 2011). Ce faisant, les « préoccupations préventives existent bien avant l'hygiène scolaire » (Parayre, 2008). Nous sommes presque face à une injonction paradoxale entre la volonté de « normalisation des comportements individuels au profit de la santé de la population » (Klein, 2011) et l'objectif d'émancipation des individus. Foucault (1976) utilise le terme de bio-pouvoir disciplinaire à propos de la santé publique pour évoquer cette ambiguïté entre l'usage que font les individus de leur corps et la discipline de la santé publique comme pouvoir pour protéger la population. Nous avons évoqué cette interaction entre le changement de santé d'un individu et le changement engendré sur un groupe d'individus. Ce faisant, comme le formule si bien Genel (2004) « il faut faire de sa vie une forme de vie (…) dans l'idée d'une pratique de soi qui donnerait forme à la vie ». Ainsi, même s'il existe un pouvoir politique qui peut inciter des choix de vie afin de maintenir la santé des individus, chacun est libre de s'en emparer ou non. Dès lors, les individus sont libres ne pas se maintenir en santé et de ne pas suivre les politiques de santé publiques incitatrices de prévention. Le contexte du travail est un environnement particulier. Nous l'avons vu, l'employeur est responsable de la santé de ses travailleurs. C'est à lui qu'incombe ces actions de prévention afin de maintenir en santé les employés, il en est réglementairement responsable. Paradoxalement, le travail est de moins en moins physique mais les travailleurs vont de moins en moins bien. Les maladies professionnelles ont été multipliées par sept de 1993 à 2008 (Payre, 2010). Malgré les démarches de prévention qui se développent, peu traitent du stress (Payre, *ibid.* citant Abord de Chatillon, 2003). Concernant l'objet qui nous intéresse, que sont les RPS, nous retiendrons la

---

49 La médecine 4P proposée par Hood et Flores (2012) est une médecine Personnalisée, Prédictive, Préventive et Participative.

mise en garde de Saint-Jean et *al.* (2013) « il ne peut y avoir de changement culturel sans changement réel et pérenne des comportements individuels » (p. 103).

Un dispositif pédagogique permettant ce développement d'une culture de la prévention du risque, à la fois pour soi et pour les personnes soignées, semble être une solution pertinente. Comme le précise Dany (2015) concernant le changement dans le domaine de la prévention psychosociale, il est nécessaire d'innover, de faire preuve de créativité et pour ce faire il faut « un dépassement des cadres attendus de l'intervention » (p. 12). Ainsi Dany (2015) décrit les quatre défis que doit relever la prévention contemporaine, le défi réflexif, le défi créatif, le défi évaluatif et le défi éthique. Ces quatre défis justifient à la fois la visée de notre travail et le changement à opérer afin d'évoluer en termes de prévention.

***Le défi réflexif*** concerne « le fait qu'il faut prendre en compte la coexistence de rationalités multiples et parfois contradictoires » chez le sujet (Dany, ibid., p. 15). Il ne faut pas se limiter à une approche cause/conséquence d'une part et d'autre part entendre que la littérature concernant les comportements sociaux pointe des « bilans mitigés, [...] des conceptions ambigües et réductrices [...] objet de critique » (p. 15). Dany (*Ibid.*) relève l'importance de la connaissance sur la conduite à risque et prend l'exemple des toxicomanes qui maîtrisent totalement leur sujet mais maintiennent leur addiction. Nous retrouvons exactement la même ambiguïté avec les médecins et leur santé. Ils semblent les plus à même à se soigner pour autant, ils ne le font pas, mal ou trop tard. Il semble pertinent de réfléchir aux spécificités des soignants afin de mener des actions de prévention ciblées et pertinentes.

***Le défi créatif*** renvoie à l'innovation en prévention car les actions actuelles semblent peu efficaces. « Dans le champ de la prévention, nous sommes « condamnés » à innover pour permettre [...] un renouvellement des modalités d'action » (Dany, ibid., p. 17). La simulation dans une visée préventive parait être une innovation en matière de prévention. L'outil pédagogique pourrait avoir un bénéfice collatéral préventif en plus de sa visée première formative.

***Le défi évaluatif*** renvoie à la nécessité d'évaluer les actions menées sans réduire la prévention à cette action mais en incitant à mener des recherches sur la prévention, à conduire des « évaluations formatives et non punitives [...] en développant la formation » (Dany, ibid., p. 17). Dans notre travail, nous avons mené une évaluation de l'impact de la simulation, nous avons mené une recherche sur le sujet et ainsi nous nous inscrivons dans ce défi évaluatif.

***Le défi éthique*** se retrouve dans la prise en compte du fait que « la prévention, quelle que soit son intention, est en mesure de stigmatiser les individus et les groupes sociaux [qui] se trouvent étiquetés comme étant à risque » (Dany, *ibid.*, p. 18) pour dépasser cet aspect. L'absence de stigmatisation est donc un enjeu majeur. Sachant que nous allons cibler nos actions sur les soignants et plus précisément ceux exerçant en anesthésie réanimation. Nous avons été obligés de choisir une population particulière afin de mener notre travail comme dans toute recherche. Notre objectif a été de prendre des professionnels particulièrement touchés par le stress et d'essayer d'évaluer l'impact d'un dispositif pédagogique sur ces individus. Notre démarche semble s'inscrire dans les quatre défis précités.

### 8.1.2 La démarche de prévention en santé, un axe de changement de la politique de santé publique

Depuis le XVIIe siècle et la vision de l'hygiène publique, les gouvernements ont toujours mené des actions pour la santé de la population avec un objectif de protection de celle-ci (Klein, 2011). Comme nous venons de le voir, l'éducation en santé n'a d'autre objectif que d'engendrer de la prévention. Il est difficile de mener des actions face à un risque qui n'a pas de réalité propre mais s'exprime en termes de potentialité et de danger. La classification de Caplan (1964) en trois catégories primaire, secondaire et tertiaire permet de faire le lien entre prévention et risque. Cette taxonomie est intéressante car elle permet d'objectiver les temps d'intervention d'une démarche de prévention vis-à-vis d'un risque. Nous retiendrons la définition de la prévention primaire que font Peretti-Watel et Moatti (2009) considérant qu'il s'agit de « l'ensemble des actions qui visent à réduire le nombre et la gravité des problèmes de santé au sein d'une population donnée » (p. 9). Cette vision renvoie à la notion de facteurs de risque (Labarthe, 1998), éléments en capacité de modifier et/ou influer sur la santé et qu'il convient alors de prévenir afin de se maintenir en santé. Ainsi, la prévention primaire serait principalement axée sur le comportement des individus (Kaplan, 2000). Concernant les RPS, la prévention primaire de ces risques consisterait en une modification du comportement des individus afin qu'ils travaillent davantage en synergie et sans conflit néfaste. D'autre part, si nous faisons référence à la définition du mot comportement, donnée par le CNRTL, il s'agit de l'ensemble des réactions observables chez un individu placé dans son milieu de vie et dans des circonstances données ainsi que la manière d'être ou d'agir d'une personne. Dans sa modalité pleine échelle, la simulation permet de travailler le savoir-être des participants, les *soft skills* comportementales et relationnelles. Dès lors, ce dispositif pédagogique aurait la potentialité d'influer sur le comportement des participants. En modifiant leur comportement, les soignants formés pourraient développer des compétences attitudinales propices à les maintenir en santé eux et/ou leurs collaborateurs. Par exemple, un médecin sénior pourrait travailler son leadership en situations critiques et découvrir les effets d'un comportement inadapté et ses conséquences sur l'équipe soignante. Si ce médecin prend conscience de la toxicité potentielle de son comportement et le modifie dans sa pratique clinique, par exemple en mettant en œuvre les items du CRM, il préservera l'état de santé de l'équipe soignante tout en optimisant son leadership et son propre état de santé par des relations opportunes avec son équipe. La posture réflexive lors du débriefing permettrait de débattre du genre et du style professionnel (Clot, 2002). Les participants peuvent ainsi expérimenter, tester, s'exercer à des styles différents tout en respectant le genre. Le style correspondrait en santé à la part de personnalisation du soin alors que le genre quant à lui relève de la prescription, des protocoles, des procédures.

La prévention secondaire définie par Caplan (1964) comprend toutes les mesures visant à diminuer la prévalence d'une pathologie, c'est-à-dire la survenue de nouveaux cas. Si un dispositif pédagogique comme la simulation était en capacité de réaliser de la prévention, elle serait à la fois primaire et secondaire en diminuant l'incidence et la prévalence du stress et/ou la survenue de troubles.

Enfin, la prévention tertiaire vise à réduire les conséquences négatives (les incapacités, les séquelles *etc.*) d'une pathologie au sein d'une population.

Nous pouvons retenir le niveau de prévention indiquée par Gordon (1983) au sujet des soignants car ils constituent une population à haut risque de stress et de troubles issus des RPS.
Les actions de prévention pour la population relèvent de la santé publique et de l'état. C'est à lui qu'incombe les campagnes générales comme celle pour la vaccination contre la grippe par exemple. Les soignants constituent une population et des travailleurs spécifiques avec des facteurs de risques particuliers. Il convient de mettre en place des actions ciblées qui leur sont propres.

### 8.1.3 La prévention pour la qualité de vie au travail des étudiants en santé

La prévention n'est pas uniquement destinée aux professionnels, et les étudiants nécessitent aussi toute l'attention des pouvoirs publics. C'est pour cela que les étudiants en santé font partie de l'observatoire national pour la QVT des professionnels de santé. Le rapport de Marra (2018) sur la QVT des étudiants en santé montre que ces futurs professionnels sont autant impactés par le stress et le mal-être au travail que les travailleurs diplômés. Les étudiants sont les soignants de demain, il est ainsi capital qu'ils n'arrivent pas à la fin de leurs études déjà épuisés ou dans un état de mal-être patent. La Fédération

Nationales des Étudiants en Soins Infirmiers (2017) a publié son rapport sur le mal-être des étudiants. Ces derniers sont particulièrement stressés et comme l'exprime le titre du rapport, il est temps d'agir. Un des facteurs de risque majeur pour les étudiants en santé est qu'ils cumulent le stress clinique du soignant lors des stages et le stress lié aux études (Loriot, Sijelmassi et Granry, 2018). De nombreux ouvrages soulignent les conditions vécues lors des études et les souffrances ou le harcèlement au cours de la formation (Auslender, 2017 ; Jean-Louis, 2018 ; Ali-Benali, 2018). La thèse de médecine générale de Zou Al Guyna (2018) a montré que 60 % des étudiantes en médecine avaient subi des violences sexuelles. Nous voyons là de nombreux facteurs pour diminuer la QVT des étudiants en santé. Dans les propositions faites par Marra (2018), nous retrouvons les enseignements en petits groupes et les mises en situations professionnalisantes. Sans la nommer directement, elle fait clairement référence ici à la simulation. Nous avons vu que ce dispositif pédagogique permettait d'exposer les participants à des situations de manière sécurisée et sécuritaire. Ceci leur permet de se confronter à des situations professionnalisantes complexes et/ou difficiles sans aucun risque. D'autre part, l'étape de débriefing, tout en analysant les actions menées, peut permettre de développer des stratégies individuelles et/ou collectives pour affronter ces situations cliniques. Il est possible de reproduire des situations ou des contextes professionnels stressants, de se confronter à un leadership inadapté ou tyrannique *etc.*

### 8.1.4 Des associations pour compléter les dispositifs réglementaires de prévention

Malgré l'intégration de la prévention dans la loi et la politique de santé publique, les soignants avec leurs problématiques spécifiques ne se retrouvent pas forcément dans les dispositifs de prévention institutionnels. Nous avons vu qu'ils avaient un regard particulier sur leur propre santé et que les soignants ne se font pas suivre. Ce n'est pas sans poser de problèmes sur leur état de santé qui se dégrade. Afin de pallier à ce manque de structure spécifique aux soignants, de nombreuses associations de professionnels de santé ont choisi de créer leurs propres dispositifs afin d'assurer des actions de prévention. Nous pouvons citer l'Association Soins pour les Professionnels de Santé (ASPS) créée en 2015 et qui mène de nombreuses actions de prévention, de recherche et de prise en charge de soignants en souffrance. L'enquête menée par l'ASPS en 2016 a objectivé la nécessité de prendre en compte les spécificités des soignants pour mener des actions de prévention et que pour la moitié des répondants ils préfèreraient une structure dédiée aux professionnels de santé pour leur prise en charge. L'ASPS a mis en place un numéro de téléphone gratuit avec une plateforme d'écoute ainsi qu'une application avec la liste de psychologues, pouvant être contactés directement par le professionnel qui souhaiterait un soutien.

L'intersyndicale Action Praticiens Hôpital (APH) rassemblant de nombreux syndicats ou associations de médecins praticiens hospitaliers a créé en décembre 2017 l'Observatoire de la Souffrance Au Travail (OSAT). Cette initiative débutée dès 2009 avec l'étude pour la Santé des Médecins Anesthésistes Réanimateurs au Travail (SMART) par Doppia, grâce à un syndicat de médecins anesthésistes réanimateurs, a enfin vu le jour à travers l'OSAT. Cette plateforme permet d'auto-évaluer son niveau de souffrance au travail et d'être mis en relation avec un bénévole de l'association. Il n'est pas anodin si le précurseur à ce dispositif était anesthésiste réanimateur car comme nous l'avons vu ces spécialistes font partie des médecins les plus touchés par ces problématiques de stress, d'épuisement professionnel et de souffrance au travail.

Ces dispositifs sont bel et bien des vecteurs de prévention en publiant régulièrement et en communicant sur les problématiques de stress, d'épuisement professionnel et de souffrance au travail. Pour illustrer les actions de prévention menées, nous pouvons citer la campagne de communication « Dis doc, t'as ton doc ?» pour sensibiliser les médecins sur l'importance d'avoir un médecin référent. Quatre syndicats infirmiers ont choisi de créer en avril 2019 leur propre plateforme d'écoute dans la lignée de celle des médecins, l'OSAT infirmier.

La plateforme consiste à répondre à un questionnaire pour s'autoévaluer puis il est possible d'être rappelé par un syndicaliste formé afin de parler de son mal-être, d'être orienté vers un suivi spécifique et/ou être conseillé dans ses démarches.

Les soignants ne sont pas des travailleurs comme les autres et les actions de prévention qui les concernent doivent tenir compte de ces spécificités.

### 8.1.5 Prévention et éducation en santé, un modèle à la travée des sciences

Nous avons évoqué la complexité de statuer sur le sujet car elle est au carrefour de plusieurs sciences. La prévention s'inscrit dans de multiples domaines comme la santé, la sociologie, les sciences de l'éducation et de la formation, l'ergonomie *etc.* Nous ne cherchons pas à être exhaustifs mais objectiver cet objet aux différentes facettes selon le prisme au travers duquel nous en parlons.

L'objet de la prévention est incontestablement la santé des individus. Il suffit de prendre la définition de l'Organisation Mondiale de la Santé (1948) pour s'en persuader car elle définit la prévention comme « l'ensemble des mesures visant à éviter ou réduire le nombre et la gravité des maladies, des accidents et des handicaps ». Ainsi toute action pour influer sur l'incidence, la prévalence ou les incapacités et récidives d'une maladie relève du secteur de la santé, c'est la classification de Caplan (1964). À cette vision basée sur la maladie, Gordon (1983) a préféré une organisation sur la population ciblée à qui se destinent les actions de prévention. Cette vision plus sociale comprend trois niveaux de prévention. Une prévention universelle pour l'ensemble d'une population sans distinction qui comprend l'éducation pour la santé notamment avec les règles d'hygiène. La prévention sélective est orientée sur un groupe dans une population, par exemple les femmes, les jeunes, les retraités, les automobilistes *etc.* Enfin, la prévention ciblée est orientée pour un groupe dans une population mais qui présente des facteurs de risque identifiés.

Il est compréhensible que la prévention universelle se fasse à l'école et prenne le nom de l'éducation pour la santé car l'école a bien ce rôle de construction et d'émancipation des individus. L'éducation pour la santé c'est avant tout une éducation à la vie personnelle et sociale. Objectivement, la santé ne peut matériellement pas s'occuper de cette part de la prévention qui doit toucher l'ensemble de la population. L'école semble le lieu idéal pour assurer ces actions de prévention généraliste « de base » mais fondamentale. Ainsi, éduquer c'est aussi maintenir en santé et prémunir des maladies en délivrant des messages de prévention.

San Marco (2000) livre une vision novatrice et très axée santé car pour ces auteurs, qui reprennent la classification de Gordon, la prévention ciblée n'est pas uniquement destinée à des individus présentant des facteurs de risque mais également aux malades. Elle serait alors de l'éducation thérapeutique. L'innovation de cette vision de la prévention réside dans le fait que chaque individu participe à la gestion de sa propre santé quel qu'en soit le niveau. Il est intéressant de rappeler ici la définition de la santé de l'Organisation Mondiale de la Santé « La santé est un état de complet bien-être physique, mental et social, et ne consiste pas seulement en une absence de maladie ou d'infirmité ». Intervenir en amont d'une atteinte de la santé telle que définie par l'OMS ne réside pas en effet qu'à prévenir une maladie mais maintenir cet état de complet bien-être. Nous reviendrons plus longuement sur ce fait au point suivant car pour bien comprendre où et comment intervenir, il est nécessaire de clarifier quelques éléments. Nous avons évoqué que les actions de prévention reposaient le plus souvent sur un changement de comportement. Godin (1991) a montré le peu d'impact, d'une simple campagne éducative basée sur la diffusion de l'information, sur le changement de comportement.

Concernant la thématique des RPS qui nous préoccupe, Godin (*Ibid.*) explique clairement qu'« il est nécessaire de connaître les facteurs psychosociaux qui déterminent la décision des individus d'agir ou de ne pas agir dans une direction donnée » (p. 68). Dès lors, si nous souhaitons intervenir pour prévenir les RPS, il est nécessaire de connaître ce qui fait agir les individus comme ils le font. L'étape de débriefing lors d'une séance de simulation permet l'accès à ce type d'information lors de l'exercice dialogique de rétroaction et de réflexivité sur les actions réalisées. Nous pouvons illustrer cela avec un exemple vécu lors d'une séance de simulation interprofessionnelle. Au moment de la séance, un chirurgien n'a pas tenu compte de la demande de l'interne d'anesthésie d'arrêter sa procédure ou de la terminer rapidement. Lors du débriefing, les facilitateurs ont souhaité aborder cette action de la part du chirurgien. Il a fait une réponse surprenante quant à son comportement en pareille circonstance. Il a expliqué que l'interne d'anesthésie lui avait indiqué que le patient faisait un arrêt cardiaque, ce faisant le moniteur de surveillance indiquait 50 au lieu de 0 concernant la fréquence cardiaque et qu'à partir de là, il avait pensé que l'interne lui mentait pour le faire arrêter. Il avait fait le choix de poursuivre son intervention chirurgicale car c'est ce qui lui était apparu le plus bénéfique pour le patient. Le chirurgien n'avait pas réalisé la criticité de la situation car l'interne ne l'avait pas formulée suffisamment explicitement pour faire modifier son comportement. L'interne d'anesthésie avait pu exprimer son désarroi et son impuissance face à ce comportement perçu comme dur et violent de la part du chirurgien. Ce type de comportement de nature à développer des troubles psychosociaux et générateur de stress a pu être exploré en toute sécurité. La découverte par ces participants de l'impact mutuel de leur comportement sur l'ensemble de l'équipe pluridisciplinaire n'était-elle pas de nature à modifier leur comportement respectif en pratique clinique ? S'ils changent leur comportement en pratique clinique afin d'adopter un comportement plus adapté à l'exercice interprofessionnel, n'est-ce pas là de la prévention aux RPS ?

### 8.1.6 Un éclairage théorique par les théories sociales du changement individuel

Nous avons vu qu'il ne suffisait pas de demander aux individus de changer pour qu'ils changent, il faut qu'ils y trouvent un intérêt. Nous allons explorer quelques théories sociales permettant de comprendre pourquoi les individus peuvent être amenés à changer.

- Le modèle des croyances relatives à la santé

Ce modèle apparu dans les années 50-60 (Rosenstock, 1974) a évolué mais l'idée principale est que les individus doivent trouver un intérêt afin d'accepter de changer. Cela nécessite un minimum de connaissances en santé et les individus doivent placer la santé comme un élément important de leur vie. Dans ce modèle, si les individus sentent leur santé menacée, ils seront plus enclins à changer.

- La théorie sociale cognitive

Cette théorie développée par Bandura (1986) prend pour cause d'adoption d'un comportement d'un individu, la croyance en l'efficacité du comportement pour obtenir le résultat souhaité et la croyance en son efficacité personnelle. Dans ce modèle, un individu va changer s'il pense que le changement sera bénéfique pour lui et qu'il est en capacité de le faire. Loriot et *al.* (2018) ont montré comment la simulation en santé pouvait développer le sentiment d'efficacité personnelle, si les soignants peuvent expérimenter des comportements différents pour changer leur comportement en pratique clinique au profit de comportements plus efficaces, plus pertinents, plus performants.

- La théorie de l'action raisonnée

Ajzen et Fishbein (1977) ont développé cette théorie qui permet de prédire un comportement dans une situation donnée. L'intention qu'a un individu d'avoir ou non un comportement est déterminée par l'attitude de l'individu vis-à-vis de ce comportement et l'importance qu'il accorde à l'opinion des personnes qui sont importantes pour lui. Par exemple, un soignant peut préférer adopter une attitude positive et humoristique car c'est plus agréable pour lui. Par contre, ce même soignant peut ne pas adopter ce comportement par crainte du regard de ses collègues ou de son encadrement.

- La théorie des comportements interpersonnels

Cette théorie développée par Triandis (1977) diffère de la précédente sur le fait que la volonté d'un individu n'intervient pas toujours dans le choix d'adopter un comportement. Selon cet auteur, certains comportements deviennent automatiques grâce à la pratique et ne passent pas par la volonté de l'individu. Trois facteurs vont influencer l'adoption d'un comportement, la force de l'habitude, l'intention d'adopter ce comportement et les conditions permettant l'adoption du comportement. C'est en partie cet effet qui est recherché pour que certains automatismes communicationnels, relationnels ou autres se mettent en place durablement. Nous avons évoqué les spécificités des situations critiques pouvant être rares et/ou urgentes. Lorsque le temps est compté et que chaque action a un impact sur le patient, avoir un comportement spontané efficace et automatisé peut être un atout majeur. L'objectif n'est pas de former des robots, ni d'annihiler le libre arbitre des professionnels mais de leur permettre de découvrir et développer les comportements les plus performants en fonction des situations reproduites.

Godin (1991) a comparé ces différentes théories, il est pertinent d'ouvrir le débat de la prévention à une perspective sociale et pas uniquement aux liens avec la santé ou la maladie. Un dispositif de prévention performant ne réside pas dans la peur que peut engendrer son message auprès de la population cible pour laquelle il a été créé. Godin (*Ibid.*) précise que « plutôt que de continuer à véhiculer un message auquel les gens sont insensibles, il est préférable de considérer l'éventail des possibilités offertes par les différentes théories. » (p. 91). Concernant le stress et les RPS, il convient de prendre en compte cette dimension sociale.

### 8.1.7 Du bien-être à la qualité de vie au travail

Nous ne devons pas perdre de vue que les personnes auxquelles nous nous intéressons sont des travailleurs et de surcroit des travailleurs pas comme les autres mais des professionnels de santé.

La prévention que nous souhaitons définir est celle qui s'opère dans le contexte professionnel. Nous avons vu avec Gordon (1983) l'importance de définir la population à qui va s'adresser l'action de prévention. Comme il s'agit de travailleurs, il convient de prendre en compte les particularités du milieu professionnel ce d'autant que c'est l'employeur qui est responsable de la santé de ses salariés. Il existe pour tous les travailleurs un dispositif de santé au travail afin de s'occuper de la santé des employés. Dès lors, c'est à ce service que vont incomber les actions de prévention selon l'article L. 4622-2 du Code du travail « les services de santé au travail ont pour mission exclusive d'éviter toute altération de la santé des travailleurs du fait de leur travail ». Nous avons vu comment les services de médecine du travail ont évolué au grès de l'évolution des troubles des travailleurs afin de mieux les combattre et devenir des services de santé au travail. Les RPS et ses causes ou conséquences que sont le stress et l'épuisement professionnel sont inscrits dans le cadre réglementaire du travail. La prévention apparait clairement ainsi que la responsabilité de l'employeur dans sa mise en œuvre dans le Code du travail notamment dans l'article L. 4121-2 qui précise que l'employeur doit « planifier la prévention en y intégrant, dans un ensemble cohérent, la technique, l'organisation du travail, les conditions de travail, les relations sociales et l'influence des facteurs ambiants ». Le changement de nom de ces services avec la loi du 17 janvier 2002 démontre davantage une orientation vers la prévention que ne le laissait entendre les termes de médecine du travail. Ainsi, le terme « service de médecine du travail » a été remplacé par « service de santé au travail ». Comme nous l'avons vu, la terminologie de médecine pouvait laisser entendre des éléments curatifs alors que ces services ont une mission de prévention. D'autre part, introduire la notion de santé ouvre la prévention à des éléments beaucoup plus globaux que le mot médecine. Ainsi, si nous reprenons la définition de la santé de l'OMS qui est un « état de complet bien-être physique, mental et social et ne consiste pas seulement en une absence de maladie ou d'infirmité. », la santé au travail regroupe un vaste champ. Pour autant, le terme bien-être est flou et ne nous éclaire pas directement sur le sujet. Si nous prenons la définition du CNRTL du bien-être, il s'agit d'un « sentiment général d'agrément, d'épanouissement que procure la pleine satisfaction des besoins du corps et/ou de l'esprit. ». Descarpentries (2006) décrit cette ambiguïté entre santé et bien-être. D'autre part, il évoque le changement du rapport des individus à la santé en précisant que de la « revendication à la santé individuelle et collective, l'homme est passé à une revendication d'un bien-être pour penser la santé en dehors de la maladie » (p. 157). Descarpentries (*Ibid.*) fait part de sa vision de la prévention sans la nommer lorsqu'il dit qu':

> *Il s'agit d'une nouvelle façon de construire les comportements de l'intime, non plus par les statistiques ou du progrès de la santé publique, mais par plus de possibles, le plus de désir possible avec le moins de coercition et le plus de compréhension possible.* (p. 157).

D'autre part Ghasarian (1998) décrit comment le champ social est devenu un prolongement de la sphère privée. Dès lors, alors que nous sommes dans un milieu particulier qu'est le travail, les mondes s'entremêlent et il n'est plus possible de distinguer ce qui relève du privé ou du professionnel. Ceci explique en partie la complexité de statuer sur la pathogénie de l'épuisement professionnel. Le problème de cette « fusion » des mondes personnels et professionnels c'est que les individus font beaucoup de choses au travail qui ne sont pas en lien direct avec le travail (Clot, 2010). Les soignants évoquent de nombreux sujets comme les vacances, les loisirs *etc.* dans une salle de repos à l'hôpital, sont sur leur téléphone portable et ne se parlent pas ou communiquent sur de nombreuses choses autres que leur activité professionnelle. C'est paradoxal car dans les éléments protecteurs des RPS il y a les espaces de discussion pour les travailleurs, un collectif de travail… La communication qui ne semble plus être spontanée doit être instituée pour être effective. Il serait pourtant profitable aux soignants de pouvoir échanger sur le thème du travail notamment sur les éléments positifs comme le travail qu'ils jugent bien fait. Ce d'autant que comme l'évoque Clot (2010) « le plaisir du travail bien fait est la meilleure prévention contre le stress : il n'y a pas de bien-être sans bien faire » (Quatrième de couverture). Nous pouvons appliquer cette réflexion aux professionnels de la santé, il n'y a pas de bien-être chez les soignants sans bien soigner.

Pour Bachelard (2017) c'est Thévenet (2000) qui relance cette idée de bien-être au travail par la possibilité d'implication du salarié au sein d'un environnement de travail favorable à cette implication. De nombreux facteurs peuvent influencer l'implication des salariés, cette dernière doit être recherchée afin que les travailleurs puissent s'épanouir et maintenir leur bien-être au travail.

À la notion de bien-être qui renvoie aussi à la notion de plénitude et qui nous éloignerait de notre sujet, nous préférons le terme de Qualité de Vie au Travail. En effet, les exemples d'actions préventives se cantonnant au simple bien-être ne fonctionnent pas. Ainsi, les babyfoots chez Google ou bien encore le développement des soirées au travail par les managers du bonheur au travail, ne remplacent pas le manque d'effectif. Rester encore plus au travail avec ses collègues, même si c'est pour faire un apéritif ou une soirée festive, permet-il de renforcer le bien-être au travail ? Thévenet (cité dans Bachelard, 2017) répond en partie à la question lorsqu'il explique que « tout comme on est forcément contre la pénibilité, on ne peut que militer en faveur du bien-être mais il ne suffit pas que des principes aillent de soi à peu de frais pour fonder concrètement une politique managériale. » (p. 171). Pour s'en assurer, il suffit de voir le tollé qu'a soulevé ce type de propositions faites par Éric Morvan, directeur de la Police Nationale, en mai 2019 dans une note interne dans laquelle il suggérait de faire des barbecues ou des pique-niques pour créer du lien social afin de lutter contre les vagues en suicides au sein de la Police. Ainsi, vouloir agir pour le bien-être au travail sans une vraie politique managériale, en se contentant de fournir aux travailleurs des objets susceptibles de générer du plaisir ne répond pas à la question. En cela, fournir des babyfoots ou des massages à ses employés améliore à très court terme le bien-être des travailleurs sans pour autant régler la moindre problématique de travail. Voir pire, il est malheureusement possible de tomber dans une dictature du bonheur (Linhart, 2015) qui irait à l'opposé de l'objectif initial.

Maggi (2016) parle carrément d'un nouveau modèle de prévention quant au bien-être des travailleurs. Cette prévention :

> *implique un changement radical dans la façon de comprendre la prévention en matière de santé et de sécurité des travailleurs, et requiert un changement du même ordre dans l'orientation des connaissances et des pratiques d'intervention sur les lieux de travail.* (p. 103).

C'est pour ces raisons que nous préférerons la notion de qualité de vie au travail. Elle constitue une vision plus large sans oublier le bien-être des travailleurs mais sans s'y limiter. D'autre part, la QVT est une démarche pensée et concernant tous les acteurs d'une entreprise. Nous reprenons la définition de Ghadi (2017) responsable QVT à la Haute Autorité de Santé « La QVT en santé regroupe l'ensemble des actions permettant de concilier l'amélioration des conditions de travail pour les salariés et la performance globale des établissements de santé. ». Nous ne traiterons pas directement de la performance des établissements de santé mais nous l'évoquerons car la QVT a un impact sur la qualité des soins. C'est à travers le prisme de la qualité des soins que la performance des établissements de santé sera entraperçue car une structure performante prodigue, a priori, des soins de qualité et sûrs.

### 8.1.8 Changement dans les démarches préventives, l'approche QVT

Nous avons vu que certaines démarches dans le domaine de la prévention n'avaient pas toujours l'effet souhaité. L'impact sur la population ciblée n'obtient pas systématiquement le résultat escompté. Il est ainsi pertinent de s'inscrire dans une démarche continue de type QVT comme processus de changement. Comme le précise Levet (2013), la QVT ne doit pas être « comprise comme un sujet en plus dont il faudrait convaincre les dirigeants » mais elle est déjà incluse dans toutes les démarches de prévention en œuvre au sein de l'établissement concerné. Le changement qu'apporte la QVT réside dans la diversité des actions de prévention possibles et elle n'est pas « l'apanage de la fonction Ressources Humaines » mais elle est un « processus social et politique » (Levet, *ibid.*). Levet (*Ibid.*) propose quatre dimensions à la QVT :

- ***Un cadre*** *dans lequel les enjeux du travail puissent adresser conjointement des* ***objectifs de performance*** *[...]* ***et de santé*** *(en élargissant les questions de la santé de la prévention à la promotion) [...] (dans) un projet collectif qui s'enracine dans une compréhension fine de l'activité, de ce qu'elle réclame en termes de compétences, d'engagement pour gagner en cohérence dans la stratégie, les choix organisationnels, managériaux, technologiques.*

- ***Des espaces propices à l'apprentissage collectif****, misant sur les acteurs non comme à convaincre de la nécessité d'un changement imposé par l'environnement ou par les risques, mais capables d'une contribution créatrice de valeur et d'innovations sociales ; [...]*

- ***Une mise en mémoire de la production collective*** *de ces espaces où les échanges sont vus comme un moyen de dégager le savoir et les raisonnements, les représentations qui le composent. [...]*

- ***Un portage politique entre les groupes d'acteurs*** *[...] ; et un portage politique résolument inscrit dans les projets en cours dans l'entreprise : il s'agit bien que la Qualité de Vie au Travail se situe en réponse aux problématiques socio-organisationnelles qui naissent de la vie de l'entreprise et des projets dans lesquels elle est engagée et non qu'elle vienne en surplomb constituer un énième projet à ajouter dans une organisation déjà bien souvent saturée.* (p. 103-104).

Nous ne pouvons qu'adhérer à ces dimensions qui tiennent compte de la santé des travailleurs sans occulter une réalité de performance nécessaire des établissements afin d'être pérennes. Comme le résume Agnès Buzyn (2017), ministre des solidarités et de la santé lors du colloque QVT « Il n'existe pas deux logiques, l'une professionnelle et l'autre bureaucratique. Nous sommes tous au service des patients. ».

Toutes les dimensions sont importantes mais nous souhaitons nous attarder sur la seconde dimension et la notion d'espaces propices à l'apprentissage collectif qui est en lien avec la notion d'espace définie par Detchessahar, Gentil, Grevin et Stimec (2015) et les difficultés d'expression du travail selon Davezies (2012). En effet, quand et où les travailleurs ont-ils la possibilité de parler de leur travail, de le discuter. Nous avons vu que Clot (2010) expose le fait que les travailleurs font beaucoup de choses au travail sauf parler du travail lui-même. Nous voyons poindre là dans la dimension de cet espace de discussion liée à l'activité des travailleurs une similitude avec ce qui s'opère lors d'un débriefing faisant suite à une séance de simulation. Le travail des participants acteurs est mis en discussion dans une visée pédagogique à la fois individuelle et collective. Il y a d'autres espaces de discussion du travail dans le secteur de la santé comme les Groupes d'Analyse de la Pratique Professionnelle (GAPP), les Revues Morbi-Mortalité[50] *etc.* Une comparaison des différents dispositifs n'est pas l'objet de ce travail mais nous pouvons souligner que la simulation pleine échelle permet un retour immédiat sur l'action avec le débriefing. Les participants peuvent ainsi immédiatement réinvestir les éléments discutés dans leur pratique. Le débriefing semble avoir des caractéristiques de cet espace de discussion souhaité pour une démarche QVT.

### 8.2 Impact du changement sur la QVT des soignants

Nous avons vu l'ancrage majeur du changement dans le milieu de la santé. Malheureusement ce changement perpétuel n'est pas sans conséquence. Linhart dans son interview faite par

50 Les RMM sont un dispositif des structures de soins permettant de retracer les circonstances de survenue d'un évènement indésirable grave et/ou le décès d'un patient dans une visée compréhensive afin de trouver collectivement des solutions possibles.

Weiler (2018) parle de « dictature du changement perpétuel [...] (comme) nouvel instrument de soumission des salariés ». Il y aurait ainsi un côté sombre du changement qui pour celles et ceux qui n'arriveraient pas à suivre, serait particulièrement délétère. Nous allons voir l'impact du changement dans le secteur de la santé sur les soignants.

Ghadi, Depaigne-Loth, Rolland et Mounic (2011) explicitent l'impact du changement continu pour les soignants depuis une vingtaine d'années. Nous avons traité du changement dans le domaine de la santé qui est particulièrement dynamique et prolifique. Nous reprenons ici les éléments avancés par Ghadi et *al.* (2011) qui concourent à la dégradation de la QVT :

> - *Les différentes réformes liées au financement et à la gouvernance des établissements de santé,*
> - *Les démarches qualité,*
> - *Les innovations en termes de prise en charge,*
> - *Les problèmes de démographie professionnelle majorés par l'absentéisme,*
> - *L'augmentation de la pression sur les professionnels,*
> - *L'absence dans l'accompagnement de ces changements, de mesures efficaces et évaluées.* (p. 36).

La liste est longue et sûrement pas exhaustive des facteurs pouvant influencer négativement la QVT des professionnels de santé. Comme le précisent ces auteurs, les soignants cumulent à cela des conditions de travail déjà pas évidentes avec « des horaires de travail atypiques » des « contraintes physiques et psycho-organisationnelles » (p. 36). Ce mélange fait un cocktail explosif à forte incidence de stress, de RPS et d'épuisement professionnel. Nous avons montré l'exemple des professionnels exerçant en anesthésie réanimation qui sont durement touchés par ces problématiques. Nous avons évoqué le changement dans le secteur de la santé particulièrement dynamique et rapide. Il était important de mettre en exergue les conséquences négatives potentielles d'un tel dynamisme. Certains éléments comme l'innovation de la prise en charge du patient sont particulièrement ambivalents car ils représentent une opportunité de qualité de soins pour les malades mais il semblerait qu'ils soient dans le même temps un facteur de dégradation de la QVT des soignants. Par exemple, en anesthésie, si un nouveau dispositif médical, à utiliser par exemple lors d'une intubation difficile, apparait tous les six mois, les professionnels vont devoir se former perpétuellement avec un risque d'obsolescence rapide de leurs compétences. Cette innovation peut potentiellement engendrer un sentiment d'incompétence et/ou de lassitude de la part des soignants et ainsi diminuer la QVT des praticiens.

Ainsi innover pour soigner une partie de la population pourrait en rendre une autre partie malade. Nous ne souhaitons pas nous lancer dans un débat éthique qu'il ne serait pas inintéressant de mener mais nous souhaitions alerter le lecteur sur cet élément paradoxal. Ainsi, le changement pour un groupe de personnes pourrait être néfaste à un autre groupe. Le même changement pourrait alors avoir deux facettes. Une dualité intrinsèque non voulue mais qui existerait spontanément. Il ne serait jamais envisageable de freiner les innovations dans le secteur de la santé. En revanche, l'objectif serait de mener des actions de prévention afin de bénéficier des éléments positifs et éviter ou diminuer les éléments négatifs du changement. Nous pouvons reprendre les six facteurs influençant la QVT énoncés dans le guide QVT 2019 édité par la Direction Générale de l'Administration et de la Fonction Publique (DGAFP). Ces facteurs peuvent influer positivement comme négativement sur la QVT :

- Le contenu du travail,
- La santé au travail,
- Les compétences et le parcours professionnels,
- L'égalité professionnelle,
- Le management et l'engagement,
- Les relations au travail et le climat social.

Ces éléments sont primordiaux pour une démarche de prévention en lien avec la QVT. En effet, une démarche QVT va consister en un changement (positif) dans un ou plusieurs des facteurs énoncés ci-dessus. Ces derniers constituent des vecteurs potentiels de changement de QVT.

### 8.2.1 Faire de la prévention chez les soignants pour préserver la qualité des soins

Nous avons objectivé les éléments de stress, de RPS et d'épuisement professionnel chez les professionnels de la santé. Il est clairement établi à présent qu'il existe un fort lien entre la QVT des soignants et la qualité des soins et l'amélioration de la bientraitance (Buzyn, 2017). L'ensemble de la société aspire à une meilleure qualité de vie (Kovess-Masfety, Boisson, Godot et Sauneron, 2009), les travailleurs et les soignants n'y font pas exception. L'OMS (1997) a défini et développé cinq paires de compétences psychosociales que nous pourrions appeler *soft skills* qui sont en capacité de permettre à une personne de répondre aux exigences de la vie et ainsi se maintenir en santé :

> - *Savoir résoudre les problèmes et savoir prendre des décisions*
> - *Avoir une pensée créative et une pensée critique*
> - *Savoir communiquer efficacement et gérer adéquatement ses relations interpersonnelles*
> - *Avoir conscience de soi et avoir de l'empathie pour les autres*
> - *Savoir gérer son stress et ses émotions.* (p. 2-3).

En 2003, l'OMS développe un peu plus sa vision des compétences psychosociales qui peuvent être résumées dans le tableau ci-après.

| **Compétences sociales** (ou interpersonnelles ou de communication) | **Compétences cognitives** | **Compétences émotionnelles** |
|---|---|---|
| **Compétences de communication verbale et non verbale :** écoute active, expression des émotions, capacité à donner et recevoir des *feedbacks*. | **Compétences de prise de décision et de résolution de problème**. | **Compétences de régulation émotionnelle :** gestion de la colère et de l'anxiété, capacité à faire face à la perte, à l'abus et aux traumatismes. |
| **L'empathie :** capacité à écouter et comprendre les besoins et le point de vue d'autrui et à exprimer cette compréhension | **Pensée critique et auto- évaluation** qui impliquent de pouvoir analyser l'influence des médias et des pairs, d'avoir conscience des valeurs, attitudes, normes, croyances et facteurs qui nous affectent, de pouvoir identifier les (sources d') informations pertinentes. | **Compétences de gestion du stress** qui impliquent **la gestion du temps**, **la pensée positive** et **la maîtrise des techniques de relaxation** |
| **Capacités de résistance et de négociation :** gestion des conflits, capacité d'affirmation, résistance à la pression d'autrui. | | **Compétences d'auto-évaluation et d'autorégulation** qui favorisent **la confiance et l'estime de soi.** |
| **Compétences de coopération et de collaboration en groupe** | | |
| **Compétences de plaidoyer** qui s'appuient sur des compétences de persuasion et d'influence. | | |

Tableau 2 : Compétences psychosociales de l'OMS, 2003 (p. 9)

La maîtrise de ces *soft skills* est de nature à assurer de la prévention et à maintenir un individu en santé. Nous retrouvons un certain nombre de compétences évoquées lors de la description du dispositif de la simulation en santé et que cette pédagogie permet d'acquérir ou développer. Si nous nous fions aux éléments avancés par l'OMS, la simulation en permettant de développer ces compétences psychosociales serait de nature à assurer de la prévention. Comme le disent Lamboy et Guillemont (2014) ces compétences psychosociales sont :

> *Reconnues aujourd'hui comme un déterminant majeur de la santé et du bien-être, les compétences psychosociales se situent à la jonction entre le champ de la promotion de la santé, celui de la prévention des problèmes de santé physique et celui de la prévention des problèmes de santé mentale.* (p. 307).

Lamboy et Guillemont (*Ibid.*) explicitent l'efficacité prouvée des « interventions visant le développement des compétences psychosociales […] pour prévenir les problèmes de santé mentale, la consommation de substances psychoactives (drogues illicites, tabac, alcool), les comportements violents et sexuels à risque. » (p. 308). Les interventions et ateliers créés comme dispositif de prévention en développant ces compétences l'ont été initialement pour les enfants et leurs parents. Il est frappant de voir les similitudes avec la simulation en santé et les mêmes compétences travaillées pour les professionnels de santé. Nous pouvons également reprendre les caractéristiques validées de ces interventions et décrites par Lamboy et Guillemont (*Ibid.*) pour les comparer à celles de la simulation dans le tableau ci-après :

| **Caractéristiques des interventions ou ateliers de développement des compétences psychosociales** | **Caractéristiques des séances de simulation pleine échelle** |
|---|---|
| Des ateliers fondés sur des théories et connaissances psychologiques et articulés avec la recherche | Des séances basées sur les théories des sciences de l'éducation et de la formation articulés avec les données probantes actualisées |
| Une pédagogie participative et expérientielle | Une pédagogie basée sur l'expérience dans un environnement de travail reproduit à l'identique |
| Des intervenants engagés qui ont une fonction de modèle | Des formateurs facilitateurs qui basent leurs feedbacks sur les recommandations, les bonnes pratiques, les données actualisées de la science |
| Des ateliers structurés qui s'inscrivent dans la durée | Des scénarios écrits et validés avec des débriefings structurés. Des séances répétées et pensées dans un cursus complet |
| Des ateliers centrés sur les ressources et l'*empowerment* des personnes. | Des séances centrées sur les *soft skills* afin de développer les compétences individuelles et collectives des participants |

Tableau 3 : Comparaison des caractéristiques des interventions et ateliers de développement des compétences psychosociales avec les caractéristiques de la simulation en santé

La ressemblance est frappante quand nous comparons chacune des activités. Si les caractéristiques sont si proches avec une volonté similaire de développer des compétences parfois communes quel peut être l'impact de la simulation sur les participants ? D'autre part, le dispositif pour développer les compétences psychosociales a été créé dans une visée préventive, se pourrait-il que la simulation ait les mêmes retombées sans qu'elle ait été créée pour cela ?

Il est d'autant plus important de penser cette prévention que l'impact est double dans le secteur de la santé, à la fois sur les travailleurs eux-mêmes et également sur les patients. En effet, plus la QVT des soignants se dégrade plus la qualité des soins diminue. Mener des actions de prévention de la QVT c'est avoir un bénéfice collatéral sur la qualité des soins et les patients. C'est ainsi que la QVT a été intégrée aux dimensions de la certification V2014 car elle est un reflet indirect de la qualité des soins.

### 8.2.2 Prévenir le changement pour éviter le changement

Nous avons vu que certaines caractéristiques du changement pouvaient le rendre néfaste pour tout ou partie d'un groupe. Nous pouvons nous appuyer sur la définition du changement social de Rocher (1968) pour entrevoir l'impact du changement qui correspond à « toute transformation observable dans le temps, qui affecte d'une manière qui ne soit pas que provisoire ou éphémère, la structure ou le fonctionnement de l'organisation sociale d'une collectivité donnée et modifie le cours de son histoire » (p. 22).

Pour qu'il y ait changement, cela nécessite ainsi un observable qui dure dans le temps. Nous pouvons aisément imaginer la nécessaire adaptation des individus de l'organisation qui change à un point tel qu'il est devenu observable. Nous avons évoqué les changements majeurs du secteur de la santé et Ghadi et *al.* (2011) expliquent qu'ils ne sont pas étrangers à la dégradation de l'état de santé des soignants. Ces changements ont été profonds et rapides sans forcément l'accompagnement adéquat. Faudrait-il alors parfois prévenir le changement, afin d'éviter le changement des individus ? Le domaine de la préventologie pourrait-il avoir en charge de lutter contre ces changements néfastes aux individus ? Sur quel(s) facteur(s) serait-il possible d'influer afin de prévenir un changement d'un individu ou d'un groupe d'individus ? Si nous reprenons la définition du changement proposée par Rhéaume (2002), le changement est ce qui change X en X 1 dans la temporalité T en T 1. La prévention en santé consiste à éviter que X se change en X 1 ou que X 1 soit le plus proche de X ou que le temps de T à T 1 soit le plus long possible. En effet, s'il est possible d'éviter que X change, cela revient à la prévention primaire (Caplan, 1964). Si X 1 est très proche de X et n'a que très peu changé grâce à un élément interne et/ou externe, il s'agit de prévention secondaire selon Caplan (*Ibid.*). Il en va de même quant à la temporalité de T à T 1, si celle-ci est allongée. Les interventions possibles en prévention résident sur les éléments générant le changement de X en X 1, ceux permettant de limiter le changement de X en X 1 et ceux influençant la durée de changement de X en X 1. L'objectif de la prévention est alors d'influer sur le processus de changement de X afin d'éviter, de limiter ou de retarder le produit du changement de X. Nous avons fait la figure ci-après pour représenter les quatre situations possibles reprenant les éléments issus de X et T et leur interaction.

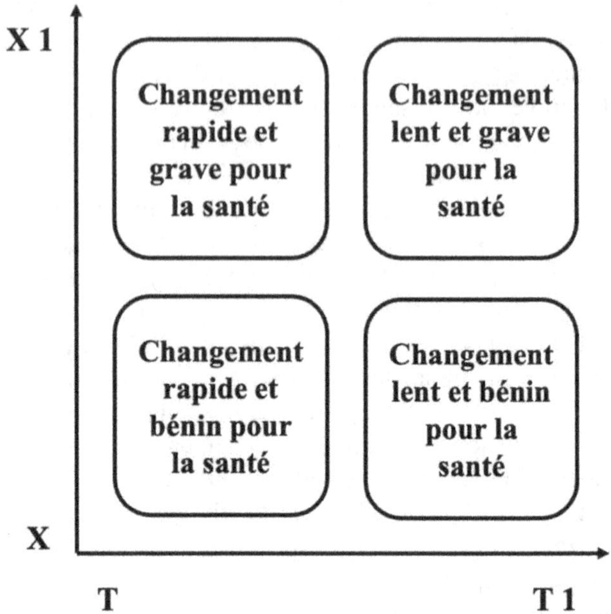


Figure 1 : Interaction entre X et T dans le changement de santé d'un individu

Afin d'illustrer notre figure, nous allons évoquer les quatre situations possibles avec des pathologies professionnelles associées :

Dans le cas d'un **changement rapide mais bénin pour la santé**, nous pouvons donner l'exemple d'une plaie cutanée, d'une entorse[51] simple au travail *etc*. Ce changement survient brutalement mais n'a que peu d'impact sur la santé de l'individu.

Dans le cas d'un **changement rapide et grave pour la santé**, nous pouvons donner l'exemple d'un accident du travail grave, une intoxication avec un produit chimique *etc*. Ce changement survient brutalement et a un impact fort sur la santé du travailleur.

---

51 Une entorse est un traumatisme des ligaments d'une articulation.

Dans le cas d'un **changement lent et bénin pour la santé**, nous pouvons donner l'exemple de tumeur bénigne, de verrue *etc.*

Dans le cas d'un **changement lent et grave pour la santé**, nous pouvons donner l'exemple des effets secondaires du stress à long terme sur le système cardiovasculaire, de l'épuisement professionnel, des troubles musculo-squelettiques, d'un cancer d'origine professionnelle *etc.*

En fonction de ces quatre classes possibles, les actions de changement ne sont pas les mêmes, ne porteront pas sur les mêmes objets et ne s'opèreront pas de la même manière. Pour les problématiques autour du stress, il s'agit plutôt d'éléments graves pour la santé mais avec une cinétique lente. L'intérêt alors est qu'il est possible de mener des actions pour faire changer les individus avant qu'un changement ne survienne sur leur santé.

# Partie IV

# L'émergence d'une prévention par la formation

# Chapitre 9

## Un infirmier chercheur en santé, une double posture est-elle possible ?

Cette partie a pour objectif de clarifier la posture qui a été la nôtre au cours de cette recherche. En effet, nous avons la spécificité d'être infirmier anesthésiste, donc praticien du champ de la santé. Ce faisant, nous nous sommes engagés dans une démarche de recherche. Cette double posture peut paraître de prime abord impossible voire inconcevable. De fait, il nous paraît important et opportun d'apporter des éléments de compréhension sur la posture qui a été la nôtre au cours de ce travail. D'autre part, nous étions tout à fait conscients des possibles biais que cela pouvait engendrer et nous avons essayé de nous en prémunir.

Nous aborderons la posture des professionnels de santé paramédicaux qui est au cœur d'un changement majeur en raison de l'évolution de la formation initiale. Nous verrons qu'il existe des risques inhérents au fait d'être praticien mais qu'il peut y avoir également des intérêts à avoir cette double posture.

### 9.1 Une posture entre-deux, ancrée dans l'universitarisation

La formation des professionnels de santé est au cœur du changement, quel que soit le métier, tous connaissent une évolution majeure. Les accords de Bologne de 1999 ont amorcé le changement avec pour projet, entre autres, l'intégration des diplômes professionnels au dispositif Licence, Master, Doctorat. Cela fait déjà vingt ans et nous sommes en train de vivre la finalisation de l'universitarisation avec pour point culminant la création future de nouvelles sciences au Conseil National des Universités (CNU) dans trois domaines, les sciences infirmières, la maïeutique et la réadaptation. Cela peut paraître anodin mais nous sommes en train de vivre un changement majeur pour les professions et les formateurs concernés. Ce n'est pas tous les jours que de nouvelles sciences sont intégrées au CNU. Notre posture aura été de suivre ce processus d'intégration à l'université tout en le devançant quelque peu, le fait que les qualifications attendues des formateurs et les structures de formation seront probablement modifiées (doctorat pour les uns, regroupement en UFR santé pour les autres). En effet, nous avons mené nos études avant la réforme et nous, praticiens du « stock » comme nous ont appelés les instances pour parler des praticiens formés avant la réforme, nous n'avons eu droit à aucune équivalence. Qu'à cela ne tienne, nous avons repris un cursus en sciences de l'éducation et de la formation pour acquérir des compétences épistémiques. La communauté épistémique (Meyer et Molyneux-Hodgson, 2011) paramédicale grossit en France notamment avec le changement des référentiels de formation initiale qui intègrent la recherche, cette communauté va continuer de s'étendre. Les Infirmiers en pratique avancée, dont les premiers diplômés vont sortir pour la première fois en 2020, devraient également impulser une dynamique dans la recherche paramédicale. La spécificité que nous voyons dans la recherche paramédicale et que précise Péoc'h (2008) est qu'un infirmier « qui tente de construire un savoir à partir de sa pratique professionnelle quotidienne, travaille sur un objet de recherche dans lequel il est impliqué. Il ne peut en être autrement. » (p. 14). Ainsi comme cette auteure l'aborde, nous partageons cette idée qu'un praticien paramédical qui mène une recherche sur sa pratique est nécessairement inclus dans cette dernière. Ce faisant, pour mener à bien sa démarche, il est obligatoire de respecter certaines précautions afin que cette implication en tant que praticien ne vienne ternir l'essentielle distanciation avec l'objet épistémique. Si la recherche paramédicale a des caractéristiques, la rigueur et le respect des exigences épistémiques en font incontestablement partie. Ce « praticien-chercheur » (Mias, 2004) doit en même temps accepter « la remise en cause de ses *a priori*, de ses schèmes de perception et de comportement acquis tôt dans sa pratique professionnelle » (Péoc'h, *ibid.*). Cette double posture a également des aspects positifs, « la conjugaison des deux postures praticien/chercheur apporte en contrepartie une connaissance inestimable pour la compréhension des problèmes étudiés et une familiarité facilitante […] dans le sens où effectivement nous avançons en terrain connu, sans nécessité de nous approprier une culture, un langage, des codes, des outils et des pratiques » (Saint-Jean, 2002, p. 48).

Nous allons aborder brièvement la réingénierie de la formation des infirmiers et des infirmiers anesthésistes pour entrevoir la difficulté à dichotomiser simplement la part du praticien et celle du chercheur. Comme si un praticien ne pouvait intrinsèquement pas être chercheur et réciproquement. Nous clôturerons cette introduction par la controverse suivante, les chercheurs ne sont-ils pas des praticiens de la recherche ? Cette provocation n'a pour but que d'interroger l'intérêt de séparer le praticien du chercheur comme si l'un ne pouvait pas être l'autre, comme si l'association des deux était quasiment contre-nature.

### 9.1.1 La posture épistémologique, un changement guidé pour le praticien souhaitant faire de la recherche

Selon Do (2015) :

> *La première difficulté de la posture du praticien-chercheur est de pouvoir rendre compte des conditions éthiques et politiques des résultats de sa recherche. Sa position d'appartenance au terrain d'enquête doit l'amener à prendre pleinement conscience de ce qu'il peut risquer de signifier aux autres.* (p. 20).

La posture d'un praticien qui souhaite se lancer dans la recherche est alors soumise à un changement guidé par une vigilance épistémologique accrue sur cette posture hybride. En effet, le praticien se doit d'adopter une posture suffisamment distanciée avec son objet de recherche d'autant plus si cet objet est en lien avec sa pratique. Comme le soulignent Pilotti, Valentim et Saint-Martin (2014), le praticien-chercheur « oscille entre deux réalités, celle du milieu professionnel et celle du milieu universitaire, qui le placent dans une situation liminale du fait du déséquilibre des postures ». Ainsi, pour ces chercheures, le praticien-chercheur se retrouve systématiquement à la frontière de ces deux mondes. Le praticien-chercheur n'est plus le praticien qu'il était car il est en plein changement de par les connaissances et compétences académiques acquises ou en cours d'acquisition. Nous avons vécu personnellement ce changement et en particulier celui du regard des autres praticiens qui a changé à notre égard. Celui bienveillant des médecins que nous côtoyons, qui sont des praticiens-chercheurs car il ne peut en être autrement pour cette profession. Nos collègues non médecins qui sont tour à tour intéressés, intrigués ou curieux. Et puis, malheureusement, celui de certaines personnes qui nourrissent des sentiments négatifs comme la méfiance et ne voient plus en nous le praticien mais une personne ayant acquis des savoirs académiques avec une grille de lecture des situations qui les dépasse. Nous nous retrouvons alors à la frontière des praticiens, quasiment à la marge, ce qui est une place délicate. S'essayer à la recherche génère une forme d'émancipation, libère le praticien par la compréhension qu'il obtient en mobilisant des savoirs académiques dans une posture inductive par exemple. À partir de l'émergence de préoccupations de terrain, le praticien-chercheur peut apporter des éclairages profitables à la communauté scientifique et dans une visée praxéologique à la communauté professionnelle. En effet, la dimension humaniste et universelle du soin en fait un sujet d'étude qui concerne ou qui concernera tous les individus. Si nous voyons le soin en tant qu'acte en lien avec la santé, cela touche tout le monde. Ainsi, s'intéresser à la santé revient à s'intéresser à l'homme. Péoc'h (2015) parle « du souci de l'Autre » pour parler de la pensée infirmière » (p. 9). Le praticien-chercheur soignant s'il mène des recherches **sur**, **par** ou **pour** le soin, prend en considération l'homme dans ses dimensions bio-psycho-sociales. Cependant, Collière (2011) nous met en garde car :

> *La formation universitaire ne saurait être le gage en soi d'une amélioration de la qualité des soins, les savoirs issus de l'écriture pouvant donner l'illusion de la scientificité à chaque fois qu'ils se réfugient dans les théories et concepts en s'éloignant de la découverte issue des faits vécus et des pratiques, ou en appliquant de façon stéréotypée des grilles de lecture sur la réalité des situations de soins. En accédant à la formation universitaire il importe donc que les infirmières et infirmiers aient le souci constant de réduire l'écart entre les savoirs empiriques acquis par l'expérience et les*

*savoirs théorisés afin de redonner une plus-value aux soins infirmiers quotidiens, donc aux soignants*. (p. 453).

Ainsi, nous pourrions dire, en tenant compte de la nécessaire prudence formulée par Collière, que le praticien-chercheur soignant doit conserver un lien avec la *praxis* notamment dans la visée praxéologique de ses travaux. Les réflexions sur et dans le soin, doivent y revenir pour faire bénéficier au plus grand nombre des résultats de la recherche. Il serait totalement inconcevable que la découverte d'une nouvelle technique de soins ou d'un nouveau traitement ne soit pas réinvestie en pratique clinique.

À l'inverse, le praticien qui débute son processus de professionnalisation de chercheur ne l'est pas encore. Nous souhaitons souligner ici la bienveillance des membres de l'entrée 4 de l'Unité Mixte de Recherche (UMR) Éducation Formation Travail Savoirs de l'université Toulouse Jean Jaurès qui nous ont accueilli. En effet, ils ont totalement respecté le fait que nous soyons praticiens et par leurs remarques et/ou préconisations nous avons pu adopter la posture distanciée nécessaire à tous travaux de recherche. Nous voyons là un élément fondamental du praticien-chercheur pour l'aider à se construire, l'accompagnement des pairs. Un des garde-fous possibles du praticien qui souhaite devenir chercheur, c'est l'Autre. C'est à travers cet Autre que le praticien-chercheur pourra avoir des retours sur sa posture et pourra garantir une vigilance permanente sur sa posture. Même si la démarche est personnelle, il s'agit d'une aventure collective et c'est à travers le collectif que le praticien-chercheur évitera de se perdre. D'autre part, la recherche fait appel à des méthodes, le praticien-chercheur doit prendre garde à celle qu'il utilise afin d'obtenir une distance épistémique adaptée à la relation qu'il peut entretenir avec la thématique qu'il étudie. La vigilance épistémologique est un garde-fou majeur pour le praticien-chercheur, elle lui permet d'appliquer des choix qui peuvent à la fois garantir la scientificité de ses productions et lui assurer une place qui ne soit pas seulement un entre-deux sur son terrain professionnel. Nous pouvons reprendre la métaphore de Marcel (2010) pour le cas des soignants qui font de la recherche comme des individus mettant « les mains dans le cambouis » mais avec « des gants blancs ».

Ainsi, ils restent des praticiens acteurs de la santé mais avec la posture nécessaire et attendue d'un chercheur. Ce faisant, le cambouis matière particulièrement collante s'il en est, entachera à jamais leurs gants blancs de chercheurs comme caractéristiques indélébiles de praticiens.

C'est bien le soignant que nous sommes qui oriente nos recherches et c'est bien le chercheur que nous sommes qui fait de nous le soignant qui puise dans ses acquis académiques pour améliorer la qualité et la sécurité des soins.

### 9.2 Le changement de la formation des professionnels de santé, une orientation vers la culture scientifique et la recherche

Les formations des infirmiers et des infirmiers anesthésistes ont vécu une réingénierie respectivement en 2009 et 2012. À la faveur de ce changement, la recherche a intégré les dix compétences infirmières. La compétence 8 « rechercher et traiter des données professionnelles et scientifiques » est clairement dédiée à la recherche et positionne ainsi les infirmiers comme des praticiens-chercheurs. La recherche devient à travers cette compétence, une composante du métier de ces soignants. Il n'y a pas de choix à faire entre être praticien et/ou chercheur, il faut être les deux dans une synergie au service de la qualité, de la sécurité des soins et de l'évolution des pratiques. La durée de vie de la connaissance scientifique médicale diminue tous les jours, Shojania et *al.* (2007) ont montré que la demi-vie moyenne de la connaissance médicale était de cinq ans voire beaucoup moins dans certains cas. Dans ce contexte particulièrement fécond en recherche et qui engendre un changement continu de la connaissance en santé, les soignants n'ont pas d'autre choix que de s'inscrire dans ce processus vertueux de maintien de leurs connaissances pour continuer à dispenser des soins de qualité en toute sécurité.

Pour être en cohérence avec cette exigence scientifique et développer une dynamique incitatrice pour la recherche, les Programmes Hospitaliers de Recherche Infirmière et

Paramédicale (PHRIP) ont été créés par le ministère de la santé en 2010. Ils constituent une image forte de la part du gouvernement de promouvoir des personnels non médicaux dans leurs initiatives de praticien-chercheur car dans un PHRIP, le porteur de projet est obligatoirement un soignant paramédical et il bénéficie de fonds pour la recherche.

En 2012, c'est la formation au diplôme d'état d'infirmier anesthésiste qui a vu sa réingénierie s'opérer. L'approche par compétences a vu s'organiser la formation autour de sept compétences dont la compétence 6 concerne la recherche « veille documentaire, études, travaux de recherche et formation continue en anesthésie-réanimation, douleur et urgences ». Dans le même temps, les infirmiers anesthésistes ont vu leur diplôme d'état reconnu au grade de master. Cette reconnaissance a fait augmenter le niveau d'exigence notamment de la production écrite du mémoire. La formation intègre un module recherche avec un stage recherche de quatre semaines au sein d'une équipe de recherche correspondant à 6 *European Credits Transfer System*[52] (ECTS) et le mémoire professionnel correspondant également à 6 ECTS.

Lors de la grande conférence de santé en février 2016, le gouvernement a explicité l'intégration « à » et « par » la recherche dans la profession infirmière ainsi que la place du développement des pratiques de recherche dans les pratiques soignantes (Le Faou et Eneau, 2016). La séparation du praticien-chercheur soignant semble de plus en plus difficile tant la posture de chercheur est devenue une composante du métier à travers une compétence spécifique dédiée. Nous avons exposé les évolutions en lien les réingénieries des infirmiers et des infirmiers anesthésistes mais il en va de même pour les infirmiers de bloc opératoire et les puéricultrices.

---

[52] Les ECTS ont été créés afin de faciliter la reconnaissance académique des études au sein de la communauté européenne. Ils sont proportionnels au travail à fournir par l'étudiant.

### 9.2.1 L'universitarisation des formations paramédicales

Depuis les accords de Bologne de 1999, les formations paramédicales poursuivent leur intégration au système Licence Master Doctorat. Pour assurer cette intégration, les formations ont vu leur contenu évoluer et nous venons d'évoquer l'intégration de la recherche à la formation initiale des infirmiers et des infirmiers spécialisés. Dans le processus d'évolution, les formations ont dû intégrer les ECTS pour favoriser les équivalences européennes des diplômes. Dans le secteur de la santé, vingt ans après, nous en sommes à une application partielle des accords de Bologne et des changements sont encore en cours. Ceci étant, les diplômes des professions infirmières ont acquis un niveau universitaire. Le diplôme d'infirmier est reconnu au niveau licence et celui d'infirmier anesthésiste au grade de master comme précisé précédemment. Dans pareilles circonstances, il devient difficile de se positionner strictement comme praticien ou comme chercheur. Le nom même d'universitarisation donné au processus d'intégration de ces formations à l'université ajoute à l'amoindrissement des frontières entre ces deux mondes. C'est plutôt des ponts qui se forment de plus en plus pour en adopter les codes dont la recherche. 2019 est une année charnière avec le passage obligé par Parcoursup pour l'accès aux Instituts de Formation en Soins Infirmiers (IFSI). Jusqu'en 2018, l'accès en IFSI se faisait via un concours en deux temps, une épreuve d'admissibilité écrite puis un oral d'admission. À l'image de l'université qui est accessible sans concours, les IFSI font à présent partie de ces choix possibles sans examen supplémentaire. Nous ne jugeons pas ici de la pertinence de cette stratégie mais nous l'évoquons pour objectiver l'adoption des codes universitaires par la formation infirmière. La Fédération Nationale des Étudiants en Soins Infirmiers (FNESI) a fortement milité pour que les ESI obtiennent les mêmes droits que les étudiants du second degré. La future création du CNU sciences infirmières va permettre de créer l'ensemble de la filière universitaire jusqu'au doctorat. Cartron et Liendle (2017) y voient des facilités pour les infirmiers titulaires d'un doctorat d'accéder à des postes universitaires et de pouvoir continuer leur production scientifique. Cette évolution de la profession infirmière est majeure, peu de professions voient cette intégration s'opérer de la sorte et accéder à un tel niveau universitaire. Cette lente mais durable évolution s'est effectuée grâce à des pionniers qui ont initié et/ou mené la profession à ce niveau d'excellence et de reconnaissance. Nous avons une pensée pour eux car rien n'aurait été et ne sera possible sans eux.

### 9.2.2 Des nouveaux métiers en lien avec la recherche : les infirmiers de pratiques avancées

Parmi les évolutions de la profession infirmière, la première promotion des Infirmiers de Pratiques Avancées (IPA) a débuté sa formation en 2018. Nous évoquons ce nouvel exercice car contrairement aux autres spécialités infirmières, les IPA vont obtenir un master 2 IPA et non une équivalence du grade master comme les infirmiers anesthésistes. Ce n'est pas juste une question de sémantique car lorsque le CNU en sciences infirmières sera créé, les IPA pourront accéder directement au doctorat de la discipline. Dans les compétences qui doivent être développées lors du stage de quatre mois en deuxième année, la recherche fait partie des éléments à travailler. Ces professionnels une fois diplômés auront en charge d'assurer une veille scientifique et si possible de produire des articles scientifiques dans la spécialité choisie en seconde année. Ils seront de fait des praticiens-chercheurs soignants à la fois ancrés dans leur pratique soignante et dans la production scientifique. Ils n'auront pas à choisir et devront développer des compétences afin d'assurer des missions dans les deux domaines. Nous pouvons nous hasarder à convoquer le concept de l'homologie (Eaton, 1959 ; Ouellet-Dubé, 1979) pour expliquer les similitudes qu'il est possible de faire dans les démarches pratiques et celles scientifiques. Les IPA seront au cœur de ces considérations pratiques et épistémiques. Mais au fond, auront-ils vraiment à choisir un « camp » ou vaut-il mieux qu'ils passent d'une posture à l'autre pour apporter les meilleurs soins possibles aux patients. Groulx (1994) explique les différences de posture entre d'un côté le praticien qui est dans l'action et qui croit en ses actes. De l'autre côté, « le chercheur qui doute » et qui « s'inscrit dans la démarche de recherche » par un « détachement sceptique » (p. 39). Sauf qu'au lieu de les opposer, les IPA devront incarner cette double posture de praticien-chercheur soignant afin d'être à la fois dans l'action tout en maintenant un niveau de doute suffisant afin de garantir que les soins qu'ils apportent sont optimaux. Les usagers ne veulent pas d'un chercheur-soignant détaché et éloigné de leur vécu. Ils souhaitent bénéficier des meilleurs soins possibles ce qui passe par un suivi des mises à jour scientifiques au vu de la courte demi-vie des connaissances médicales. D'autre part, les IPA auront à créer, à innover, à inventer des prises en charge, des suivis, des protocoles, des parcours de soins, des coordinations *etc.* Cela passera par une posture de praticien qui maîtrise « l'art de soigner » (Collière, 2011) et celui de chercheur qui doute des soins qu'il prodigue afin de les remettre en question, de les optimiser, de les sécuriser et le cas échéant qui mène des recherches pour expérimenter ou innover le tout dans un but ultime d'amélioration et sécurisation des soins.

# Chapitre 10

# La simulation en santé et la QVT

## 10.1 Du stress à la QVT des personnels de l'anesthésie réanimation

Les travailleurs sont de plus en plus impactés par les problématiques de santé au travail alors que leur travail est de moins en moins physique. Nous avons évoqué l'état de santé des soignants et il est malheureusement parfois préoccupant. Les causes sont multiples et les professionnels de santé ne sont pas des travailleurs comme les autres. Ils ont des horaires de travail qui changent, exercent de nuit, font des gardes. Ils sont confrontés à des situations complexes avec des soins de plus en plus techniques. Ils côtoient la souffrance des personnes soignées et/ou de leur famille jusqu'à leurs derniers instants. Les professionnels doivent annoncer régulièrement des mauvaises nouvelles aux patients et/ou à leur famille. Il existe des situations de désert médical où les professionnels exercent à flux tendu et où le mode dégradé devient la norme. Les conditions de travail sont parfois très dures et complexes. Nous ne faisons ici le procès de personne mais c'est juste un état des lieux dont l'actualité rend compte régulièrement ces derniers temps. Ce contexte tendu n'est pas toujours propice au bien-être des soignants. Les relations entre professionnels se dégradent et contribuent à la dislocation du collectif de travail. Le stress se majore jusqu'à l'épuisement professionnel signe ultime de l'altération par le travail de la santé des travailleurs. Au vu de l'état des lieux et du contexte, il est temps de mettre en place des actions de prévention pour tenter d'endiguer le phénomène. Le législateur ne s'y est pas trompé en développant les dispositifs de soutien comme l'observatoire national de la qualité de vie au travail. Dans le même temps, des associations de soignants se fédèrent pour créer des solutions de soutien corporatistes pour s'entraider, s'écouter et se soutenir. Dans le même temps, les dispositifs de prévention rencontrent peu de succès chez les soignants et les services de santé au travail en sont les premiers témoins. Les soignants négligent leur propre santé ce qui nécessite d'innover en termes de prévention. Une intervention spécifique est-elle possible pour les professionnels de santé ?

Comme nous l'avons vu, les soignants ne sont pas des travailleurs comme les autres et dans cette catégorie professionnelle il existe des personnels plus touchés par les problèmes de stress, de RPS et d'épuisement professionnel, les professionnels exerçant en anesthésie réanimation (Nyssen et *al.*, 2003 ; Lederer et *al.*, 2006 ; Chiron et *al.*, 2010 ; Doppia et *al.*, 2011 ; Mion et *al.*, 2013). Toutes les catégories professionnelles sont atteintes dans ces secteurs et deux éléments émergent, l'expérience à travers l'âge des professionnels (Nyssen et *al.*, *ibid.* ; Chiron et *al.*, *ibid.*) ainsi que le genre puisque les femmes semblent plus affectées que les hommes (Chiron et *al.*, *ibid.*). L'histoire complexe de la mise en place de la spécialité de l'anesthésie réanimation, sa reconnaissance au sein des institutions et au cœur même des blocs opératoires peuvent expliquer en partie la souffrance des soignants exerçant dans ces secteurs. Des conflits internes entre les médecins et les infirmiers anesthésistes ont marqué la création de cette spécialité infirmière qui dans le même temps a permis une augmentation de la sécurité et de la qualité des anesthésies. Il reste parfois des réminiscences de ces tensions passées entre professionnels au sein des blocs opératoires. Ces tensions nuisent à l'équilibre collectif et à la QVT de tous les intervenants. Les conséquences sont considérables sur les professionnels mais également sur les patients qui se retrouvent être les dommages collatéraux de cette dégradation de la QVT des soignants.

Chez les professionnels de santé, ceux qui ont choisi d'exercer en anesthésie réanimation ont choisi une des spécialités les plus touchées par les problèmes de stress, de RPS et d'épuisement professionnel. L'anesthésie réanimation est une spécialité « jeune » et sa création a été jalonnée de tensions entre médecins et/ou avec les infirmiers spécialisés en anesthésie. Au sein du bloc opératoire, le chirurgien a longtemps été le *leader* mais les prises en charge pluridisciplinaires ont et font changer les mentalités. Si les chirurgiens peuvent opérer des patients de plus en plus complexes, fragiles, critiques, âgés c'est bien parce qu'une équipe interprofessionnelle s'occupe de l'anesthésie. La hiérarchie entre spécialistes n'a pas lieu d'être mais certaines représentations professionnelles engendrent parfois des tensions dans des circonstances déjà stressantes. L'anesthésie réanimation est une spécialité passionnante qui nécessite des compétences dans de nombreuses autres spécialités. En réanimation lors de la défaillance de plusieurs organes, les anesthésistes doivent avoir des connaissances variées et étendues pour maîtriser les *hard skills* nécessaires à la prise en charge des patients (par exemple, la pose d'une voie veineuse centrale, la réalisation d'une échographie sur un patient polytraumatisé...) ainsi que des *soft skills* pour travailler en équipe interprofessionnelle. Nous avons vu comment la simulation en santé a été développée notamment par les anesthésistes réanimateurs. Cette pédagogie leur permet de s'exposer à des situations apprenantes rares et/ou critiques à l'infini. Ce dispositif pédagogique est ancré dans les cursus de formation pour compléter le cursus expérientiel clinique insuffisamment exhaustif ou varié. Certaines *soft skills* comme la résolution de problème, la communication, l'empathie, la gestion du stress *etc.* sont travaillées en simulation et regroupées sous le sigle du *Crisis Resource Management*. Compte tenu de la ressemblance avec les compétences psychosociales, décrites par l'OMS comme vecteur de bien-être des individus, nous pouvons nous demander quel est l'impact de cette pédagogique sur les professionnels exerçant en anesthésie réanimation ?

### 10.1.1 D'un problème individuel à un problème collectif et organisationnel

Le concept de stress a traversé les âges avec un contour parfois complexe à cerner. D'une simple réponse physiologique (Selye, 1936), le concept a intégré l'individu dans son environnement (Lazarus et Folkman, 1984) y compris son environnement de travail (Karasek,1979). Dans leur environnement de travail, les personnes ne sont pas seules et surtout pas les soignants qui exercent majoritairement en équipe.

C'est également le cas des libéraux qui tendent à se regrouper et/ou à travailler en réseau. La notion d'équipe est paradoxale car elle est un soutien lorsqu'elle est un collectif de travail, mais elle peut être la source et le lieu d'agissements néfastes lorsqu'elle touche à des dimensions personnelles (harcèlement moral par exemple). Ces dysfonctionnements peuvent avoir lieu entre travailleurs, des travailleurs vers l'encadrement ou de l'encadrement vers les travailleurs. Ces situations sont à présent bien connues et condamnées par la loi. Ce faisant, des affaires de ce type explosent au grand jour régulièrement. Nous pouvons citer le procès de France Télécom en 2019 mais d'autres exemples ont été portés à la connaissance de tous à travers des actes ultimes et violents. Le suicide par défenestration sur son lieu de travail du Pr Mégnien en 2015 a eu pour effet de déclencher une enquête du ministère de la santé, qui a souhaité étendre la prévention des RPS à l'ensemble des structures de soins.

Les RPS portent mal leur nom, sauf si nous en reprenons la modification apportée par Clot (2010) qui préfère la signification Ressources PsychoSociales d'un individu. De Gaulejac (2010) évoque lui plutôt les risques psycho-organisationnels. Les intérêts de ces visions résident dans le transfert de la responsabilité non plus sur les individus mais sur des organisations qui les dépassent. Le stress ressenti par les travailleurs serait à la fois cause et conséquence des RPS et des tensions entre les travailleurs. L'organisation elle-même peut parfois être fautive en étant permissive lors de harcèlement organisationnel. Nous avions pris l'exemple des cadres de santé qui parfois pris entre le devoir de moyens et les injonctions de l'établissement n'ont d'autre choix que de sur-solliciter les équipes soignantes. Ces situations font le lit des RPS et de l'épuisement professionnel qui en est la manifestation extrême. Il semble pourtant y avoir des moyens de lutter contre ces phénomènes de destruction lente mais durable des soignants. Dans tous les cas, il est grand temps d'agir afin d'endiguer le phénomène qui dans certaines spécialités comme l'anesthésie réanimation est particulièrement prégnant. La littérature montre comment dans cette spécialité les soignants sont particulièrement stressés et épuisés. Mais au-delà des considérations individuelles, c'est le collectif de travail qui est mis à mal par de telles situations.

### 10.1.2 D'un risque à une prévention par le développement de *soft skills*

La notion de risque lié aux RPS renvoie à la notion de lutte face à une potentialité. Ce risque s'objective avec les conséquences sur les soignants notamment. L'ensemble des risques d'une entreprise sont intégrés au document unique comprenant également les actions de prévention de ces menaces. C'est l'employeur qui est responsable de la santé de ses travailleurs. La santé des travailleurs passe par ce que l'OMS définit comme un état complet de bien-être physique, psychologique et social. Au vu de l'impact sur l'ensemble de ces trois dimensions, c'est clairement la santé des professionnels qui est en danger. Mais plutôt que de capitaliser sur les éléments nocifs potentiels issus des risques professionnels, la QVT semble une alternative collective positive. Elle permet de fédérer l'ensemble des acteurs d'une structure autour d'un projet commun dans un rapport équitable entre performance de l'établissement et santé des professionnels. Plutôt que de s'opposer les uns aux autres, tous les acteurs se fédèrent autour d'un projet collectif pour le bien de la structure et celui des travailleurs. La QVT des soignants étant étroitement liée à la qualité des soins, assurer des actions de prévention auprès de cette population revient à chercher à améliorer la qualité des services rendus aux personnes soignées. La majeure partie des évènements indésirables graves en anesthésie réanimation sont en lien avec l'équipe de soins. Les *soft skills* comme la communication, le *leadership* etc. sont en cause dans la plupart des cas. La formation des soignants se fait en tuyau d'orgue chacun dans sa spécialité, chacun dans son métier alors qu'il est impossible de travailler ainsi une fois sur le terrain. La notion de *soft skills* prend alors tout son sens de compétence transversale, trans-professionnelle, transdisciplinaire. Ces compétences communicationnelles, attitudinales, comportementales ne sont pas innées et comme toute compétence, elles nécessitent de s'y exercer, de s'y entrainer. L'OMS a décrit et développé des compétences psychosociales que nous pouvons intégrer aux *soft skills* et qui sont semblables à celles travaillées par les professionnels de santé mais pas seulement. Les pilotes d'avion ont depuis longtemps intégré ce type de compétences transversales. L'OMS avait initialement réfléchi à ces compétences pour développer et/ou maintenir le bien-être des enfants et/ou des parents. Si les compétences sont proches alors le fait de former les soignants à de telles compétences pourrait-il avoir les mêmes effets protecteurs sur les professionnels ?

## 10.2 La simulation en santé au cœur de la formation des professionnels de santé

De nos jours, il paraît impossible de former les professionnels de santé sans la simulation. Nous avons vu à la fois l'intérêt pédagogique et éthique d'un tel dispositif de formation. Si nous nous hasardons à comparer avec l'aéronautique, comme c'est souvent le cas en simulation, il est devenu impossible aux pilotes d'avion de se former sans cet outil. Les personnes soignées n'étant pas des cobayes, l'obligation de sécurité, de qualité et de fiabilité oblige à un minimum de performance dès lors que les professionnels et les étudiants sont en présence des malades. Les rapports de la HAS de Granry et Moll (2012) ont permis d'accélérer le changement de pédagogie en santé vers la simulation. Mais ce sont également des problèmes éthiques dénoncés par les doyens des universités de médecine qui ont rendu obligatoire le recours à la simulation en santé pour certains enseignements, en particulier celui des touchers pelviens. Le potentiel pédagogique de ce dispositif, dans sa modalité pleine échelle, semble particulièrement pertinent et indiqué pour des spécialités confrontées à des situations rares et/ou critiques dont le simple exercice clinique ne permet pas de s'y exercer à cause de la faible occurrence de survenue.

La simulation comprend de multiples modalités mais celle qui nous intéresse particulièrement est la version pleine échelle où les participants sont immergés dans un environnement de travail reproduit à l'identique. La sécurité apportée par le dispositif est incontestable pour les patients qui sont des mannequins ou des acteurs (patients standardisés) et ainsi il n'y a aucun risque. Les participants sont également en totale sécurité, accompagnés dans leur formation par des facilitateurs qui vont les aider à adopter une posture réflexive lors du débriefing. La standardisation des situations apprenantes dans des scénarios écrits, adaptés au niveau et à la catégorie professionnelle des participants ainsi que la trame de débriefing permet une reproductibilité à l'identique des formations à l'ensemble des participants. Ainsi, que ce soit en formation continue ou en formation initiale avec des promotions de nombreux étudiants, il est possible de garantir une exposition aux mêmes situations avec une même trame de débriefing, ce qui ne veut pas dire le même contenu qui est singulier à chaque groupe. Les séances ne seront ainsi pas pour autant identiques car les formateurs doivent s'adapter aux réactions, aux actions, aux prises en charge des participants qui peuvent différer. Nous avons appelé cette adaptation, qui contribue à la fois à la formation des facilitateurs au cours de la formation des participants, un co-changement. Ce co-changement est un changement réciproque des différents acteurs en présence lors d'une séance de simulation, qu'ils soient formateurs ou formés. La simulation est un dispositif pédagogique dynamique et ouvert qui oblige les formateurs à s'adapter et à innover en permanence. L'objectif du dispositif est de développer des compétences chez les participants mais les formateurs en devant s'adapter et réagir à des actions inattendues, surprenantes voire parfois étranges, développent également leurs compétences.

La fiabilité et la fidélité aux situations réelles sont recherchées et poussées autant que faire se peut. La littérature montre que les niveaux de stress lors des séances sont réels et élevés. Les participants peuvent ainsi s'exercer à ces situations critiques stressantes, difficiles, complexes dans un environnement sécurisé. En pouvant vivre ce stress de façon calibrée et contrôlée, les professionnels de santé devraient être susceptibles de développer des stratégies et des ressources pour gérer ces situations cliniques stressantes. La simulation pourrait-elle contribuer à diminuer le stress de la pratique clinique en préparant les soignants et en leur permettant de développer des ressources individuelles et collectives ?

### 10.3 Le changement comme prévention chez les soignants

Nous l'avons vu la santé des personnes est inscrite dans le changement. Elle est ainsi un processus de changement continu tout au long de la vie. De nombreux facteurs internes et/ou externes vont influencer la santé de chacun. La solution des actions de prévention peut permettre d'éviter le produit de changements néfastes et/ou de limiter le processus de changement et/ou d'augmenter la temporalité de ce changement pour le rendre moins impactant. Malheureusement les actions de prévention classiques n'ont que peu de résultat et il est nécessaire d'innover. C'est d'autant plus vrai pour les soignants qui sont peu soucieux de leur propre santé. Il est important de mener cette prévention pour endiguer ou limiter la souffrance des soignants mais dans la même dynamique garantir et promouvoir la qualité et la sécurité des soins. L'approche QVT est une démarche de prévention large dans laquelle de nombreuses actions peuvent être initiées. La cible de la démarche doit concerner le maintien ou le développement du bien-être des travailleurs. Quel dispositif pourrait modifier la QVT des soignants et notamment celle des professionnels exerçant en anesthésie réanimation ?

### 10.4 La simulation pourrait-elle influer sur la QVT ?

La QVT est un enjeu afin de maintenir les soignants en santé. Il devient vital de mener des actions de prévention auprès de ceux qui soignent. Sachant que :

- Les compétences psychosociales décrites par l'OMS pour développer le bien-être des individus sont similaires à certaines *soft skills* travaillées lors des séances de simulation en anesthésie réanimation.
- Les professionnels de l'anesthésie réanimation sont particulièrement stressés et impactés par l'épuisement professionnel.

- La simulation en santé fait partie des dispositifs incontournables de formation initiale et continue des professionnels exerçant en anesthésie réanimation.
- La simulation, dans sa modalité pleine échelle, sert à travailler principalement les *soft skills* en reproduisant l'interprofessionnalité clinique.
- La simulation n'a pas été créée pour assurer une action préventive mais les éléments travaillés lors des séances, comme la gestion du stress, sont de nature à permettre de faire de la prévention.

À la lecture des éléments précédents, nous pouvons nous poser la question suivante :

**Un dispositif pédagogique, telle que la simulation pleine échelle, appliqué à l'anesthésie réanimation peut-il être un vecteur de changement dans la qualité de vie au travail des professionnels dans une visée préventive ?**

Nous allons tenter de répondre à cette question dans le cadre d'une revue de la littérature sur le sujet.

## 10.5 Une revue de la littérature

Nous avons fait une revue de la littérature afin d'essayer de trouver des éléments de réponse à nos interrogations. Nous allons faire état ici des recherches les plus importantes sur le sujet.

### 10.5.1 Les émotions en simulation, une compréhension au service de la prévention

Pour décrire au mieux les émotions en simulation, nous nous appuierons sur le chapitre d'ouvrage de Couarraze, Saint-Jean et Geeraerts (2020). Les soins en santé sont générateurs d'émotions. Elles font ainsi partie intégrante de ces professions (Leblanc, McConnell et Monteiro, 2015). Le stress fait partie des émotions que les soignants peuvent ressentir. Ainsi, pour Lazarus (1993), les émotions et le stress sont indissociables. La simulation semble permettre un développement de ressources personnelles aidant à avoir une vision plus sereine en limitant l'anxiété lors d'une situation critique (Couarraze, Saint-Jean et Geeraerts, *ibid.*). La majeure partie des modèles de débriefing comprend une première étape consistant à l'évocation des émotions des participants. Ce temps n'est pas toujours possible en pratique clinique. Pour autant, il permet une mise en mots du vécu parfois difficile des individus. Cette mise en commun des émotions en simulation permet d'échanger collectivement sur ces dernières. La pratique soignante est parfois génératrice d'émotions intenses tantôt positives, tantôt négatives. Le stress qui est alors généré peut finir par user les individus s'il n'est pas maîtrisé, appréhendé, compris. Couarraze, Saint-Jean et Geeraerts (*Ibid.*) explicitent que :

> *L'environnement sécurisé et sécuritaire qu'offre la simulation ouvre un champ des possibles d'apprentissage et des possibilités infinis. Les participants peuvent se confronter à quasiment toutes les situations cliniques avec la possibilité de faire des erreurs, de se tromper et de les comprendre. C'est une occasion rêvée et unique d'apprendre en s'autorisant des choses impossibles, inconcevables en pratique clinique.* (p.233-234).

Cette prise de recul sur les évènements est de nature à limiter l'impact du stress vécu. D'autre part, le dispositif pédagogique spécifique de la simulation notamment dans sa modalité pleine échelle est de nature à permettre un développement de ressources individuelles et collectives salvatrices.

### 10.5.2 La simulation agit contre le stress

Ces dernières années des études commencent à objectiver l'intérêt de former les soignants à l'aide de la simulation. Nous pouvons citer les travaux de El Khamali et *al.* (2018). Ils ont en effet pu mettre en évidence l'intérêt de ce dispositif pédagogique pour diminuer le stress des infirmières de réanimation. La plus-value apportée est telle que le groupe ayant été formé par la simulation a ressenti moins de stress avec un sentiment de latitude décisionnelle plus important. De plus, dans l'équipe infirmière ayant réalisé des séances de simulation, trois fois moins d'infirmières ont quitté le service six mois après la formation. Couarraze et *al.* (2021a) ont permis de montrer l'intérêt de la simulation dans la diminution du stress lors de situations critiques chez les étudiants en soins infirmiers. En effet, ces professionnels en devenir vivent des situations critiques déjà en tant qu'étudiant. La simulation permet de diminuer les niveaux de stress après la formation ce que le simple vécu de situations critiques ne permet pas. D'autre part, la baisse du niveau de stress se maintient quatre mois après la formation. Enfin, la qualité de reproduction du réel des séances de simulation pleine échelle a permis aux étudiants d'autoévaluer leur niveau de stress avec exactitude. En effet, quatre mois après la formation et cette auto-évaluation, ils ont ressenti exactement le niveau qu'ils avaient prédit.

Nous avons vu dans cet ouvrage que les soignants étaient particulièrement impactés par le stress. Dans le même temps, la simulation permet de reproduire avec fidélité les situations stressantes pour les professionnels de santé. En leur permettant de s'exercer à ces situations en toute sécurité, la simulation semble permettre d'y développer les ressources nécessaires pour y faire face. En améliorant leur vécu professionnel en diminuant leur niveau de stress, c'est bien la qualité de vie au travail qui s'en voit augmentée. Couarraze et *al.* (2021b) font le même constat concernant la pandémie au COVID-19 où les professionnels plus âgés ont été moins stressés que les plus jeunes. Il y aurait ainsi un lien avec l'expérience, la professionnalité accrue des professionnels plus âgés et leur niveau de stress plus bas. La simulation pleine échelle en tant que booster d'expérience permet une professionnalisation y compris vis-à-vis du stress.

# Conclusions

## 1. Des perspectives praxéologiques conclusives

## 2. Réflexions épistémologiques sur nos travaux de recherche

## 3. Réflexions théoriques issues des résultats de nos travaux de recherche

## 4. Conclusion

## 1. Des perspectives praxéologique conclusives

Nous arrivons au terme de cet ouvrage et il convient de porter un regard réflexif sur notre travail. Nous avons pu montrer que les dispositifs de simulation constituent des ressources pour combler la diminution des temps de stage, engendrée par l'universitarisation et la réingénierie des formations paramédicales, en dopant le cursus des participants aux séances. Nous notons que la simulation est également très présente dans la formation continue des professions médicales et paramédicales. Cette méthode pédagogique devenue incontournable en 2019 s'est fortement développée ces dix dernières années sous l'impulsion de différents enjeux. Si l'enjeu éthique « jamais la première fois sur le patient » (Granry et Moll, 2012) est au premier plan, l'enjeu économique lié au coût des erreurs est également présent et associé au fait que la société est devenue intolérante aux erreurs médicales (Jeulin, 2014 ; Morel, 2014).

Cependant, un autre aspect de la simulation nous a interrogés, notamment sa capacité à prévenir les risques psychosociaux pouvant devenir des troubles suite aux situations de stress quasi permanentes vécues par les professionnels de santé. Nous nous sommes alors intéressés à la simulation dite « pleine échelle » (Pastré, 2010) c'est-à-dire la reproduction à l'identique des situations cliniques mais avec la possibilité de calibrer la difficulté, la complexité, le niveau de stress *etc.* L'intérêt de ce dispositif est son adaptabilité aux participants et non l'inverse, dans le sens où les facilitateurs construisent des scénarios mais ne maîtrisent pas la manière dont les participants vont s'en emparer. Nous sommes ainsi face à une double adaptation porteuse d'enjeu en termes de prévention :

- adaptation au niveau de formation des participants avec la possibilité de travailler avec eux leur zone proximale de développement relative à des compétences situées,
- adaptation à la singularité des réactions des participants pour accompagner leur réflexivité et leur

permettre de considérer des ajustements comportementaux dans leur pratique.

Si la réflexivité et le développement relatifs aux compétences sont des axes de prévention indéniables, la confrontation à des situations critiques simulées est également une ouverture pour travailler sur le facteur stress. Ce facteur constitue majoritairement le soubassement des risques psychosociaux et peut être abordé en simulation sous l'angle de la gestion du stress, de la prise de décision, de la communication en situation critique, etc. Ces compétences relevant de la sphère psychosociale, que nous avons choisi de nommer *soft skills* en opposition aux *hard skills*, sont considérées par l'OMS (1997, 2003) comme pouvant répondre aux exigences de la vie et ainsi maintenir le sujet en santé et l'aider à agir préventivement.

C'est un sujet d'autant plus d'actualité pour les professionnels de santé qu'une partie de ces praticiens ne va pas bien. La situation n'est déjà pas facile mais au sein de la communauté des soignants, certains sont encore plus touchés comme les professionnels de l'anesthésie réanimation. Au vu de la prévalence du *burnout* chez les praticiens de l'anesthésie réanimation et des conséquences possibles sur les patients, il apparaît nécessaire de prendre en compte ce phénomène. Il n'est pas facile de mener des actions de prévention et si certains défis sont à relever, il est également nécessaire d'innover en matière de prévention sachant que les soignants ont une position particulière vis-à-vis de leur propre santé. En effet, les professionnels de santé ont tendance à négliger leur propre santé (Leriche et *al*., 2008) malgré leur connaissance en la matière. Comme le fait remarquer Dany (2015), l'expertise sur une thématique nécessitant une action de prévention ne présage en rien que l'expert en la matière sera lui-même sensible aux actions de prévention.

Le facteur changement impacte fortement ces professionnels, d'abord par sa permanence dans le secteur de la santé globalement mais également au niveau de la santé des individus. La recherche dans le secteur de la santé est particulièrement féconde et rend la connaissance scientifique obsolète en seulement cinq ans (Shojania et *al.*, 2007). Cette obsolescence rapide oblige à une réactualisation continue de ses connaissances et de ses pratiques à laquelle s'ajoute l'omniprésence des changements organisationnels. Ces changements peuvent devenir alors délétères pour les individus qui se sentent obligés de suivre ou qui n'arrivent pas (ou plus) à suivre ce rythme effréné (stress, anxiété, épuisement professionnel).

Les recherches qui ont illustré notre propos, ont pu mettre en évidence un effet de la simulation pleine échelle sur le niveau de stress, d'épuisement professionnel et d'anxiété chez les étudiants en soins infirmiers et les professionnels exerçant en anesthésie réanimation. D'autre part, la simulation de situations critiques semblent permettre de diminuer le stress clinique après les séances. Nous avons pu également différencier le stress de la pratique clinique et le stress en simulation.

À partir de ces résultats, nous pouvons proposer des perspectives praxéologiques :

***Sensibiliser à une vigilance accrue des populations à risque***

Nous avons pu confirmer les résultats d'études précédentes concernant le niveau de stress, d'anxiété et d'épuisement professionnel des professionnels de l'anesthésie réanimation. Ces éléments de confirmation soulignent l'intemporalité de l'atteinte du stress chez les professionnels de cette spécialité, il ne s'agit pas d'un facteur conjoncturel mais d'un facteur récurrent depuis un certain nombre d'années. Il nous parait pertinent d'avoir une vigilance particulière concernant cette population reconnue comme à risque toutes catégories professionnelles confondues, cependant même si l'impact est moindre d'autres professionnels de santé sont en difficulté et méritent de l'attention. En juillet 2018, le ministère de la santé a créé l'observatoire national pour la QVT des professionnels de santé et du médico-social. Nous suggérions d'y intégrer les étudiants en soins infirmiers, l'actualité nous rattrape car le ministère de la santé et le ministère de l'enseignement supérieur ont créé le centre national d'appui à la qualité de vie au travail des étudiants en santé le 15 juillet 2019. Observer et produire des recommandations est un premier pas proposé par cet observatoire. Cependant, nous ajoutons qu'une sensibilisation systématique plus locale, des cadres, des formateurs, des étudiants et des agents eux-mêmes, associée à l'orientation vers des dispositifs d'aide visibles et audibles contribuerait au renforcement d'un maillage de soutien sur les territoires. Par ailleurs, cela permettrait d'ouvrir ces professionnels à d'autres pratiques de prévention comme nous le proposons ci-après.

***Diffuser auprès des encadrants les apports de la simulation en termes de prévention***

Nous connaissons les difficultés rencontrées pour mobiliser les soignants et les orienter vers le service de santé au travail mais il nous semble possible d'innover en termes de dispositifs de prévention, la simulation est une possibilité parmi d'autres. Si nos travaux ont pu montrer l'impact de la simulation sur le stress et ceux d'El Khamali et *al.* (2018) par exemple sur la régression du *turnover* et de l'absentéisme des infirmiers de réanimation, il nous paraît opportun d'en diffuser les résultats pour sensibiliser les professionnels qui encadrent les équipes et les inciter ainsi à développer le recours à ce type de prévention. Ils pourront ainsi percevoir le double intérêt de la simulation pleine échelle : elle complète la formation *in situ* apportée par les stages mais va au-delà des traits de surface (le geste, la technique, *etc.*) en prévenant les risques de stress et en œuvrant ainsi pour une qualité de vie au travail.

***Amplifier le recours à la simulation pour acquérir toutes les compétences et faire face aux différentes situations de la vie professionnelle***

Nous croyons à la simulation en santé, son développement et l'engouement qu'elle suscite nous semblent fondés. Mais nous sommes conscients des freins qui persistent comme le coût des formations, la nécessité d'être formé pour être facilitateur, l'obligation d'avoir de petits groupes afin que tous puissent participer, *etc...*

Il parait justifié que la simulation soit obligatoire mais elle doit être pensée dans un cursus complet et progressif notamment en formation initiale. Nous comprenons la complexité notamment parce que les étudiants d'une promotion sont nombreux. Hayden et al. (2014) ont par exemple mis en évidence la possibilité de remplacer du temps de stage par du temps en simulation sans être délétère sur les évaluations des étudiants en soins infirmiers. Si nous ne sommes pas favorables, comme ces auteurs, au remplacement de 50% du temps de stage par de la simulation, il nous paraît possible d'envisager une progression, au cours des semestres de formation, allant de la simulation procédurale à la simulation pleine échelle compte tenu de la similitude de la simulation pleine échelle avec la pratique clinique. Par exemple, la pose d'une perfusion intégrée dans un cursus complet reviendrait à faire une séance d'apprentissage du geste pur en simulation procédurale (ainsi un grand nombre d'étudiants peut participer en une journée) puis à intégrer le geste dans une simulation avec un patient standardisé équipé d'une prothèse (permettant de simuler la pose d'une perfusion) pour travailler les *soft skills* associées à ce soin (l'empathie, la communication, la conscience de la situation) et enfin il serait possible de faire réaliser le geste en simulation pleine échelle, dans un contexte complexe comme lors d'une urgence (par petits groupes d'étudiants mais bien préparés ce qui limiterait le nombre de séances). En formation continue, les scénarios de simulation pourraient être étayés par les points à améliorer, repérés chez les professionnels par exemple lors des entretiens annuels, et devenir ainsi à la fois un outil d'amélioration des compétences et de prévention des risques psychosociaux, vecteur de qualité de vie au travail.

***Penser le débriefing post simulation comme outil à exploiter en pratique clinique***

Si la méthode de débriefing permet d'être réflexif sur sa pratique en simulation, elle est susceptible de l'être en pratique clinique. L'équipe de Dubé et *al.* (2019) a testé la méthode de débriefing PEARLS en pratique clinique et cela semble intéressant pour les soignants. Malheureusement, en France, les praticiens ont tendance à débriefer uniquement lorsqu'il y a eu un problème ce qui génère de forts préjugés lorsqu'un débriefing est proposé. Si la méthode permet de réaliser des rétroactions à la fois en routine et en pratique clinique, cela nous parait très intéressant. Les apprentissages peuvent se faire en clinique mais tout comme en simulation, il est nécessaire d'avoir une méthode fiable et reconnue. Autant il est possible de se tromper en simulation autant si ça a été le cas en pratique clinique, la méthode de débriefing doit être particulièrement bienveillante pour en tirer des apprentissages. Nous avons vu que la réflexivité devait être abordée comme une compétence à part entière et s'il est possible de l'exercer, la développer lors de la pratique clinique cela ne peut être que bénéfique pour le soignant et *in fine* pour le patient. Exploiter au mieux les situations cliniques qui peuvent générer de l'apprentissage nous parait judicieux sachant qu'en termes de QVT, si des équipes entières se lancent dans un tel projet, cela devrait développer le lien social au sein de ces équipes conformément aux recommandations de Clot (2010) en la matière.

## 2. Réflexions épistémologiques sur nos travaux de recherche

Nous avons dû surmonter un certain nombre de limites lors de notre travail. Sa durée fait que nous avons autant évolué tout au long de notre production que notre écrit lui-même. Il s'agit d'un changement dans le sens de processus que nous avons vécu. Nous souhaitions convoquer le concept de changement et nous avons vécu ce changement de l'intérieur.

***La posture de praticien-chercheur***

Au moment où il faut faire le bilan, nous portons un regard particulier sur ce chemin parfois sinueux et semé d'obstacles mais combien passionnant. Nous avons mené de front deux vies, celle de praticien et celle de chercheur en tentant d'éviter de passer d'un métier à un autre, privilégiant plutôt la conciliation des deux, une posture distanciée et une « double identité revendiquée » (De Lavergne, 2007). Habité par l'idée de devenir progressivement praticien-chercheur, nous avons pensé d'abord le trait d'union comme « médiation socio-professionnelle réflexive et informée » (Albéro et Robin, 2004), puis comme un espace de transition et d'interactions (De Lavergne, *ibid.*), espace qui répond « à la fois aux enjeux de la connaissance et à ceux de l'action » (Carré, 1998, p. 7). Cette posture de praticien-chercheur n'a pas été aisée à garder tout au long de nos travaux. En effet, lorsque nous avons été confrontés à des praticiens que nous connaissions, il n'était pas toujours facile qu'ils ne voient plus en nous le praticien mais le praticien-chercheur, nous avons dû parfois rappeler notre démarche et notre position de chercheur. Au moment de faire le bilan, ces moments de tension ont été largement supplantés par les nombreux avantages notamment celui d'être familiarisé aux cultures hospitalière, professionnelle de l'anesthésie réanimation et de la simulation. Il a cependant fallu mettre en place une vigilance critique de tous les instants pour éviter les raccourcis faciles et trompeurs vers la praxis. Nous avons dû conserver cette rigueur tout au long de notre parcours ce qui nous a permis d'explorer chaque facette du praticien-chercheur, sans privilégier un axe pour garder toute la richesse de ces deux postures associées.

Notre ancrage de praticien ressort cependant dans la visée générale de notre recherche qui est éminemment praxéologique. Cela représente pour nous une forme de boucle, nous apprenons par et avec les acteurs de terrain et nous leur apportons des éléments qu'ils pourront réinvestir dans leur pratique ou dont ils pourront se saisir. Nous avons fait en sorte de garder à l'esprit le poids des filtres épistémiques et théoriques dans notre production scientifique (Bru, 2002) afin de ne pas perdre cette double identité en oubliant le versant de praticien. C'est un risque décrit par Collières (2011) et dont tout praticien-chercheur devrait se prémunir pour ne pas perdre cet ancrage dans la praxis au profit d'une scientificité internaliste (Bachelard, 1934).

***Une place à la conjonction de trois mondes, celui des sciences de l'éducation, celui de la médecine et celui des sciences infirmières***

Nous avons eu une place très particulière à la travée de trois disciplines parfois complémentaires mais ayant chacune ses exigences et ses règles. Nous sommes infirmier anesthésiste et si notre hiérarchie a bien compris notre projet et a fait en sorte de nous aider autant que faire se peut, nous avons dû mener des démarches pour montrer à notre corporation le bien-fondé de ce projet et l'intérêt pour l'ensemble de la communauté des professionnels de l'anesthésie réanimation. Nous avons dû systématiquement convaincre les médecins et les paramédicaux sans oublier quiconque afin de ne froisser personne et respecter notre appartenance au corps des infirmiers. Nous n'oublions pas évidemment les exigences universitaires spécifiques. Ainsi, nous avons fait en sorte de valoriser notre travail et de communiquer dans les trois mondes, ce qui a exigé un effort conséquent mais nécessaire pour exister dans chacune des disciplines. Ceci explique la diversité de nos communications dans des congrès infirmiers, médicaux, en simulation et en sciences de l'éducation et de la formation. Il nous a paru important de faire ce travail car nous n'appartenons pas à l'un de ces milieux mais à tous en même temps. Si nous ne souhaitions pas être réduit à l'un d'entre eux, nous nous devions d'être présent dans tous. C'est bien la difficulté du praticien-chercheur, exister en tant que tel. Pour cela, il a été nécessaire de ne pas prendre parti mais d'être présent dans les trois mondes en faisant vivre leurs interactions. Cela reste une limite car il est nécessaire de mener de front plusieurs travaux et ce, nous l'espérons, au détriment d'aucun d'entre eux. Il était important pour nous de le faire pour exister au sein des différentes communautés scientifiques auxquelles nous considérons être rattachés.

Nous avons dû mobiliser des concepts et nous avons choisi les concepts de changement et de prévention cependant d'autres concepts, comme la professionnalisation, auraient pu être convoqués. Nous assumons les choix que nous avons faits. Il faut savoir se limiter pour ne pas se perdre ce qui a été compliqué à l'amorce de notre travail. L'exhaustivité conceptuelle n'est pas réaliste, les points de vue sur un même objet sont multiples dans chaque discipline. Nous concevons ainsi que le choix des concepts de prévention et de changement limite l'accès à ce que pourraient recouvrir des dispositifs visant la qualité de vie au travail.

## 3. Réflexions théoriques sur la simulation en santé et la prévention

***Le co-changement***

Nous avons vu émerger au fil de notre réflexion sur le changement une forme particulière de changement, ce que nous nommons le co-changement. En effet, nous sommes partis du constat que la simulation était un dispositif pédagogique ouvert c'est-à-dire construit en amont mais que les participants étaient libres de ce qu'ils pouvaient y produire, y réaliser, y réfléchir, y parler, y débattre… Ainsi, les facilitateurs ne sont pas en mesure d'anticiper la totalité de ce qui peut survenir, que ce soit en termes de propos tenus, de processus de réflexivité qui vont s'opérer *etc.* L'interaction entre les participants et les facilitateurs est ainsi génératrice d'un changement bilatéral. Un changement chez les participants qui vont développer des compétences grâce à la séance de simulation et à la réflexivité menée lors du débriefing. Mais également un changement chez les facilitateurs qui se seront nourris de la performance des participants lors de la séance ainsi que des propos et interactions tenus lors du débriefing. Ainsi à travers l'imprévisibilité de la séance et la nécessaire adaptation permanente des facilitateurs, les formateurs vont développer et/ou compléter leurs compétences.

Nous avons repéré des dimensions qui pourraient créer les conditions d'un co-changement. À ce stade de nos réflexions il ne s'agit pas de dimensions qui définissent une intention du sujet mais plutôt des éléments qui selon nous contribuent au co-développement, au co-changement.

- **Décentration et acceptation de l'Autre** (Ricoeur, 1990 ; Descombes, 1991)
- **Association de parties en synergie** (Payette et Champagne, 2005 ; Lafranchise, Paquet et Gagné, 2015)
- **Soutien d'une dynamique interactionnelle authentique** (Rogers, 1972 ; Mucchielli, 2017 ; Vacher, 2018).
- **Ouverture à l'étonnement** (Thievenaz, 2017)

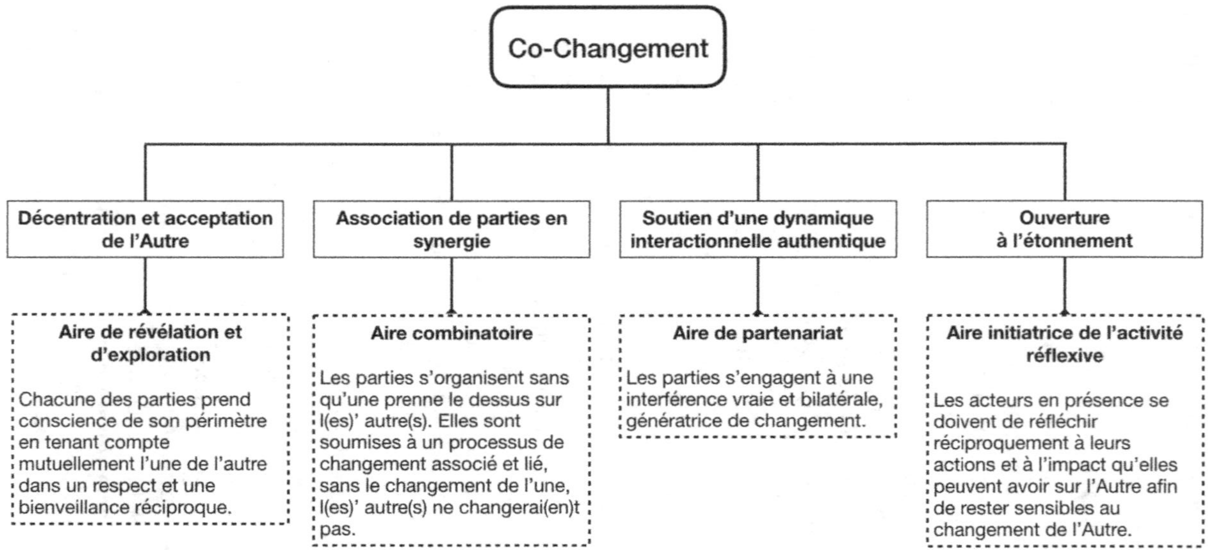


Schéma 2 : Schématisation de la modélisation du co-changement

Au-delà de la simulation en santé, nous avons poursuivi notre réflexion sur le co-changement et nous avons trouvé d'autres exemples d'opérationnalisation de cette forme de changement. Toujours dans le secteur de la santé, nous pouvons évoquer le patient-partenaire (Lartiguet et Saint-Jean, 2019). Dans ce changement, la place du patient serait dans sa propre équipe de soins, il ne serait plus ainsi ni un spectateur de sa prise en charge, ni un acteur passif, un co-changement pourrait s'opérer entre le patient-partenaire et les soignants de cette « nouvelle » équipe de soins revisitée. Le changement ne s'opèrerait pas à sens unique mais de manière bilatérale et synergique entre les deux parties, l'un apportant des connaissances expérientielles du vécu de la maladie et l'autre apportant les connaissances médicales et paramédicales relatives au traitement de la pathologie.

Notre réflexion sur le co-changement a continué et nous avons également pensé qu'un tel processus serait susceptible d'être à l'œuvre avec l'arrivée des infirmiers en pratique avancée (IPA). Ces « nouveaux » infirmiers vont se positionner dans le système de santé et faire bouger les lignes, les territoires : relation différente patient/IPA, IPA/médecins. Le périmètre de ces soignants va modifier celui des autres professionnels. L'objectif est une optimisation du système de soins au profit des patients sans qu'une des catégories professionnelles ne soit lésée. Toutes les parties en présence vont interagir au profit du changement. Dans ce contexte de changement, chacun des acteurs devra rester sensible au changement de l'autre pour que ce nouveau métier s'implante au mieux. Nous avons pris des exemples dans le secteur que nous connaissons plus particulièrement mais nul doute que d'autres exemples de co-changement existent en dehors du secteur de la santé.

Le co-changement et les dimensions que nous proposons nous semblent susceptibles d'être approfondis au moins au niveau praxéologique dans la prévention des risques psychosociaux dans le champ de la santé. En effet, si les individus agissent dans une dynamique commune et authentique dans leur environnement professionnel, ils sont susceptibles de changer eux-mêmes et de changer leurs conditions de travail.

***Un changement pour éviter le changement***

Nous avons fait le lien entre le changement et la santé, que ce soit la santé individuelle ou le secteur de la santé. Nous avons vu que ce changement perpétuel pouvait par cette chronicisation devenir délétère pour les individus, ce que Linhart appelle la dictature du changement (2018). La santé individuelle est un changement continu influencé par de nombreux facteurs qui peuvent aggraver ou accélérer le processus. Toute démarche de prévention a pour objectif d'éviter ou de limiter ce changement. Au sens de Caplan (1964), il s'agit de prévention primaire afin de limiter la prévalence de survenue d'un changement sur la santé d'un individu. Si nous faisons le lien avec le thème de notre recherche, l'objectif d'une action de prévention dans le domaine du stress et/ou des RPS va consister à faire changer le comportement des individus afin d'éviter qu'un changement s'opère sur leur propre santé. La notion de changement pour éviter le changement peut paraitre simpliste mais elle permet de comprendre l'objectif premier qui est de préserver la santé des personnes. Comme il ne suffit pas de décréter un changement pour qu'il s'opère à l'échelle des personnes (Saint-Jean et al., 2013), en prévention, il est nécessaire qu'un changement réel, notamment du comportement susceptible d'engendrer la pathologie, survienne pour qu'un changement soit évité sur la santé d'une personne. Nous pouvons convoquer la définition de Rhéaume (2002) pour aller plus loin dans l'explication de ce changement qui évite le changement. En effet, selon Rhéaume (*Ibid.*), le changement est ce qui change X en X1 dans la temporalité T à T1. Nous faisons le lien ici avec la définition du changement proposée par Abernot et Bedin (2015) qui considèrent le changement comme un changement d'état et qui survient à X lorsqu'il devient X1. Ainsi, pour qu'un changement évite le changement il est possible d'influer sur 2 facteurs, le changement d'état de X dont la résultante est X1 et la durée de T à T1. Toute action qui va consister à ce que X ne devienne pas X1 d'une part et celle qui va reposer sur l'augmentation de la durée entre T et T1 d'autre part, serait du changement pour éviter le changement. Ainsi si X1 est très proche de X, le changement sera mineur et il est possible de considérer qu'il n'y a pas de rupture (Saint-Jean et *al.*, 2013) dans la continuité de l'état de santé de l'individu. X1 peut redevenir X sans séquelle comme par exemple lors d'une plaie cutanée. L'intérêt d'une telle approche est la prise en compte de l'effet sur la santé et de la temporalité qui vont guider les mesures de prévention à adopter et leur criticité. Ainsi une pathologie bénigne a un faible impact sur la santé et avec une temporalité lente ne peut pas constituer une priorité en termes de prévention. Si nous prenons le cas du stress et des RPS, au vu des conséquences potentielles graves sur la santé des individus et la temporalité plutôt lente, ils correspondent à des thèmes adéquats pour tenter de faire changer les individus avant que leur santé ne change.

***L'autoévaluation facilitée***

Le lien entre cette forme d'évaluation et le thème de notre recherche n'apparait pas immédiatement mais en réalité l'autoévaluation facilitée semble intéressante en prévention. En effet, nous avons vu les difficultés récurrentes pour convaincre les individus d'accepter des actions de prévention. L'autoévaluation facilitée peut intervenir à ce moment de rupture où les individus peuvent prendre conscience de leur état, de la pertinence de suivre une action de prévention et finalement accepter de changer pour l'intérêt de leur propre santé. Les campagnes de prévention moralisatrices ou culpabilisantes ne fonctionnent pas. L'autoévaluation facilitée pourrait permettre une réflexivité sur soi, sur sa santé en toute bienveillance entre un facilitateur extérieur et distancié qui permet de conscientiser une réalité et une personne pas toujours à même de prendre le recul nécessaire à cette prise de conscience. Prenons l'exemple d'un travailleur qui s'énerve sur son lieu de travail en raison d'un niveau élevé de stress ou parce qu'il est en proie à un épuisement professionnel. Il n'est peut-être pas ou plus en capacité de prendre du recul sur ce qu'il lui arrive. Un facilitateur extérieur peut lui permettre de prendre conscience de son état en lui renvoyant des éléments objectifs quant à ce qui se passe. Ces éléments doivent être amenés avec toute la bienveillance nécessaire dans cet objectif de conscientisation de la personne qui s'autoévalue et lui permettre d'adopter une posture réflexive.

Nous avons repéré trois dimensions pouvant créer les conditions d'une autoévaluation facilitée :

- **Soutenir le processus de réflexivité de l'Autre** (Lafortune, Lafranchise, Saint-Jean et Lepage, 2017)
- **Adopter une posture d'ouverture pour libérer la parole et les échanges** (Bastiani et Do, 2017 ; Bastiani, Calmettes, Minville et Marhar, 2017).
- **Renvoyer des données probantes comparatives** (Oriot et Alinier, 2019)

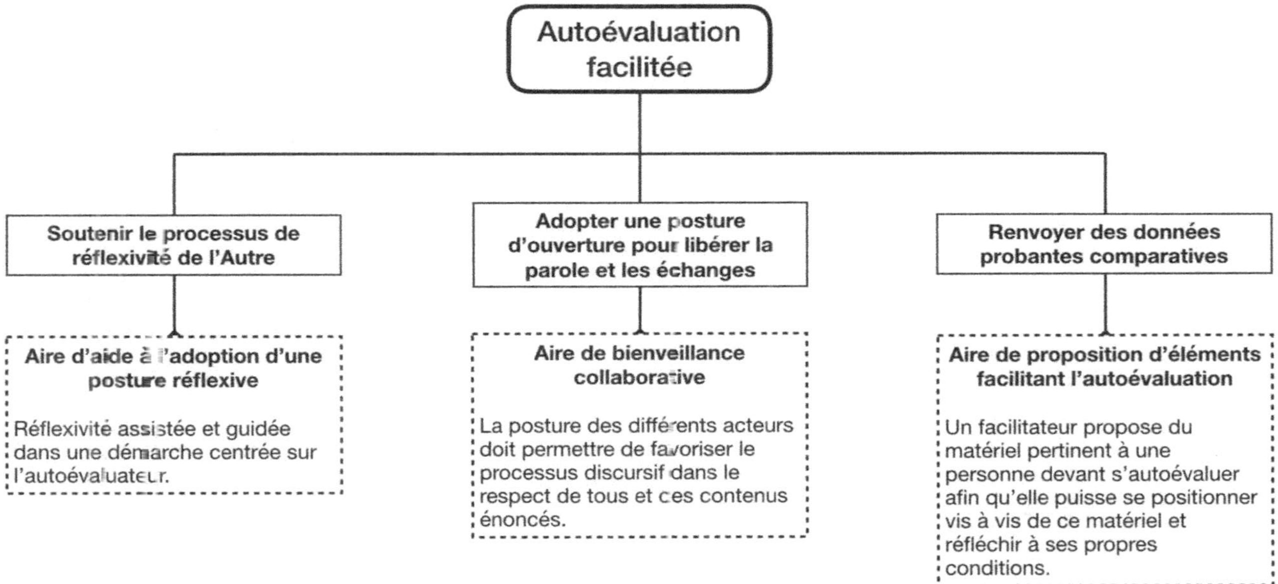


Schéma 3 : Schématisation de la modélisation de l' auto-évaluation facilitée

La simulation et en particulier le débriefing est un dispositif pédagogique particulier. Nous avons vu que l'un des principes fondamentaux qui guide le débriefing est la réflexivité des participants sur les actions qu'ils ont pu mener lors de la séance de simulation. La réflexivité nécessite une évaluation et il ne peut y avoir de réflexivité sans évaluation au sens de Vial (2010). Ce faisant, l'évaluation est un tabou en simulation et les facilitateurs s'efforcent de faire disparaitre tout ce qui peut renvoyer à la notion même d'évaluation, y compris dans leur champ langagier lors du débriefing. Le stress évaluateur social est une crainte majeure des participants aux séances de simulation. Dans leur pratique clinique, les praticiens n'ont pas l'habitude d'être observés et ils craignent d'être jugés et évalués. Afin de limiter ces inquiétudes, les facilitateurs font tout ce qu'ils peuvent pour faire disparaitre toute référence à l'idée d'évaluation afin de diminuer ce stress. Dans le même temps, les facilitateurs font en sorte que les participants adoptent une posture réflexive au moment du débriefing. Malgré les efforts qu'ils mettent en place pour faire disparaitre l'évaluation, ils souhaitent que les participants soient réflexifs et nous avons vu que toute réflexivité nécessite une évaluation. En réalité ce que les facilitateurs mettent en œuvre est ce que nous avons appelé une autoévaluation facilitée. En effet, les techniques de communication qu'ils mettent en place lors du débriefing tendent à ce que les participants s'autoévaluent en limitant les *feedback*s directs au profit d'une réelle rétroaction accompagnée. Ainsi par leurs questions, par la formulation particulière de leurs interrogations comme l'*advovacy inquiry* (Rudolph et *al.*, 2006 ; Oriot et Alinier, 2019), les facilitateurs permettent aux participants de mesurer l'écart entre leurs actions et un attendu. En cela, il s'agit d'une évaluation comme celle proposée par Figari (1994) à travers la référentialisation. Lors d'une advocacy inquiry, le facilitateur fait référence à un protocole, un guide de bonnes pratiques, à une recommandation, aux données probantes *etc.* et fait le lien avec la performance des participants. Les participants peuvent alors autoévaluer leurs actions grâce à l'aide des facilitateurs. Il n'est pas toujours aisé de s'autoévaluer et la posture facilitatrice adoptée par les formateurs au moment du débriefing est une aide pour cela. Il est plus pertinent lors du débriefing de passer par cette phase d'autoévaluation facilitée plutôt que de faire un *feedback* à sens unique qui reviendrait à faire un cours magistral. D'autre part, seuls les participants peuvent expliciter certains éléments de leurs actions insoupçonnés et indétectables par les facilitateurs. Seule cette rétroaction entre participants et facilitateurs est en capacité de faire émerger certains points grâce notamment à l'autoévaluation facilitée s'opérant lors du débriefing.

## 4. Conclusion

Nous allons conclure cet ouvrage, ce n'est pas un point final mais plutôt une ouverture vers de nouvelles recherches afin d'approfondir certains éléments.

Nous envisageons tout d'abord d'approfondir et développer nos réflexions théoriques sur le co-changement et l'autoévaluation facilitée. Cette piste nous semble pertinente mais doit être consolidée. De nouvelles idées murissent pour de futures recherches qui viseraient à pousser plus avant nos réflexions sur la prévention chez les soignants et la simulation. Nous nous intéressons par exemple à l'utilisation de la méditation de pleine conscience qui pourrait être un vecteur d'amélioration de la qualité de vie au travail des internes en anesthésie réanimation. Nous pourrions faire un lien entre la simulation et la méditation de pleine conscience en intégrant cette méthode comme gestion de stress lors des séances. Certains auteurs commencent à s'intéresser à la combinaison des deux (Bourgeois, 2019). Cela semble d'autant plus pertinent que le fait de réaliser une séance courte de méditation de pleine conscience avant le débriefing semble améliorer la rétention des apprentissages après la simulation (Lilot et al., 2018).

Enfin, nous nous devons d'évoquer le changement à venir pour les infirmiers avec la création des sciences infirmières. Le processus d'universitarisation touche à sa fin avec la constitution d'une Science spécifique. En tant qu'infirmier, cette réalisation nous touche et nous impactera car elle va être génératrice de changement. Nous sommes convaincus par l'intérêt d'une telle avancée pour la profession mais au-delà des praticiens, nous espérons que c'est pour les patients que ces réformes seront bénéfiques. En augmentant le niveau de qualification des infirmiers, cela devrait influer positivement sur la qualité et la sécurité des soins.

De nombreuses choses restent et seront à écrire et nous aurons peut-être la chance d'y participer.

# Références bibliographiques

## Ouvrages


Ali-Benali, S. (2018). *La révolte d'une interne. Santé, hôpital : état d'urgence*. Paris : le cherche midi.

Alter, N. (2009). *Donner et prendre : la coopération en entreprise* (Vol. 10). Paris : La découverte.

Ardoino, J. (1980). *Éducation et Relations - Introduction à une analyse plurielle des situations éducatives.* Paris : Gauthiers-Villars.

Arendt, H., et Raynaud, P. (2012). *L'humaine condition.* Paris : Gallimard.

Auslender, V. (2017). *Omerta à l'hôpital : le livre noir des maltraitances faites aux étudiants en santé*. Paris : Michalon Éditeur.

Bachelard, G. (1934). *La formation de l'esprit scientifique. Contribution à une psychanalyse de la connaissance objective*. Paris : Librairie philosophique J. VRIN, 5e édition, 1967.

Baluteau, F. (2003). *École et changement. Une sociologie constructiviste du changement scolaire.* Paris : L'Harmattan.

Bandura, A. (1976). *L'apprentissage social.* Bruxelles : Éditions Mardaga.

Bandura, A. (1986). *Social foundations of thought and action.* Englewood Cliffs : The Health Psychology Reader.

Barrows, H. S., et Tamblyn, R. M. (1980). *Problem-based learning: An approach to medical education.* New York : Springer Publishing Company.

Barrows, H. S. (1985). *How to design a problem-based curriculum for the preclinical years* (Vol. 8). New York : Springer Publishing Company.

Bateson, G. (1972). *Steps to an Ecology of Mind.* New York : Ballantine.

Bedin, V. (2013). *Conduite et accompagnement du changement : contribution des sciences de l'éducation*. Paris : L'Harmattan.

Benner, P., et Tanner, C. (2009). *Expertise in nursing practice: Caring, clinical judgment, and ethics*. New York : Springer Publishing Company.

Bernard, C. (1865). *Introduction à l'étude de la médecine expérimentale par Claude Bernard*. Paris : Baillière Éditions.

Bloom, B. S., Engelhart, M. D., Furst, E. J., Hill, W. H., et Krathwohl, D. R. (1984). *Taxonomy of educational objectives : Handbook I, Cognitive domain*. New York : Longman Publishing Group.

Boissières-Dubourg, F. (2012). *Les soignants face au stress : comment se prémunir contre l'épuisement professionnel*. Rueil-Malmaison : Lamarre.

Bourdieu, P. (1980). *Le sens pratique*. Paris : éditions de Minuit.

Bouret, J., Hoarau, J., et Mauléon, F. (2014). *Le réflexe soft skills : Les compétences des leaders de demain*. Dunod.

Broussal, D. et Saint-Jean, M. (2019). La professionnalisation des acteurs de la santé. Recherche, innovation, institution. Toulouse : Cépaduès.

Broussal, D., Marcel, J-F, et Thievenaz, J. (2016). *Soigner et former : contribution des sciences de l'éducation*. Paris : L'Harmattan.

Caplan, G. (1964). *Principles of preventive psychiatry*. Oxford : Basic Books.

Cazalaà, J. B., Baker, D., et Cousin, M. T. (2005). *Les instruments d'anesthésie et de réanimation : France, Allemagne et Royaume-Uni (1847-1970)*. Paris : Glyphe Éditions.

Clot, Y. (2002). *La fonction psychologique du travail*. Paris : Presses Universitaires de France.

Clot, Y. (2003). *Le travail sans l'homme ? Pour une psychologie des milieux de travail et de vie*, 3e édition (1ère édition, 1995). Paris : La Découverte.

Clot, Y. (2010). *Le travail à cœur : pour en finir avec les risques psychosociaux*. Paris : la Découverte.

Collière, M.-F. (2011). *Soigner...Le premier art de la vie* (2e éd.). Paris : Masson.

Cox, T. (1993). *Stress research and stress management: Putting theory to work* (Vol. 61). Sudbury : Hse Books.

Cros, J. (2018). *Mieux communiquer entre soignants : un enjeu majeur de sécurité*. Montrouge : Arnette, Éditions John Libbey Eurotext

Curry, L., et Wergin, J. F. (1993). *Educating Professionals. Responding to New Expectations for Competence and Accountability*. San Francisco : Bass Publishers.

Darwin, C. (1877). *L'expression des émotions chez l'homme et les animaux* (S, Pozzi et R, Benoit, Trad). Paris : Reinwald et compagnie, libraires-éditeurs.

De Gaulejac, V. (2014). *La lutte des places*. Paris : Desclée de Brouwer.

De Soir, E., et Vermeiren, E. (2002). *Les débriefings psychologiques en question...* Antwerpen-Apeldoorn : Garant.

Dejours, C. (1993). *Travail l'usure mentale. De la psychopathologie à la psychodynamique du travail*. Paris : Bayard Éditions.

Dejours, C. (1998). *Souffrance en France : la banalisation de l'injustice sociale*. Paris: Seuil.

Dieckmann, P. (2009). *Using simulations for education, training and research*. Lengerich : Pabst Science Publ.

Figari, G. (1994). *Évaluer : quel référentiel ?* Bruxelles : De Boeck.

Foucault, M. (1976). *La volonté de savoir* (Vol. 1). Paris : Gallimard.

Frank, J. R., Snell, L., Sherbino, J., et Boucher, A. (2015). *Référentiel de compétences CanMEDS 2015 pour les médecins.* Collège royal des médecins et chirurgiens du Canada.

Hattie, J. (2008). *Visible learning: A synthesis of over 800 meta-analyses relating to achievement*. Londres : Routledge.

Higgs, J., Jones, M. A., Loftus, S., et Christensen, N. (2018). *Clinical Reasoning in the Health Professions E-Book*. Elsevier Health Sciences.

Hirigoyen, M. F. (1998). *Le harcèlement moral : la violence perverse au quotidien*. Paris : La Découverte.

Hochschild, A. R. (2015). *The managed heart. Commercialization of human feeling*. Londres : Routledge.

Jean-Louis, R. (2018). *Diplôme délivré(e) ! Parole affranchie d'une étudiante infirmière*. Paris : Michalon.

Karasek, R., et Theorell, T. (1992). *Healthy work : stress, productivity, and the reconstruction of working life*. New York : Basic books.

Kern, E. (1971). *Mes quatre vies*. Paris : Arnette.

Kern, E., Lassner, J., et Vourc'h, G. (2003). *Regard sur l'anesthésie d'hier*. Paris : Glyphe Éditions.

Khan, K., Tolhurst-Cleaver, S., White, S., et Simpson, W. (2010). *Simulation in healthcare education building a simulation programme : A practical guide.* Dundee : Association for Medical Education in Europe.

Kolb, D. A. (1984). *experiential learning : experience as the source of learning and development*. Englewood Cliffs : Prentice Hall.

Kurtz, J. P. (2014). *Dictionnaire Étymologique des Anglicismes et des Américanismes* (Vol. 2). BoD-Books on Demand.

Labarthe, D. R. (1998). *Epidemiology and prevention of cardiovascular diseases: a global challenge.* Aspen : Gaithersburg, MD.

Lagadec, P. (2015). *Le continent des imprévus : journal de bord des temps chaotiques.* Paris : Manitoba Les Belles Lettres.

Langlois, M., et Ploquin, F. (2016) *Médecin du RAID : Vivre en état d'urgence.* Paris : Albin Michel.

Lazarus, R. S., et Folkman, S. (1984). Stress, appraisal, and coping. New York : Springer.

Lazarus, R. S. (2006). *Stress and emotion: A new synthesis.* New York : Springer.

Le Boursier Du Coudray, A. M. (2016). *Abrégé de l'art des accouchements.* Rédigé par Rancon, F. dans sa version modernisée. S.l.: LULU COM.

Le Boterf, G. (2010). *Repenser la compétence : pour dépasser les idées reçues : quinze propositions.* Paris : Editions Eyrolles.

Le Boterf, G. (2013). *Construire les compétences individuelles et collectives : Agir et réussir avec compétences, les réponses à 100 questions.* Paris : Editions Eyrolles.

Légeron, P. (2015). *Le stress au travail : un enjeu de santé.* Paris : Odile Jacob.

Leruse, L., Di Martino, I., Malaise, N., Firket, P., Jaminon, V., et Paradowski, M. (2006). *Le stress au travail. Facteurs de risques, évaluation et prévention.* SPF Emploi, Travail et Concertation sociale.

Leymann, H. (1992). *From mobbing to expulsion in work life.* Stockholm : Publica

Leymann, H. (1993). *Mobbing-psychoterror at work places.* Reinbek : Rowohlt Verlag.

Leymann, H. (1996). *Mobbing : la persécution au travail.* Editions du Seuil.

Linhart, D. (2015). *La comédie humaine du travail. De la déshumanisation taylorienne à la sur-humanisation managériale.* Paris : Erès.

Loriot, P., Sijelmassi, J., et Granry, J.C. (2018). *La simulation dans le domaine de la santé : une méthode pour renforcer le sentiment d'efficacité personnelle.* Paris : Éditions Vuibert.

Maggi, B. (2016). *De l'agir organisationnel. Un point de vue sur le travail, le bien-être, l'apprentissage.* TAO Digital Library.

Manoukian, A. (2016). *La souffrance au travail : les soignants face au burn-out.* Malakoff : Éditions Lamarre.

Marcel, J. F. (2014). *Lycées agricoles en changement.* Dijon : Educagri Éditions.

Martin-Krumm, C., Shaar, M. J., et Tarquinio, C. (2013). *Psychologie Positive en environnement professionnel.* De Boeck Supérieur.

Morel, C. (2014). *Les décisions absurdes 2 : comment les éviter.* Paris : Éditions Gallimard.

Morin, E. (1994). *Sociologie.* Paris : Le Seuil.

Mucchielli, R. (2017). *La dynamique des groupes.* Paris : ESF.

Nehring, W. M., et Lashley, F. R. (2010). *High-fidelity patient simulation in nursing education.* Sudbury, Mass: Jones and Bartlett Publishers.

Oddone, I., Briante, G., Re, A., et Clot, Y. (2015). *Redécouvrir l'expérience du travail : Précédé de De Mayo à Oddone, l'instruction au sosie.* Paris : Éditions sociales.

Oriot, D., et Alinier, G. (2019). *La simulation en santé, le débriefing clés en main.* Issy les Moulineaux : Elsevier Masson.

Pages, M., et Aubert, N. (1989). *Le stress professionnel.* Paris : Klincksieck.

Pastré, P. (2011). *La didactique professionnelle.* Paris : Presses Universitaires de France.

Pastré, P. et Rabardel, P. (2005). *Apprendre par la simulation : de l'analyse du travail aux apprentissages professionnels.* Villematier : Octarès Éditions.

Payette, A. et Champagne, C. (2005). *Le groupe de codéveloppement professionnel.* Québec : Presses Universitaires du Québec.

Peretti-Watel, P., et Moatti, J. P. (2009). *Le principe de prévention : le culte de la santé et ses dérives.* Paris : Le Seuil.

Piaget, J. (1974). *Réussir et comprendre.* Paris : Presses Universitaires de France.

Piaget, J. (1977). *Recherches sur l'abstraction réfléchissante.* Paris : Presses Universitaires de France.

Pouget, M. (1998). *Taylor et le taylorisme.* Paris : Presses Universitaires de France.

Rhéaume, J. (2002). *Changement. Vocabulaire de psychosociologie, références et positions.* Paris : Érès.

Ricoeur, P. (2015). *Soi-même comme un autre.* Paris : Le Seuil.

Rimé, B. (2009). *Le partage social des émotions.* Paris : Presses universitaires de France.

Rocher, G. (1968). *Le changement social.* Paris : Le Seuil.

Rogers, C. (1972). *Liberté pour apprendre.* Paris : Dunod

Sandrin-Berthon, B. (1997) *Apprendre la santé à l'école.* Paris : ESF.

Saint-Jean, M. (2002). *Le bilan de compétences. Des caractéristiques individuelles à l'accompagnement de l'implication dans le projet.* Paris : L'Harmattan.

Saint-Jean, M., et Lafortune, L. (2014). *L'accompagnement du changement en formation.* Presses universitaires du Mirail.

Saint-Jean, M., Péoc'h, N., et Bastiani, B. (2015). *Accompagner le changement dans le champ de la santé.* Paris : De Boeck-Estem.

Saint-Jean, M., Lafranchise, N., Lepage, C., et Lafortune, L. (2017). *Regards croisés sur la rétroaction et le débriefing : Accompagner, former et professionnaliser.* Québec : Presses de l'Université du Québec.

Schön, D. A. (1994). *Le praticien réflexif : à la recherche du savoir caché dans l'agir professionnel.* Québec : Logiques.

Selye, H. (1975). *Le stress de la vie.* Paris : Edition Gallimard.

Stora, B. (1991). *Le stress.* Paris : Presses Universitaires de France.

Thévenet, M. (2000). *Le plaisir de travailler.* Paris : Éditions d'Organisation.

Thievenaz, J. (2017). *De l'étonnement à l'apprentissage : enquêter pour mieux comprendre.* Paris : De Boeck Supérieur.

Triandis, H. C. (1977). *Interpersonal behavior.* Monterey : Brooks/Cole Publishing Company.

Vial, M. (2010). *Organiser la formation : le pari sur l'auto-évaluation.* Paris : L'Harmattan.

Vincent, C., Ennis, M., et Audley, R.J. (1993). *Medical accidents.* Oxford : Oxford University Press

Vraie, B. (2018). *Stress aigu en situation de crise : comment maintenir ses capacités de décision et d'action.* Paris : De Boeck Supérieur.

Watzlawick, P., Weakland, J., et Fisch, R. (1975). *Changements, paradoxes et psychothérapie.* Paris : Le Seuil.

Wittorski, R. (2007). *Professionnalisation et développement professionnel.* Paris : L'Harmattan.

## Chapitres d'ouvrage

Bastiani, B., Calmettes, B., et Minville, V. (2017). Le débriefing en question dans la formation par simulation pleine échelle en santé. Dans M. Saint-Jean, N. Lafranchise, C. Lepage, et L. Lafortune (Dir.), *Regards croisés sur la rétroaction et le débriefing : Accompagner, former et professionnaliser* (p. 97-122). Québec : Presses Universitaires du Québec.

Bastiani, B. et Do, M. (2017). Rétroaction et débriefing : des perspectives en formation. Dans M. Saint-Jean, N. Lafranchise, C. Lepage, et L. Lafortune (Dir.), *Regards croisés sur la rétroaction et le débriefing : Accompagner, former et professionnaliser* (p. 223-232). Québec : Presses Universitaires du Québec.

Bastiani, B., Faget, M. et Caire, R. (2019). Accompagner le changement dans la formation des professionnels de santé : la simulation d'annonce avec patient standardisé. Dans D. Broussal, et M. Saint-Jean (Dir), *La professionnalisation des acteurs de la santé. Recherche, Innovation, Institution.* (p. 103-106). Toulouse : Cépaduès.

Berlivet, L. (2004). Une biopolitique de l'éducation pour la santé. Dans D. Fassin, et D. Memmi (Dir), *Le gouvernement des corps*. (p. 37-75). Paris : Éditions de l'École des Hautes Études en Sciences Sociales.

Beynes-Rauzy, O. et Bastiani, B. (2019). L'évaluation des compétences cliniques par la simulation. Le cas des Examens Cliniques Objectifs et Structurés (ECOS) en médecine. Dans D. Broussal, et M. Saint-Jean (Dir), *La professionnalisation des acteurs de la santé. Recherche, Innovation, Institution.* (p. 99-102). Toulouse : Cépaduès

Broussal, D. (2016). Introduction générale. Dans D. Broussal, J.F. Marcel, et J. Thievenaz (Dir), *Soigner et former : contribution des sciences de l'éducation.* (p. 9-18). Paris : L'Harmattan.

Cheng, A., Eppich, W., Sawyer, T., et Grant, V. (2017). Debriefing: The state of the art and science in healthcare simulation. Dans D. Nestel, M. Kelly, B. Jolly, et M. Watson (Dir), *Healthcare Simulation Education : Evidence, Theory and Practice* (p. 158-164). Chichester : John Wiley & Sons, Ltd.

Couarraze, S., Saint Jean, M., et Geeraerts, T. (2020). La prise en compte des émotions lors de séances de simulation pleine échelle. Une visée préventive à développer pour les professionnels de santé. Dans Saint-Jean, M. et Paquet, M. *Émotions et compétences émotionnelles dans l'activité professionnelle et la formation.* (p. 205-244). L'Harmattan.

Dany, L. (2015). Prévention entre continuité et changements : réflexions psychosociales. Dans M. Saint-Jean, N. Péoc'h, et B. Bastiani (Dir), *Accompagner le changement dans le champ de la santé* (pp. 9-22). Paris : De Boeck-Estem.

Eaton, J. W. (1959). A scientific basis for helping. Dans A.J. Kahn (Dir), *Issues in American social work* (p. 270-292). New York : Columbia University Press.

Geeraerts, T. et Bastiani, B. (2019). La simulation en santé : des origines aux enjeux actuels. Dans D. Broussal, et M. Saint-Jean (Dir), *La professionnalisation des acteurs de la santé. Recherche, Innovation, Institution.* (p. 81-89). Toulouse : Cépaduès.

Golse, A. (2001). De la médecine de la maladie à la médecine de la santé. Dans P. Artières (Dir), *Michel Foucault et la médecine : Lectures et usages.* (p. 271-300). Paris : Éditions Kimé.

Hébert, M. et Lafranchise, N. (2017). La rétroaction vidéo. De nouvelles perspectives pour l'accompagnement de groupes. Dans M. Saint Jean, N. Lafranchise, C. Lepage, et L. Lafortune (Dir), *Regards croisés sur la rétroaction et le débriefing : Accompagner, former et professionnaliser* (p. 77-94). Québec : Presses Universitaires du Québec.

Johnston, J. H., et Cannon-Bowers, J. A. (1996). Training for stress exposure. Dans J. Driskell, et E. Salas (Dir), *Stress and human performance* (p. 223-256). Hove : Psychology Press.

Lafortune, L. (2017). Le rôle de la rétroaction réflexive-interactive dans un processus de changement. Dans M. Saint Jean, N. Lafranchise, C. Lepage, et L. Lafortune (Dir), *Regards croisés sur la rétroaction et le débriefing : accompagner, former et professionnaliser* (p. 14-33). Québec : Presses de l'Université du Québec.

Lartiguet, P. et Saint-Jean, M. (2019). Analyse des représentations sociales et professionnelles du partenariat de soin : des repères pour la conduite du changement. Dans D. Broussal, et M. Saint-Jean (Dir), *La professionnalisation des acteurs de la santé. Recherche, Innovation, Institution.* (p. 57-66). Toulouse : Cépaduès.

LeBlanc, V. (2020). Le rôle des patients dans la formation des professionnels de la santé. Dans M. Saint-Jean, et V. LeBlanc (Dir). *Formation des professionnels de santé, partenariat patient. Vers une perspective humaniste.* (p. 183-203). L'Harmattan.

Le Faou, Y. et Eneau, J. (2016). Parcours de chercheurs paramédicaux : le modèle du « praticien-chercheur ». Dans *Actualité de la Recherche en Éducation et en Formation.* (p. 712-713).

Mattéi, J.F. (2013). Une approche philosophique : le mal du siècle. Dans A. Bugada, et V. Renaux-Personnic (Dir.), Le *stress au travail : regards pluridisciplinaires.* (p. 21-22). Aix-en-Provence : Presses universitaires d'Aix-Marseille.

Mias, C. (2004). Praticien – chercheur. Le problème de la double posture. Dans P.M. Mesnier, et M. Missotte (Dir), *La recherche-action une autre manière de se chercher, se former, transformer.* (p. 291-306). Paris : L'Harmattan.

Nyssen, A. S. (2005). Simulation dans le domaine de l'anesthésie. Études et réflexions sur les notions de validité et de fidélité. Dans P. Pastré, et P. Rabardel (Dir), *Apprendre par la simulation : de l'analyse du travail aux apprentissages professionnels.* (p. 269-283). Villematier : Octarès Éditions.

Péoc'h, N. (2015). La pensée infirmière en France. Dans M. Rothan-Tondeur (Dir), *Recherche infirmière et paramédicale. Guide de rédaction d'un protocole de recherche* (p. 9-12). Paris : Maloine.

Péoc'h, N., Lefort, MC., Leblanc, J., Rothan-Tondeur, M. (2015). Les infirmières et autres paramédicaux et la recherche. Dans M. Rothan-Tondeur (Dir), *Recherche infirmière et paramédicale. Guide de rédaction d'un protocole de recherche* (p. 13-17). Paris : Maloine.

Péoc'h, N. et Ceaux, C. (2015). Professionnalisation des infirmiers dans l'organisation hospitalière : entre intention et exigence sociale. Dans M. Saint-Jean, N. Péoc'h, et B. Bastiani (Dir), *Accompagner le changement dans le champ de la santé* (p. 81-96). Paris : De Boeck-Estem.

Saint-Jean, M. (2017). Le processus de rétroaction dans l'accompagnement des mémoires universitaires. Dans M. Saint Jean, N. Lafranchise, C. Lepage, et L. Lafortune (Dir), *Regards croisés sur la rétroaction et le débriefing : Accompagner, former et professionnaliser* (p. 35-56). Québec : Presses Universitaires du Québec.

Saint-Jean, M. et Catherine, D. (2015). Accompagner la prévention des risques psychosociaux chez les cadres de santé : un vecteur de changement et de construction du sens. Dans M. Saint-Jean, N. Péoc'h, et B. Bastiani (Dir), *Accompagner le changement dans le champ de la santé* (p. 23-38). Paris : De Boeck Estem.

Saint-Jean, M. et Seddaoui, F. (2013). Le concept de « développement » en question dans l'approche des différents niveaux de changement. Dans V. Bedin (Dir), *Conduite et accompagnement du changement : contribution des sciences de l'éducation* (p. 181-194). Paris : L'Harmattan.

Tyler, R. W. (1967). Changing concepts of education evaluation. Dans R.W. Tyler, R. Gagne, et M. Scriven (Dir), *AERA Monograph series on curriculum evaluation. Perspectives of curriculum evaluation* (p. 13-18). Chicago : Rand McNally & Co.

**Actes de colloque**

Allal, L. K., Cardinet, J., et Perrenoud, P. (1979). *L'Évaluation formative dans un enseignement différencié : actes du colloque à l'Université de Genève, mars 1978*. P. Lang.

HAS. (2017). *La qualité de vie au travail au service de la qualité des soins. Expérimenter, c'est imaginer.* Présenté en septembre 2017 à Paris.

**Articles de revue**

Aakster, C. W. (1974). Psycho-social stress and health disturbances. *Social Science & Medicine (1967)*, *8*(2), 77-90.

Abrahamson, S., Denson, J. S., et Wolf, R. M. (1969). Effectiveness of a simulator in training anesthesiology residents. *Academic Medicine*, *44*(6), 515-9.

Abernot, Y., et Bedin, V. (2015). Changement d'évaluation. Évaluation du changement. *Questions vives recherches en éducation, N°23,* 2015.

Aiken, L. H., Clarke, S. P., Sloane, D. M., Sochalski, J., et Silber, J. H. (2002). Hospital nurse staffing and patient mortality, nurse burnout, and job dissatisfaction. *Jama*, *288*(16), 1987-1993.

Ajzen, I., et Fishbein, M. (1977). Attitude-behavior relations: A theoretical analysis and review of empirical research. *Psychological bulletin*, *84*(5), 888.

Andreatta, P. B., Hillard, M., et Krain, L. P. (2010). The impact of stress factors in simulation-based laparoscopic training. *Surgery*, *147*(5), 631-639.

Antoniou, A., Pharoah, P. D., Narod, S., Risch, H. A., Eyfjord, J. E., Hopper, J. L., ... et Pasini, B. (2003). Average risks of breast and ovarian cancer associated with BRCA1 or BRCA2 mutations detected in case series unselected for family history: a combined analysis of 22 studies. *The American Journal of Human Genetics*, *72*(5), 1117-1130.

Audran, J. (2007). Dispositifs et situations, quelles articulations. *Questions vives*, *4*(8), 12-15.

Bachelard, O. (2017). Optimiser le bien-être au travail et la performance globale : enjeux et perspectives. *Regards*, 51(1), 169-179.

Barrows, H. S. (1993). An overview of the uses of standardized patients for teaching and evaluating clinical skills. *Academic Medecine-Philadelphia-*, *68*, 443-443.

Bastiani, B., Calmettes, B., Minville, V., et Marhar, F. (2017). Accompagner la professionnalisation des formateurs en simulation médicale. *Education & didactique*, *11*(1), 63-79.

Bastiani, B. ; Charpentier, S. et Houzé-Cerfon, C.H. (2019). Un serious game pour développer les compétences non techniques en médecine d'urgence. *Éducation Permanente*, *219*, 171-181.

Baudry J, Assmann KE, Touvier M, et al. (2018). Association of Frequency of Organic Food Consumption With Cancer Risk Findings

From the NutriNet-Santé Prospective Cohort Study. *JAMA Intern Med.* Published online October 22, 2018.

Bayon, V., et Léger, D. (2014). Pathologies professionnelles liées au travail posté ou de nuit. *La Revue du praticien*, *64*(3), 363-368.

Bearman, M., Palermo, C., Allen, L. M., et Williams, B. (2015). Learning Empathy Through Simulation: A Systematic Literature Review. *Simulation in Healthcare: The Journal of the Society for Simulation in Healthcare*, *10*(5), 308-319.

Bedin, V. (2007). Faire le choix du concept d' « évaluation-conseil » en éducation et formation. *Les Dossiers des Sciences de l'Education : L'évaluation-conseil en éducation et formation. 18*. 131-140.

Berlivet, L. (1997). Naissance d'une politique symbolique : l'institutionnalisation des « grandes campagnes » d'éducation pour la santé. *Quaderni*, *33*(1), 99-117.

Berlivet, L. (2000). De l'éducation sanitaire à la promotion de la santé : la santé publique face aux accusations de moralisme. *La santé dans tous ses états*, 243-270.

Bessis, F. (2008). La théorie de la réflexivité limitée. Une contribution au débat sur l'action entre l'Economie des Conventions et la Théorie de la Régulation. *Cahiers d'économie politique/Papers in Political Economy*, (1), 27-56.

Bessoles, P. (2006). Les interventions psychothérapiques précoces post-traumatiques. *L'information psychiatrique*, *82*(3), 231-237.

Blanié, A., Roulleau, P., Mengelle, C., et Benhamou, D. (2017). Comparison of learning outcomes between learning roles (spectator and actor) during an immersive simulation. *Anaesthesia Critical Care & Pain Medicine*, *36*(4), 243-244.

Bohan, L. C. K. J., et Maye, C. J. P. (2010). Determining the relationship of acute stress, anxiety, and salivary α-amylase level with performance of student nurse anesthetists during human-based anesthesia simulator training. *AANA journal*, *78*(4), 301.

Boet, S., Jaffrelot, M., Naik, V. N., Brien, S., et Granry, J. C. (2014). La simulation en santé en Amérique du Nord : état actuel et évolution après deux décennies. *Annales Françaises d'Anesthésie et de Réanimation, 33* (5), 353-357.

Bond, C. A., Raehl, C. L., Pitterle, M. E., et Franke, T. (1999). Health care professional staffing, hospital characteristics, and hospital mortality rates. *Pharmacotherapy: The Journal of Human Pharmacology and Drug Therapy, 19*(2), 130-138.

Boniwell, I., et Chabanne, J. (2017). La psychologie positive appliquée au travail. *Le Journal des psychologues, 346*(4), 33.

Bouville, G., et Campoy, E. (2012). Une approche organisationnelle du harcèlement moral. *@GRH, 4*(3), 53.

Brassard, N. (2012). Évaluation et rétroaction : comment en tirer profit ? *Le tableau*, 1(4), 1-2.

Brett-Fleegler, M., Rudolph, J., Eppich, W., Monuteaux, M., Fleegler, E., Cheng, A., et Simon, R. (2012). Debriefing assessment for simulation in healthcare: development and psychometric properties. *Simulation in Healthcare, 7*(5), 288-294.

Brown, R., Dunn, S., Byrnes, K., Morris, R., Heinrich, P., et Shaw, J. (2009). Doctors' stress responses and poor communication performance in simulated bad-news consultations. *Academic Medicine, 84*(11), 1595-1602.

Brudnowska, J., et Pepłońska, B. (2011). Night shift work and cancer risk: a literature review. *Medycyna pracy, 62*(3), 323-338.

Cannon, W. B. (1914). The emergency function of the adrenal medulla in pain and the major emotions. *American journal of physiology--legacy content, 33*(2), 356-372.

Cannon, W. B. (1920). Adrenal secretion in strong emotions and pain. *Bodily Changes in Pain, Hunger, Fear and Rage: An Account of Recent Research into the Function of Emotional Excitement*, 52-65.

Cannon, W. B. (1932). Stress and job satisfaction : a study of English primary school. *Education Psychology, 15*, 473-489

Cannon-Diehl, M. R. (2009). Simulation in healthcare and nursing: State of the science. *Critical care nursing quarterly, 32*(2), 128 136.

Cartron, E. et Liendle, M. (2017). L'universitarisation de la formation infirmière en France : un élan pour les recherches en sciences infirmières ? *Recherche en soins infirmiers*, 130(3), 5-5.

Champy-Remoussenard, P. (2005). Les théories de l'activité entre travail et formation. *Savoirs*, (2), 9-50.

Chen, S., et Parmigiani, G. (2007). Meta-analysis of BRCA1 and BRCA2 penetrance. *Journal of clinical oncology: official journal of the American Society of Clinical Oncology*, *25*(11), 1329.

Chiniara, G., Cole, G., Brisbin, K., Huffman, D., Cragg, B., Lamacchia, M., et Norman, D. (2013). Simulation in healthcare: a taxonomy and a conceptual framework for instructional design and media selection. *Medical teacher*, *35*(8), e1380-e1395.

Chiron, B., Michinov, E., Olivier-Chiron, E., Laffon, M., et Rusch, E. (2010). Job satisfaction, life satisfaction and burnout in French anaesthetists. *Journal of health psychology*, *15*(6), 948-958.

Coldicott, Y., Nesheim, B. I., MacDougall, J., Pope, C., et Roberts, C. (2003). The ethics of intimate examinations teaching tomorrow's doctors Commentary : Respecting the patient's integrity is the key Commentary : Teaching pelvic examination putting the patient first. *Bmj*, *326*(7380), 97-101.

Corvetto, M. A. et Taekman, J. M. (2013). To die or not to die ? A review of simulated death. *Simulation in Healthcare : The Journal of the Society for Simulation in Healthcare*, *8*(1), 8-12.

Couarraze, S., Saint-Jean, M., Marhar, F., Carneiro, J.-M., Siksik, G., Weider, A., Kurrek, M. M., Rey, T., Houze-Cerfon, C.-H., LeBlanc, V. R. et Geeraerts, T. (2021a). Does prior exposure to clinical critical events influence stress reactions to simulation session in nursing students: A case-control study. *Nurse Education Today*, *99*, 104792.

Couarraze, S., Delamarre, L., Marhar, F., Quach, B., Jiao, J., Avilés Dorlhiac, R., Saadaoui, F., Liu, A. S.-I., Dubuis, B., Antunes, S., Andant, N., Pereira, B., Ugbolue, U. C., Baker, J. S., The COVISTRESS network, Clinchamps, M. et Dutheil, F. (2021b). The major worldwide stress of healthcare professionals during the first wave of the COVID-19 pandemic – the international COVISTRESS survey. *PLOS ONE*, *16*(10), e0257840.

Creed, P. A., Searle, J., et Rogers, M. E. (2010). Medical specialty prestige and lifestyle preferences for medical students. *Social Science & Medicine*, *71*(6), 1084-1088.

Crocq, L. (2004). Histoire du débriefing. *Pratiques psychologiques*, *10*(4), 291-318.

Davezies, P. (2012). Enjeux, difficultés et modalités de l'expression sur le travail : point de vue de la clinique médicale du travail. *Perspectives interdisciplinaires sur le travail et la santé*, 14(2), 1-21.

Decker, S., Sportsman, S., Puetz, L. et Billings, L. (2008). The Evolution of Simulation and Its Contribution to Competency. *The Journal of Continuing Education in Nursing*, *39*(2), 74-80.

Decker, S., Fey, M., Sideras, S., Caballero, S., Boese, T., Franklin, A. E., ... et Borum, J. C. (2013). Standards of best practice: Simulation standard VI: The debriefing process. *Clinical Simulation in Nursing*, *9*(6), S26-S29.

De Gaulejac, V. (2010). RPS : Quels diagnostics ? Enjeux scientifiques et politiques. *Nouvelle revue de psychosociologie*, (2), 51-70.

Dejours, C. (2001). Désolation et harcèlement moral. *Le Monde*, *10*, 10.

De Ketele, J.M. (1993). L'évaluation conjuguée en paradigmes. *Revue française de pédagogie*, *103*(1), 59-80.

De Keyser, V., et Hansez, I. (1996). Vers une perspective transactionnelle du stress au travail : Pistes d'évaluations méthodologiques. *Cahiers de médecine du travail*, *33*(3), 133-144.

De Lavergne, C. (2007). La posture du praticien-chercheur : un analyseur de l'évolution de la recherche qualitative. *Recherches qualitatives – hors-série « Les actes »*, *3*, 28-43.

DeMaria Jr, S., Bryson, E. O., Mooney, T. J., Silverstein, J. H., Reich, D. L., Bodian, C., et Levine, A. I. (2010). Adding emotional stressors to training in simulated cardiopulmonary arrest enhances participant performance. *Medical Education*, *44*(10), 1006-1015.

Descarpentries, J. (2006). Bien-être entre éducation et santé. *Ethique & santé*, *3*(3), 156-160.

Descombes, V. (1991). Le pouvoir d'être soi. Paul Ricœur. Soi-même comme un autre. *Critique*, *47*(529-530), 545-576.

De Soir, E. (2009). Le débriefing psychologique est-il dangereux ? *Revue internationale de psychosociologie*, 15(36), 257.

Detchessahar, M., Gentil, S., Grevin, A., et Stimec, A. (2015). Quels modes d'intervention pour soutenir la discussion sur le travail dans les organisations ? : Réflexions méthodologiques à partir de l'intervention dans une clinique. *@GRH*, *16*(3), 63-89.

Dieckmann, P., Patterson, M., Lahlou, S., Mesman, J., Nyström, P., et Krage, R. (2017). Variation and adaptation: learning from success in patient safety-oriented simulation training. *Advances in Simulation*, *2*(1).

Doppia, M. A. (2001). L'anesthésie-réanimation : un risque spécifique pour les praticiens ou pourquoi et comment s'intéresser à la santé et au travail des anesthésistes. *Les risques de l'anesthésie. Kremlin-Bicêtre : JEPU*, 3-18.

Doppia, M. A., Estryn-Béhar, M., Fry, C., Guetarni, K., et Lieutaud, T. (2011). Burnout in French doctors: a comparative study among anaesthesiologists and other specialists in French hospitals (SESMAT study). *Annales françaises d'anesthésie et de réanimation,* 30(11), 782-794.

Dreifuerst, K. T. (2009). The essentials of debriefing in simulation learning: A concept analysis. *Nursing education perspectives*, *30*(2), 109–114.

Dubé, M. M., Reid, J., Kaba, A., Cheng, A., Eppich, W., Grant, V., et Stone, K. (2019). PEARLS for Systems Integration: A Modified PEARLS Framework for Debriefing Systems-Focused Simulations. *Simulation in healthcare : journal of the Society for Simulation in Healthcare.*

Dufrene, C. et Young, A. (2014). Successful debriefing — Best methods to achieve positive learning outcomes: A literature review. *Nurse Education Today*, *34*(3), 372-376.

Dutton, G. (2012). Taking Soft Skills for Granted ? *Training*, *49*(5), 48-50.

Dyregrov, A. (1989). Caring for helpers in disaster situations: Psychological debriefing. *Disaster management*, *2*(1), 25-30.

Edmondson, A. C. (2004). Learning from failure in health care: frequent opportunities, pervasive barriers. *Quality and Safety in Health Care*, *13*(suppl_2), ii3-ii9.

Engel, G. L. (1977). The need for a new medical model: a challenge for biomedicine. *Science*, *196*(4286), 129-136.

Engel, G. L. (1980). The clinical application of the biopsychosocial model. *American journal of Psychiatry*, *137*, 535-544.

Engels, C. (2017). Les attentes des étudiants de génération Y en formation paramédicale : des compétences académiques mais aussi non académiques. *Recherche en soins infirmiers*, *131*(4), 41-51.

Eppich, W., et Cheng, A. (2015). Promoting Excellence and Reflective Learning in Simulation (PEARLS): Development and Rationale for a Blended Approach to Health Care Simulation Debriefing. *Simulation in Healthcare: The Journal of the Society for Simulation in Healthcare*, *10*(2), 106-115.

Ericsson, K. A. (2004). Deliberate Practice and the Acquisition and Maintenance of Expert Performance in Medicine and Related Domains: *Academic Medicine*, *79*(Supplement), S70-S81.

Fahrenkopf, A. M., Sectish, T. C., Barger, L. K., Sharek, P. J., Lewin, D., Chiang, V. W., ... Landrigan, C. P. (2008). Rates of medication errors among depressed and burnt out residents: prospective cohort study. *BMJ*, *336*(7642), 488-491.

Fanning, R., et Gaba, D. M. (2007). The role of debriefing in simulation-based learning, *2*(1).

Faure, Y. (2005). L'anesthésie française entre reconnaissance et stigmates. *Actes de la recherche en sciences sociales*, (1), 98-114.

Figari, G., et Tourmen, C. (2006). La référentialisation : une façon de modéliser l'évaluation de programme, entre théorie et pratique. Vers une comparaison des approches au Québec et en France. *Mesure et évaluation en éducation, 29*(3), 5-25.

Finan, E., Bismilla, Z., Whyte, H. E., LeBlanc, V., et McNamara, P. J. (2012). High-fidelity simulator technology may not be superior to traditional low-fidelity equipment for neonatal resuscitation training. *Journal of Perinatology, 32*(4), 287-292.

Fitzgerald, M., Reilly, S., Smit, D. V., Kim, Y., Mathew, J., Boo, E., ... Mitra, B. (2019). The World Health Organization trauma checklist *versus* Trauma Team Time-out: A perspective. *Emergency Medicine Australasia.*

Fletcher, G. C. L., McGeorge, P., Flin, R. H., Glavin, R. J., et Maran, N. J. (2002). The role of non-technical skills in anaesthesia: a review of current literature. *British journal of anaesthesia, 88*(3), 418-429.

Folkman, S., et Moskowitz, J. T. (2000). Stress, positive emotion, and coping. *Current directions in psychological science, 9*(4), 115-118.

Fredrickson, B. L. (1998). What good are positive emotions ? *Review of general psychology, 2*(3), 300.

Fredrickson, B.L., et Levenson, R. W. (1998). Positive emotions speed recovery from the cardiovascular sequelae of negative emotions. *Cognition & emotion, 12*(2), 191-220.

Fredrickson, B. L., Mancuso, R. A., Branigan, C., et Tugade, M. (2000). The undoing effect of positive emotions. *Motivation and emotion, 24*(4), 237-258.

Frellsen, S. L., Baker, E. A., Papp, K. K., et Durning, S. J. (2008). Medical school policies regarding struggling medical students during the internal medicine clerkships: results of a national survey. *Academic Medicine, 83*(9), 876-881.

Freundlich, R. E., Bulka, C. M., Wanderer, J. P., Rothman, B. S., Sandberg, W. S., et Ehrenfeld, J. M. (2019). Prospective Investigation of the Operating Room Time-Out Process. *Anesthesia and analgesia*.

Gaba, D. M., Howard, S. K., Fish, K. J., Smith, B. E., et Sowb, Y. A. (2001). Simulation-based training in anesthesia crisis resource management (ACRM): a decade of experience. *Simulation & Gaming*, *32*(2), 175-193.

Gaba, D. M. (2004). The future vision of simulation in health care. *Quality and Safety in Health Care*, *13*(suppl_1), i2-i10.

Galam, É. (2007). Burn out des médecins libéraux-1re partie : une pathologie de la relation d'aide. *Médecine*, *3*(9), 419-421.

Galam, É. (2007). Burn out des médecins libéraux. Deuxième partie : une identité professionnelle remise en question. *Médecine*, *3*(10), 474-477.

Galam, É. (2008). Burn out des médecins libéraux 3e partie : des conséquences pour le médecin, mais aussi pour ses patients. *Médecine*, *4*(1), 43-46.

Gardner, R. (2013). Introduction to debriefing. In *Seminars in perinatology* (Vol. 37, No. 3, pp. 166-174). WB Saunders.

Garrouste-Orgeas, M., Perrin, M., Soufir, L., Vesin, A., Blot, F., Maxime, V., … Timsit, J.-F. (2015). The Iatroref study: medical errors are associated with symptoms of depression in ICU staff but not burnout or safety culture. *Intensive Care Medicine*, *41*(2), 273-284.

Geeraerts, T., Roulleau, P., Cheisson, G., Marhar, F., Aidan, K., Lallali, K., … Benhamou, D. (2017). Physiological and self-assessed psychological stress induced by a high-fidelity simulation course among third year anesthesia and critical care residents: An observational study. *Anaesthesia Critical Care & Pain Medicine*, *36*(6), 403-406.

Ghadi, V., Depaigne-Loth, A., Rolland, B., et Mounic, V. (2011). *La HAS s'engage en faveur de la qualité de vie au travail*. (540), 36-39.

Ghasarian, C. (1998). À propos des épistémologies postmodernes. *Ethnologie française*, 563-577.

Giroux, N. (1991). La gestion du changement stratégique. *Revue internationale de Gestion, 16(2)*, 8-14.

Gmelch, W. H. (1983). Stress for success: How to optimize your performance. *Theory into practice*, *22*(1), 7-14.

Godin, G. (1991). L'éducation pour la santé : les fondements psycho-sociaux de la définition des messages éducatifs. *Sciences sociales et santé*, *9*(1), 67-94.

Gordon Jr, R. S. (1983). An operational classification of disease prevention. *Public health reports*, *98*(2), 107.

Gouin, A., Damm, C., Wood, G., Cartier, S., Borel, M., Villette-Baron, K., … Dureuil, B. (2017). Evolution of stress in anaesthesia registrars with repeated simulated courses: An observational study. *Anaesthesia Critical Care & Pain Medicine*, *36*(1), 21-26.

Grandey, A. A. (2000). Emotional regulation in the workplace: A new way to conceptualize emotional labor. *Journal of occupational health psychology*, *5*(1), 95.

Grau, J. Y., Doireau, P., et Poisson, R. (1998). Conception et utilisation de la simulation pour la formation : pratiques actuelles dans le domaine militaire. *Le travail humain*, *61*(4), 361.

Grierson, L. E. M. (2014). Information processing, specificity of practice, and the transfer of learning: considerations for reconsidering fidelity. *Advances in Health Sciences Education*, *19*(2), 281-289.

Groulx, L.-H. (1994). Liens recherche et pratique : Les thèses en présence. *Nouvelles pratiques sociales*, *7*(2), 35.

Hall, L. H., Johnson, J., Watt, I., Tsipa, A., et O'Connor, D. B. (2016). Healthcare staff wellbeing, burnout, and patient safety: a systematic review. *PloS one*, *11*(7), e0159015.

Hartz, A. J., Krakauer, H., Kuhn, E. M., Young, M., Jacobsen, S. J., Gay, G., ... et Rimm, A. A. (1989). Hospital characteristics and mortality rates. *New England journal of medicine*, *321*(25), 1720-1725.

Hauer, K. E., Teherani, A., Kerr, K. M., O'Sullivan, P. S., et Irby, D. M. (2007). Student performance problems in medical school clinical skills assessments. *Academic Medicine*, *82*(10), S69-S72.

Hauge, L. J., Skogstad, A., Einarsen, S. (2007). Relationships between stressful work environments and bullying: Results of a large representative study. *Work and Stress*, *21*(3), 220-242.

Hayden, J. K., Smiley, R. A., Alexander, M., Kardong-Edgren, S., et Jeffries, P. R. (2014). The NCSBN national simulation study: A longitudinal, randomized, controlled study replacing clinical hours with simulation in prelicensure nursing education. *Journal of Nursing Regulation*, *5*(2), S3-S40.

Heckman, J. J., et Kautz, T. (2013). *Fostering and measuring skills: Interventions that improve character and cognition* (No. w19656). National Bureau of Economic Research.

Hensler, H., Garant, C., et Dumoulin, M.-J. (2001). La pratique réflexive, pour un cadre de référence partagé par les acteurs de la formation. *Recherche & Formation*, *36*(1), 29-42.

Hermetet, C., Arnault, É., Gaborit, C., Coillot, H., Florence, A. M., Diot, P., ... et Grammatico-Guillon, L. (2019). Prévalence et marqueurs de risque d'anxiété et de dépression chez les étudiants en santé : PréMaRADES. *La Presse Médicale*, *48*(2), 100-108.

Hicks, P. J., Cox, S. M., Espey, E. L., Goepfert, A. R., Bienstock, J. L., Erickson, S. S., ... et Peskin, E. (2005). To the point: medical education reviews—dealing with student difficulties in the clinical setting. *American journal of obstetrics and gynecology*, *193*(6), 1915-1922.

Hood, L., et Flores, M. (2012). A personal view on systems medicine and the emergence of proactive P4 medicine: predictive, preventive, personalized and participatory. *New biotechnology*, *29*(6), 613-624

Howard, S. K., Gaba, D. M., Fish, K. J., Yang, G., et Sarnquist, F. H. (1992). Anesthesia crisis resource management training: teaching anesthesiologists to handle critical incidents. *Aviation, space, and environmental medicine*, *63*(9), 763-770.

Joëls, M., Pu, Z., Wiegert, O., Oitzl, M. S. et Krugers, H. J. (2006). Learning under stress: how does it work? *Trends in Cognitive Sciences, 10*(4), 152-158.

Jones, M. C., et Johnston, D. W. (1997). Distress, stress and coping in first-year student nurses. *Journal of Advanced Nursing, 26*(3), 475-482.

Kagan, A. R., et Levi, L. (1974). Health and environment—psychosocial stimuli: a review. *Social Science & Medicine (1967), 8*(5), 225-241.

Kaplan, R. M. (2000). Two pathways to prevention. *American Psychologist, 55*(4), 382.

Kaplan, Z., Iancu, I., et Bodner, E. (2001). A review of psychological debriefing after extreme stress. *Psychiatric services.*

Karasek, R. A. (1979). Job demands, job decision latitude, and mental strain: Implications for job redesign. *Administrative science quarterly*, 285-308.

Kelly, J. J., Farley, H., O'Cain, C., Broida, R. I., Klauer, K., Fuller, D. C., ... et Pines, J. M. (2011). A survey of the use of time-out protocols in emergency medicine. *The Joint Commission Journal on Quality and Patient Safety, 37*(6), 285-288.

Khan, K., Pattison, T., et Sherwood, M. (2011). Simulation in medical education. *Medical teacher, 33*(1), 1-3.

Klein, A. (2010). Quel sujet pour l'éducation en santé ? Les apports de Michel Foucault pour les interventions éducatives en santé publique. *Recherches & éducations*, (3), 47-75.

Klein, A. (2011). De l'éducation du corps à l'éducation au corps : genèse et critique de l'éducation en santé. *Carrefours de l'éducation, 32*(2), 31.

Lafranchise, N., Paquet, M., et Gagné, M-J. (2015). L'accompagnement : une posture à adopter et une compétence à développer chez l'animateur de groupe de codéveloppement. *Numéro thématique de l'AQCP, 1*(2), 1-7.

Lai, A., Haligua, A., Bould, M. D., Everett, T., Gale, M., Pigford, A. A., et Boet, S. (2016). Learning crisis resource management: Practicing versus an observational role in simulation training–a randomized controlled trial. *Anaesthesia Critical Care & Pain Medicine*, *35*(4), 275-281.

Laker, D. R., et Powell, J. L. (2011). The differences between hard and soft skills and their relative impact on training transfer. *Human Resource Development Quarterly*, *22*(1), 111-122.

Lallement, M., Marry, C., Loriol, M., Molinier, P., Gollac, M., Marichalar, P., et Martin, E. (2011). Maux du travail : dégradation, recomposition ou illusion ? *Sociologie du Travail*, *53*(1), 3-36.

Lamboy, B., et Guillemont, J. (2014). Développer les compétences psychosociales des enfants et des parents : pourquoi et comment ? *Devenir*, *26*(4), 307.

Lapkin, S., Levett-Jones, T., Bellchambers, H., et Fernandez, R. (2010). Effectiveness of patient simulation manikins in teaching clinical reasoning skills to undergraduate nursing students: A systematic review. *Clinical simulation in Nursing*, *6*(6), e207-e222.

Lazarus, R.S. (1993). From psychological stress to the emotions: A history of changing outlooks. *Annual review of psychology* *44*(1), 1–22.

Leape, L. L. (1994). Error in medicine. *Jama*, *272*(23), 1851-1857.

LeBlanc, V.R., McConnell, M. et Monteiro. S.D. (2015). Predictable chaos: A review of the effects of emotions on attention, memory and decision making. *Advances in Health Sciences Education* *20*(1), 265-282.

Lederer, W., Kinzl, J. F., Trefalt, E., Traweger, C. et Benzer, A. (2006). Significance of working conditions on burnout in anesthetists. *Acta Anaesthesiologica Scandinavica*, 50, 58–63.

Lederman, L. C. (1984). Debriefing. A Critical Reexamination of the Postexperience Analytic Process with Implications for its Effective Use. *Simulation & Games*, *15*(4), 415-431.

Lederman, L. C. (1992). Debriefing: Toward a Systematic Assessment of Theory and Practice. *Simulation & Gaming*, *23*(2), 145-160.

Le Douarin, L. (2007). Les chemins de l'articulation entre vie privée et vie professionnelle. *Réseaux*, (1), 101-132.

Leighton, K. (2009). Death of a Simulator. *Clinical Simulation in Nursing*, *5*(2), e59-e62.

Levet, P. (2013). Des risques psychosociaux à la Qualité de Vie au Travail : Équiper les acteurs pour négocier le travail, l'expérience de l'ANACT. *Négociations,* (1), 97-111.

Levett-Jones, T., et Lapkin, S. (2014). A systematic review of the effectiveness of simulation debriefing in health professional education. *Nurse Education Today*, *34*(6), e58-e63.

Leymann, H. (1990). Mobbing and psychological terror at workplaces. *Violence and victims*, *5*(2), 119-126.

Leymann, H. (1996). The content and development of mobbing at work. *European journal of work and organizational psychology*, *5*(2), 165-184.

Lilot, M., Evain, J. N., Bauer, C., Cejka, J. C., Faure, A., Balança, B., ... et Lehot, J. J. (2018). Relaxation before Debriefing during High-fidelity Simulation Improves Memory Retention of Residents at Three MonthsA Prospective Randomized Controlled Study. *Anesthesiology : The Journal of the American Society of Anesthesiologists*, *128*(3), 638-649.

Loubière, S., Parent, A., et Tallon, J. M. (2004). L'économie de la prévention. *Revue économique*, *55*(5), 831-847.

Lupton, D. (2006). Sociology and risk. *Beyond the risk society: Critical reflections on risk and human security*, 11-24.

MacKinnon, R., et Gough, S. (2014). What can we learn about debriefing from other high-risk/high-stakes industries ? *Cureus*, *6*(4).

Malik, H. H., Darwood, A. R. J., Shaunak, S., Kulatilake, P., El-Hilly, A. A., Mulki, O., et Baskaradas, A. (2015). Three-dimensional printing in surgery: a review of current surgical applications. *Journal of Surgical Research*, *199*(2), 512-522.

Mantovani, F., Castelnuovo, G., Gaggioli, A., et Riva, G. (2003). Virtual Reality Training for Health-Care Professionals. *CyberPsychology & Behavior*, *6*(4), 389-395.

Maran, N. J., et Glavin, R. J. (2003). Low-to high-fidelity simulation–a continuum of medical education ? *Medical education*, *37*, 22-28.

Marcel, J.F. (2010). Des tensions entre le « sur » et le « pour » dans la recherche en éducation : question(s) de posture(s). *Cahiers du CERFEE*, 27-28, 41-64

Marshall, S. L. A. (1947). Men under fire: the problem of battle command in future war. *New York: William Morrow.*

Marshall, S. (2013). The use of cognitive aids during emergencies in anesthesia: a review of the literature. *Anesthesia & Analgesia*, *117*(5), 1162-1171.

Mason, J. W. (1971). A re-evaluation of the concept of 'non-specificity' in stress theory. *Journal of Psychiatric research*, *8*, 323-333.

Mason, J. W. (1975). A historical view of the stress field. *Journal of human stress*, *1*(2), 22-36.

Maurice, J. J. (2006). L'expérience de l'enseignant : une réflexivité limitée. *Formations et pratiques d'enseignement en questions*, *3*, 53-67.

Mayen, P. (2007). Quelques repères pour analyser les situations dans lesquelles le travail consiste à agir pour et avec un autre. *Recherches en éducation*, *4*, 51-64.

Mayen, P. (2012). Questions d'apprentissage dans les formations par alternance. *Education permanente*, (193), 53-62.

Mayville, M. L. (2011). Debriefing: The essential step in simulation. *Newborn and Infant Nursing Reviews*, *11*(1), 35-39.

McClernon, C. K., McCauley, M. E., O'Connor, P. E., et Warm, J. S. (2011). Stress training improves performance during a stressful flight. *Human factors*, *53*(3), 207-218.

McKay, K. A. C., Buen, J. E., Bohan, K. J., et Maye, J. P. (2010). Determining the relationship of acute stress, anxiety, and salivary α-amylase level with performance of student nurse anesthetists during human-based anesthesia simulator training. *AANA journal*, *78*(4).

Megdal, S. P., Kroenke, C. H., Laden, F., Pukkala, E., et Schernhammer, E. S. (2005). Night work and breast cancer risk: a systematic review and meta-analysis. *European Journal of Cancer*, *41*(13), 2023-2032.

Mègemont, J. L., et Baubion-Broye, A. (2001). Dynamiques identitaires et représentations de soi dans une phase de transition professionnelle et personnelle. *Connexions*, (2), 15-28.

Meyer, M. et Molyneux-Hodgson, S. (2011). « Communautés épistémiques » : une notion utile pour théoriser les collectifs en sciences ? *Terrains & travaux*, 18(1), 141-154.

Mion, G., Libert, N., et Journois, D. (2013). Burnout-associated factors in anesthesia and intensive care medicine. 2009 survey of the French Society of anesthesiology and intensive care. *Annales françaises d'anesthésie et de réanimation, 32(3)*, 175-188.

Mitchell, J. T. (1983). When disaster strikes... the critical incident stress debriefing process. *JEMS : a journal of emergency medical services*, *8*(1), 36-39.

Molinier, P. (2009). Temps professionnel et temps personnel des travailleuses du care : perméabilité ou clivage ? Les aléas de la « bonne distance ». *Temporalités. Revue de sciences sociales et humaines*, (9).

Müller, M. P., Hänsel, M., Fichtner, A., Hardt, F., Weber, S., Kirschbaum, C., … Eich, C. (2009). Excellence in performance and stress reduction during two different full-scale simulator training courses: A pilot study. *Resuscitation*, *80*(8), 919-924.

Nehring, W. M., et Lashley, F. R. (2009). Nursing simulation : A review of the past 40 years. *Simulation & Gaming*, *40*(4), 528-552.

Neistadt, M. E. (1996). Teaching strategies for the development of clinical reasoning. *American Journal of Occupational Therapy*, *50*(8), 676-684.

Nendaz, M., Charlin, B., Leblanc, V., et Bordage, G. (2005). Le raisonnement clinique : données issues de la recherche et implications pour l'enseignement. *Pédagogie médicale*, *6*(4), 235-254.

Nickerson, M., et Pollard, M. (2009). Simulation philosophy and practice : simulator patient death versus survival. *Clinical Simulation in Nursing*, *5*(3), e147.

Norman, G., Dore, K., et Grierson, L. (2012). The minimal relationship between simulation fidelity and transfer of learning. *Medical education*, *46*(7), 636-647.

Nyssen, A. S., Hansez, I., Baele, P., Lamy, M., et De Keyser, V. (2003). Occupational stress and burnout in anaesthesia. *British journal of anaesthesia*, *90*(3), 333-337.

Oakley, R. (2004). How the mind hurts and heals the body. *American psychologist, 59(1),* 29-40

O'Regan, S., Molloy, E., Watterson, L., et Nestel, D. (2016). Observer roles that optimise learning in healthcare simulation education: a systematic review. *Advances in Simulation*, *1*(1).

Ouellet-Dubé, F. (1979). Recherche ou pratique : qui gagne ? *Service social*, *28*(2-3), 5-14.

Panagioti, M., Geraghty, K., Johnson, J., Zhou, A., Panagopoulou, E., Chew-Graham, C., … Esmail, A. (2018). Association Between Physician Burnout and Patient Safety, Professionalism, and Patient Satisfaction: A Systematic Review and Meta-analysis. *JAMA Internal Medicine*.

Parayre, S. (2008). L'hygiène à l'école aux XVIIIe et XIXe siècles : vers la creation d'une éducation à la santé. *Recherches & éducations*, (1), 177-193.

Pastré, P. (2006). Apprendre par l'action, apprendre par la simulation. *Éducation permanente*, (168), 205-216.

Pastré, P., Mayen, P., et Vergnaud, G. (2006). La didactique professionnelle. *Revue française de pédagogie. Recherches en éducation*, (154), 145-198.

Péoc'h, N. (2008). L'exigence d'un repérage ? ou comment comprendre la double posture intriquée du praticien et du chercheur. *Recherche en soins infirmiers*, *95*(4), 14-22.

Perbet, S., Gerard, A., Gonnu-Levallois, S., Hamroun, N., Auboyer, C., Molliex, S., ... et Bazin, J. E. (2014). Évaluation du stress ressenti par les internes d'anesthésie-réanimation lors d'une évaluation sur simulateur haute-fidélité à mi-parcours du DES. *Annales Françaises d'Anesthésie et de Réanimation* (Vol. 33, p. A369). Elsevier Masson.

Peretti-Watel, P. (2013). La prévention primaire contribue-t-elle à accroître les inégalités sociales de santé ? *Revue d'Épidémiologie et de Santé Publique*, *61*, S158-S162.

Pontone, S., Brouard, N., Scherpereel, P., Boulard, G., et Arduin, P. (2002). Les médecins anesthésistes-réanimateurs en France en 1999 Premiers résultats de l'enquête démographique nationale Cfar-Sfar-Ined. *Annales francaises d'anesthesie et de reanimation*, 21(10), 779-806.

Pressman, S. D., et Cohen, S. (2005). Does positive affect influence health ? *Psychological bulletin*, *131*(6), 925.

Quintard, B. (2001). Concepts, stress, coping. *Recherche en soins infirmiers* 67 (2001) : 46–67.

Raemer, D., Anderson, M., Cheng, A., Fanning, R., Nadkarni, V., et Savoldelli, G. (2011). Research regarding debriefing as part of the learning process. *Simulation in Healthcare*, 6(7), 52-57.

Raffel, K. E., Gupta, N., Vercammen-Grandjean, C., Hohman, J., Ranji, S., Pierluissi, E., et Mourad, M. (2018). A Discharge Time-Out: A Case Study on Physician–Nurse Discharge Communication and the Challenge of Sustainability in Resident-Led Quality Improvement. *American Journal of Medical Quality*.

Rall, M., Glavin, R. J., et Flin, R. (2008). The '10-seconds-for-10-minutes principle'. *Bulletin of The Royal College of Anaesthetists*, *51*, 2614-16.

Ray, J. D., et Overman, A. S. (2014). Hard facts about soft skills. *AJN The American Journal of Nursing*, 114(2), 64-68.

Robles, M. M. (2012). Executive perceptions of the top 10 soft skills needed in today's workplace. *Business Communication Quarterly*, *75*(4), 453-465.

Rochford, L. (2016). Contrepoint – « Il vaut mieux prévenir que guérir ! » aphorisme et vertu universels. *Informations sociales*, 192(1), 21-21.

Rodet, J. (2000). La rétroaction, support d'apprentissage ? *DistanceS*, 4(2), 45-74.

Rosen, K. R. (2008). The history of medical simulation. *Journal of critical care*, *23*(2), 157-166.

Rosenstock, I. M. (1974). Historical Origins of the Health Belief Model. *Health Education Monographs*, *2*(4), 328-335.

Rudolph, J. W., Simon, R., Dufresne, R. L., et Raemer, D. B. (2006). There's no such thing as "nonjudgmental" debriefing : a theory and method for debriefing with good judgment. *Simulation in healthcare*, *1*(1), 49–55.

Rudolph, J. W., Simon, R., Rivard, P., Dufresne, R. L., et Raemer, D. B. (2007). Debriefing with Good Judgment : Combining Rigorous Feedback with Genuine Inquiry. *Anesthesiology Clinics*, *25*(2), 361-376.

Rudolph, J. W., Simon, R., Raemer, D. B., et Eppich, W. J. (2008). Debriefing as Formative Assessment: Closing Performance Gaps in Medical Education. *Academic Emergency Medicine*, 15(11), 1010-1016.

Rüttimann, M., et Vautrin, D. (2017). Histoire de la simulation médicale militaire. *médecine et armées*, 45(5), 495-500.

Saint-Arnaud, J. (2001). La réflexion dans l'action : un changement de paradigme. *Recherche & formation*, *36*(1), 17-27.

Saint-Jean, M. (2013). S'appuyer sur l'expérience collective pour anticiper les risques psychosociaux. *Education permanente*, (197), 103–112.

Salah-Eddine, L. (2010). La reconnaissance du harcèlement moral au travail : une manifestation de la « psychologisation » du social ? *SociologieS*.

Salmon, T. W. (1919). The war neuroses and their lesson. *New York Medical Journal*, *108*, 993-994.

San Marco, J. L. (2000). De la prévention des maladies à la promotion de la santé : Manifeste pour une éducation active à la santé. *THS la revue des addictions*, *2*(7), 463-466.

Schernhammer, E. S., Laden, F., Speizer, F. E., Willett, W. C., Hunter, D. J., Kawachi, I., ... et Colditz, G. A. (2003). Night-shift work and risk of colorectal cancer in the nurses' health study. *Journal of the National Cancer Institute*, *95*(11), 825-828.

Schwartz, Y. (2004). La conceptualisation du travail, le visible et l'invisible. *L'Homme la Société*, (2), 47-77.

Selye, H. (1936). A syndrome produced by diverse nocuous agents. *Nature*, *138*(3479), 32

Sepúlveda, M. J. (2014). Public health informatics and the public health workforce in an era of change. *American journal of preventive medicine*, *47*(5), S386-S387.

Servant, D., Pradeau, P., et Sobaszek, A. (2004). Stress au travail. État des lieux et remèdes possibles. *Act. Méd. Int. Psychiatrie*, *21*(3), 46-49.

Sexton, J. B., Thomas, E. J., et Helmreich, R. L. (2000). Error, stress, and teamwork in medicine and aviation: cross sectional surveys. *Bmj*, *320*(7237), 745-749.

Seys, D., Wu, A. W., Gerven, E. V., Vleugels, A., Euwema, M., Panella, M., ... et Vanhaecht, K. (2013). Health care professionals as second victims after adverse events: a systematic review. *Evaluation & the health professions*, *36*(2), 135-162.

Shanafelt, T. D., Balch, C. M., Bechamps, G., Russell, T., Dyrbye, L., Satele, D., ... et Freischlag, J. (2010). Burnout and medical errors among American surgeons. *Annals of surgery*, *251*(6), 995-1000.

Shinnick, M. A., Woo, M., Horwich, T. B., et Steadman, R. (2011). Debriefing: The Most Important Component in Simulation ? *Clinical Simulation in Nursing*, *7*(3), e105-e111.

Shojania, K. G., Sampson, M., Ansari, M. T., Ji, J., Doucette, S., et Moher, D. (2007). How quickly do systematic reviews go out of date ? A survival analysis. *Annals of internal medicine*, *147*(4), 224-233.

Shute, V. J. (2008). Focus on formative feedback. *Review of educational research*, *78*(1), 153-189.

Siassakos, D., Draycott, T., O'brien, K., Kenyon, C., Bartlett, C., et Fox, R. (2010). Exploratory randomized controlled trial of hybrid obstetric simulation training for undergraduate students. *Simulation in Healthcare*, *5*(4), 193-198.

Steinwachs, B. (1992). How to Facilitate a Debriefing. *Simulation & Gaming*, *23*(2), 186-195.

Szumacher, E., Catton, P., Jones, G. A., Bradley, R., Kwan, J., Cherryman, F., ... et Nyhof-Young, J. (2007). Helping learners in difficulty-The incidence and effectiveness of remedial programmes of the medical radiation sciences programme at University of Toronto and the Michener institute for applied sciences, Toronto, Ontario, Canada. Annals Academy of Medecine Singapore, *36*(9), 725.

Tabuteau, D. (2007). La sécurité sanitaire, réforme institutionnelle ou résurgence des politiques de santé publique ? *Les tribunes de la santé*, (3), 87-103.

Tabuteau, D. (2010). Loi « Hôpital, patients, santé et territoires » (HPST) : des interrogations pour demain ! *Santé publique*, *22*(1), 78-90.

Tanaka, M., Tanaka, K., Takano, T., Kato, N., Watanabe, M., et Miyaoka, H. (2012). Analysis of risk of medical errors using structural-equation modelling: a 6-month prospective cohort study. *BMJ Quality & Safety*, (21), 784-790.

Tannenbaum, S. I., et Cerasoli, C. P. (2013). Do Team and Individual Debriefs Enhance Performance? A Meta-Analysis. *Human Factors : The Journal of the Human Factors and Ergonomics Society*, *55*(1), 231-245.

Teigen, K. H. (1994). Yerkes-Dodson: A law for all seasons. *Theory & Psychology*, *4*(4), 525-547.

Tennen, H., et Gillen, R. (1979). The effect of debriefing on laboratory induced helplessness: An attributional analysis 1. *Journal of Personality*, *47*(4), 629-642.

Thatcher, D. C. (1986). Promoting Learning through Games and Simulations. *Simulation/Games for Learning*, *16*(4), 144-154.

Thiagarajan, S. (1992). Using games for debriefing. *Simulation & gaming*, *23*(2), 161-173.

Thievenaz, J. (2018). Les situations d'apprentissages réciproques (le cas de la consultation médicale). *Les dossiers des sciences de l'éducation*, (39), 131-150.

Ughetto, P. (2018). Simuler pour changer la conception et les rapports sociaux de conception du travail : un commentaire sur les dispositifs de simulation de l'activité dans les organisations. *Activités*, *15*(15-1).

Ulmer, F. F., Sharara-Chami, R., Lakissian, Z., Stocker, M., Scott, E., et Dieckmann, P. (2018). Cultural Prototypes and Differences in Simulation Debriefing: *Simulation in Healthcare: The Journal of the Society for Simulation in Healthcare*, 1.

Untas, A., M. Koleck, N. Rascle, et M. Bruchon-Schweitzer. (2012). Du modèle transactionnel à une approche dyadique en psychologie de la santé. *Psychologie Française* 57(2), 97-110.

Vacher, Y. (2018). Dynamiques d'interaction et intelligence collective en APP : un regard sur la communication. *Revue de l'analyse de pratiques professionnelles*, *13*, 51-74.

Viswanathan, A. N., Hankinson, S. E., et Schernhammer, E. S. (2007). Night shift work and the risk of endometrial cancer. *Cancer Research*, *67*(21), 10618-10622.

Wainberg, S., Wrigley, H., Fair, J., et Ross, S. (2010). Teaching pelvic examinations under anaesthesia: what do women think ? *Journal of Obstetrics and Gynaecology Canada*, *32*(1), 49-53.

Warrick, D. D., Hunsaker, P. L., Cook, C. W., et Altman, S. (1979). Debriefing experiential learning exercises. *Journal of Experiential Learning and Simulation*, *1*(2), 91-100.

Welke, T. M., LeBlanc, V. R., Savoldelli, G. L., Joo, H. S., Chandra, D. B., Crabtree, N. A., et Naik, V. N. (2009). Personalized oral debriefing versus standardized multimedia instruction after patient crisis simulation. *Anesthesia & Analgesia*, *109*(1), 183-189.

Wesbrook, R.B. (1993). John Dewey. *Perpectives : Revue trimestrielle comparée*, *23*, 227-93.

Yerkes, R. M. et Dodson, J. D. (1908). The relation of strength of stimulus to rapidity of habit formation. *Journal of Comparative and Neurological Psychology*, *18*, 459-482.

Zigmont, J., Kappus, L. et Sudikoff, S. (2011). The 3D model of debriefing : defusing, discovering, and deepening., *35*(2), 52-58.

## Références électroniques

Genel, K. (2004). Le biopouvoir chez Foucault et Agamben. *Méthodos*. Savoirs et textes (4). consulté le 26 mai 2019. URL : http://journals.openedition.org/methodos/131 ; DOI : 10.4000/methodos.131

Pilotti, A., Valentim, S., et Saint-Martin, C. (2014) La réflexivité chez le Doctorant-Praticien-Chercheur. Une situation de Liminalité », dans *revue ¿ Interrogations ?*, N°19. Implication et réflexivité – II. Tenir une double posture. [en ligne], http://www.revue-interrogations.org/La-reflexivite-chez-le-Doctorant (Consulté le 12 juillet 2019).

## Rapports

Bachelot-Narquin, R. et Anastasy, C. (2010) La loi HPST à l'hôpital. Les clefs pour comprendre.

Braunig, D., et Kohstall, T. (2012). Calculating the international return on prevention for companies: Costs and benefits of investments in occupational safety and health. Genève : International Social Security Association.

Bureau international du travail. Le stress dans le monde du travail. Le Travail dans le Monde. (1993).

Commission européenne. (2000). *Manuel d'orientation sur le stress lié au travail : « piment de la vie ... ou coup fatal ? »* Luxembourg : Office des publications officielles des communautés européennes.

Granry, J. C. et Moll, M. C. (2012). Rapport de mission : État de l'art (national et international) en matière de pratiques de simulation dans le domaine de la santé dans le cadre du développement professionnel continu (DPC) et de la prévention des risques associés aux soins. *Haute Autorité de Santé 2012–SDIP-V. Combe.*

Granry, J. C. et Moll, M. C. (2012). Guide de bonnes pratiques en matière de simulation en santé. *Haute Autorité de Santé 2012–SDIP-V. Combe*

Haute Autorité de Santé. (2012). Simulation en santé. Fiche méthode de Développement Professionnel Continu.

Haute Autorité de Santé. (2016). Qualité de vie au travail et qualité des soins.

Haute Autorité de Santé. (2017). La boussole Qualité de vie au travail. Un outil pour fixer le cap.

Kovess-Masfety, V., Boisson, M., Godot, C., et Sauneron, S. (2009). *La santé mentale, l'affaire de tous. Pour une approche cohérente de la qualité de la vie.* Centre d'analyse stratégique.

Lachmann, H., Larose, C., et Penicaud. M. (2010). Bien-être et efficacité au travail 10 propositions pour améliorer la santé psychologique au travail. La documentation française.

Le Bouler, S. (2018). Rapport sur l'universitarisation des formations en santé. Ministère des solidarités et de la santé, Ministère de l'enseignement supérieur, de la recherche et de l'innovation.

Leriche, B., Faroudja, J. L., Montane, F., et Moulard, J.C. (2008). Le médecin malade. Ordre National des Médecins.

Marra, D. (2018). Qualité de vie des étudiants en santé.

Molinié, E. (2005). L'hôpital public en France : bilan et perspectives. Les éditions des journaux officiels.

Nasse, P., Légeron, P. (2008). Rapport sur la détermination, la mesure et le suivi des risques psychosociaux au travail.

Organisation Mondiale de la Santé (OMS). (1997). Life skills education in schools. Genève.

Organisation Mondiale de la Santé (OMS). (2003). Skills for health : Skills-based health education including life skills : An important component of a child-friendly/health-promoting school. Genève.

Organisation Mondiale de la Santé (OMS). (2013). Plan d'action pour la santé mentale 2013-2020.

Tesnières, A., Rist, S., et Riom, I. (2018). Adapter les formations aux enjeux du système de santé. Stratégie de transformation du système de santé. Ma Santé 2022.

Truchot, D. (2018). Rapport de recherche sur la santé des soignants.

Vinel, J.P. (2015). Rapport sur la formation clinique des étudiants en médecine. Remis à Marisol Touraine lors de la conférence des doyens de faculté de médecine.

Whitmore, P. G., et Fry, J. P. (1974). *Soft skills: Definition, behavioral model analysis, training procedures* (No. HumRRO-PP-3-74). Human Resources Research Organization Alexandria VA.

### Thèses

Bastiani, B. (2017). *La simulation pleine échelle et le débriefing des compétences non-techniques en anesthésie-réanimation. Contribution à la construction d'un référentiel de formation de formateurs.* Thèse de doctorat en sciences de l'éducation non publiée, Université Toulouse Jean Jaurès, Toulouse.

Bourgeois, D. J. (2019). *The Effects of Team Training Utilizing Simulation and Mindfulness on Colleague Engagement and Patient Satisfaction in the Healthcare Setting.* Thèse de doctorat en sciences de l'éducation publiée, Université Northeastern, Boston, Massachusetts.

Chalandon, X. (2007). Conscience de la situation : invariants internes et invariants externes. Mémoire de doctorat d'Ergonomie, CNAM, 2007.

Do, M. (2015). *Tuteurs et changement : la professionnalisation des infirmières en question : continuité, transformation ou mutation d'une profession.* Thèse de doctorat en sciences de l'éducation publiée, Université Toulouse Jean Jaurès, Toulouse.

Engels, C. (2015). *L'utilisation du médiateur ludique pour favoriser le développement des compétences non-académiques en formation supérieure*. Thèse de doctorat en sciences de l'éducation, Université de Bourgogne.

Jeulin, J.-C. (2014). *Approche anthropologique du développement des compétences des masseurs-kinésithérapeutes. Conception d'un environnement informatique pour l'apprentissage en masso-kinésithérapie.* Thèse de doctorat en sciences de l'éducation, Université Aix-Marseille.

Piaser, A. (1999). *Représentations professionnelles à l'école : Particularités selon le statut : enseignant, inspecteur*. Thèse de doctorat en sciences de l'éducation non publiée, Université Toulouse 2.

Radel, A. (2012). *50 ans de campagnes d'éducation pour la santé : l'exemple de la lutte contre la sédentarité et de la promotion des modes de vie actifs (1960-2010)*. Thèse de doctorat en sciences et techniques des activités physiques et sportives non publiée, Université Toulouse III-Paul Sabatier.

Zou Al Guyna, L. (2018). *Violences sexuelles au cours des études de médecine : Enquête de prévalence chez les externes d'Ile de France.* Thèse de doctorat en médecine générale non publiée. Université Paris Diderot, Paris.

**Mémoires**

Arnould, J., Coendoz, S., Janssen, E. (2005). *Le mobbing ou le harcèlement psychologique au travail.* Centre de formation H+. Cours de cadre niveau II-ICS-C2-98.

Bastiani, B. (2013). Pratiques avancées : Des représentations professionnelles aux repères pour accompagner le changement. Mémoire de Master 2. Université Toulouse Le Mirail.

Marhar, F. (2014). *Évaluation du stress induit par la simulation des situations critiques en Anesthésie chez les internes et les infirmiers anesthésistes.* Mémoire dans le cadre du DU « Formateur à la médecine sur simulateur ». Faculté de Médecine Paris Descartes.

**Textes réglementaires**

Arrêté du 18 juillet 2018 relatif au régime des études en vue du diplôme d'État d'infirmier en pratique avancée, JORF n°0164 du 19 juillet 2018

Directive cadre européenne n°89/391 CEE, JO L 183 du 29/06/1989

Convention collective de travail N°72 du 30 mai 1999 concernant la gestion de la prévention du stress occasionné par le travail.

Avis de la commission consultative des droits de l'homme du 29 juin 2000 portant sur le « harcèlement moral » dans les relations de travail

Directive du 27 novembre 2000 : 2000/78/CE sur l'égalité de traitement en matière d'emploi et de travail

Proposition de loi relative au harcèlement moral au travail du 21 décembre 2000 : Annexe au procès-verbal de la séance du 21 décembre 2000

Debout, M., et France. Conseil économique et social. (2001). Le harcèlement moral au travail. *Journal officiel-République Française avis et rapports du Conseil économique et social*, (7).

Loi de modernisation sociale n°2002-73 du 17 janvier 2002.

Loi Hôpital, Patients, Santé et Territoires du 21 juillet 2009.
Commission de réflexion sur la souffrance au travail. (2009)

Accord national interprofessionnel du 26 mars 2010 sur le harcèlement et la violence au travail.

Accord national interprofessionnel du 19 juin 2013. « Vers une politique d'amélioration de la qualité de vie au travail et de l'égalité professionnelle ».

**Journaux**

Béguin, F. (2015). Le gouvernement veut empêcher les touchers pelviens sans consentement. Le Monde du 27 octobre 2015.

Béguin, F. (2017). Forte hausse du nombre de malades nécessitant des traitements de longue durée en France d'ici 2020. Le Monde du 31 mai 2017.

Berlioz, D. (2014). Le feel good manager, ce n'est pas uniquement organiser des fêtes. Le nouvel observateur du 19 juin 2014.

Errard, M., Gastal, A. (2018). Manque de moyens, personnel débordé… Les hôpitaux au bord de la crise de nerfs. Cellule investigation de France info du 28 avril 2018.

Grenier, C. (2018). La certification V2020 : où en est-on ? Le webzine de la HAS. Magazine des bonnes pratiques du 2 juillet 2018.

Kron, B. (2014). Crise de l'hôpital et du système de soins : un état des lieux. Contrepoints du 3 janvier 2014.

Thomine, C. (2017). Manageur du bonheur : un métier ou une mode. Le Monde du 22 mai 2017.

**Document divers**

Asloum, N., Bedin, V., Dupuy, C., Guy, D. (2014) Pour construire l'objet changement. : Séminaire du jeudi 20 février 2014, UMR Éducation, Formation, Travail, Savoirs, Entrée 4 " Conduite et Accompagnement du Changement ".. 2014. <hal-01063430>

DGAFP et ANACT. (2019). *Guide de la qualité de vie au travail. Outils et méthodes pour conduire une démarche QVT.* DGAFP.

Dong, Y. (2018). Test new ideas faster ; fail early and fail cheaply. Annonce d'une conférence au congrès de l'International Meeting of Simulation in Healthcare 2019.

Rogalski, J. (2006). Transposition didactique en formation. Fondements ergonomiques et didactiques. École d'été CNRS EIAH. Simulation, réalités virtuelles et augmentées et apprentissages professionnels.

Syndicat National des Infirmiers Anesthésistes. (2018). Grande Enquête IADE 2018.

Weiler, N. (2018). « La dictature du changement perpétuel est le nouvel instrument de soumission des salariés ». Consulté 4 juin 2019, à l'adresse Basta ! website: https://www.bastamag.net/La-dictature-du-changement-perpetuel-est-le-nouvel-instrument-de-soumission-des

**Documentaires**

Meissonnier, M. (2015). *Le bonheur au travail.* [DVD]. Paris, France : ZED Éditions.

**Vidéos**

Marquis, S. (2016). On est foutu, on pense trop !. Université de Nantes.
https://www.youtube.com/watch?v=MzvF3OVWgZM

Bouffartigue, P. (2014). *Les risques psychosociaux* : https://www.youtube.com/watch?v=d61Nlk4YkCk&list=LLtpAXlaYFDQM3Xzea-97UNQ&index=10&t=0s

**Conférences**

Garnier, J., Sehaba, K., et Marty, J. C. (2015). En immersion avec des Personnages Non-Joueurs socio-émotionnels. *Plate-forme Intelligence Artificielle, Jeux-Vidéo et IA (PFIA15).* Rennes, France, Juillet 2015.

Ghadi, V. (2013). Séminaire HAS « Qualité de vie au travail, qualité des soins pour un croisement de point de vue ». Saint Denis la Plaine, 2 juillet 2013.

Ghadi, V. (2017). Séminaire QVT « Qu'est-ce que la démarche sur la qualité de vie au travail ? La politique nationale et l'engagement de la HAS en lien avec l'ANACT. La relation entre QVT et qualité des soins. ». Toulouse, 2 mai 2017.

Lapointe, P.A. (2011). Colloque « Réussir l'organisation du travail » de la Fédération de la Santé et des Services Sociaux, CSN. « Du taylorisme à la *lean* production ». Montréal, 7 et 8 juin 2011.

Payre, S. (2010). Manager les hommes et leurs comportements afin de mieux prendre en charge les problèmes de santé au travail. XXI congrès AGRH du 17 au 19 novembre 2010 Rennes/Saint Malo.

Policard, F. (2015). L'interprofessionnalité en formation par la simulation au service du développement des compétences collaboratives. Biennale internationale de l'éducation, de la formation et des pratiques professionnelles, CNAM. Juin 2015, Paris, France.

Sécheresse, T. (2018). Simulation Low-Cost, High Value. Congrès de simulation francophone. Caen, 6 avril 2018.

### Sites internet

Centre National de Ressources Textuelles et Lexicales : www.cnrtl.fr

Laerdal : https://www.laerdal.com

Society for Simulation in Healthcare : http://www.ssih.org

Site du Syndicat National des Infirmiers Anesthésistes : http://www.snia.net/lhistoire-des-iade.html

Site du groupe de recherche sur l'explicitation : http://www.grex2.com

Site du groupe EUSIM : https://eusim.org

## Table des matières

## Partie IV
## L'émergence d'une prévention par la formation

## Structures éditoriales du groupe L'Harmattan

**L'Harmattan Italie**
Via degli Artisti, 15
10124 Torino
harmattan.italia@gmail.com

**L'Harmattan Hongrie**
Kossuth l. u. 14-16.
1053 Budapest
harmattan@harmattan.hu

---

**L'Harmattan Sénégal**
10 VDN en face Mermoz
BP 45034 Dakar-Fann
senharmattan@gmail.com

**L'Harmattan Cameroun**
TSINGA/FECAFOOT
BP 11486 Yaoundé
inkoukam@gmail.com

**L'Harmattan Burkina Faso**
Achille Somé – tengnule@hotmail.fr

**L'Harmattan Guinée**
Almamya, rue KA 028 OKB Agency
BP 3470 Conakry
harmattanguinee@yahoo.fr

**L'Harmattan RDC**
185, avenue Nyangwe
Commune de Lingwala – Kinshasa
matangilamusadila@yahoo.fr

**L'Harmattan Congo**
67, boulevard Denis-Sassou-N'Guesso
BP 2874 Brazzaville
harmattan.congo@yahoo.fr

**L'Harmattan Mali**
ACI 2000 - Immeuble Mgr Jean Marie Cisse
Bureau 10
BP 145 Bamako-Mali
mali@harmattan.fr

**L'Harmattan Togo**
Djidjole – Lomé
Maison Amela
face EPP BATOME
ddamela@aol.com

**L'Harmattan Côte d'Ivoire**
Résidence Karl – Cité des Arts
Abidjan-Cocody
03 BP 1588 Abidjan
espace_harmattan.ci@hotmail.fr

---

## Nos librairies en France

**Librairie internationale**
16, rue des Écoles
75005 Paris
librairie.internationale@harmattan.fr
01 40 46 79 11
www.librairieharmattan.com

**Librairie des savoirs**
21, rue des Écoles
75005 Paris
librairie.sh@harmattan.fr
01 46 34 13 71
www.librairieharmattansh.com

**Librairie Le Lucernaire**
53, rue Notre-Dame-des-Champs
75006 Paris
librairie@lucernaire.fr
01 42 22 67 13

www.ingramcontent.com/pod-product-compliance
Lightning Source LLC
LaVergne TN
LVHW050635051026
849532LV00002B/402